dtv

Gute Nachrichten für alle über 50: Wir werden nicht vergesslicher, sondern kreativer. Unsere grauen Zellen werden gar nicht grau, vielmehr regenerieren sie sich. In den vier Phasen des Älterwerdens – Phase der Neuausrichtung in der Lebensmitte, Befreiungs-, Resümee- und Da-capo-Phase – kommen bestimmte geistige Fähigkeiten erst zur Entfaltung. Das äußert sich in einem besseren Zusammenspiel zwischen Denken, emotionaler Intelligenz, Urteilsvermögen, Lebenserfahrung und Bewusstsein.

Diese ermutigende Sicht auf die geistigen Entwicklungsmöglichkeiten in der zweiten Lebenshälfte präsentiert der angesehene Altersforscher und Psychiater Gene D. Cohen, und er stützt sich dabei auf breit angelegte und aktuelle bahnbrechende Studien. Seine Ausführungen veranschaulicht er an einer Fülle von Beispielen und bietet Checklisten sowie gut umsetzbare Strategien für den Alltag, wie man die Potenziale des Gehirns auch im fortgeschrittenen Alter optimal nutzen und fördern kann.

Gene D. Cohen ist Professor für Gesundheitswissenschaften und Psychiatrie sowie Leiter des Center on Aging, Health & Humanities an der George Washington University in Washington, D. C. Renommierter Experte mit den Forschungsschwerpunkten »Altern« und »Kreativität im Alter«.

Gene D. Cohen
Geistige Fitness im Alter

So bleiben Sie vital und kreativ

Mit einem Vorwort von
Manfred Spitzer

Aus dem Englischen von
Christoph Trunk

Deutscher Taschenbuch Verlag

Ungekürzte Ausgabe
Februar 2009
Deutscher Taschenbuch Verlag GmbH & Co. KG,
München
www.dtv.de
© der amerikanischen Originalausgabe:
2005 Gene D. Cohen, M. D., Ph. D.
Titel der amerikanischen Originalausgabe:
The Mature Mind. The Positive Power of the Aging Brain
Basic Books, a member of the Perseus Books Group, New York
© der deutschsprachigen Ausgabe:
2006 Patmos Verlag GmbH & Co. KG, Walter Verlag, Düsseldorf
unter dem Titel: Vital und kreativ. Geistige Fitness im Alter
Umschlagkonzept: Balk & Brumshagen
Umschlagfoto: gettyimages/Charlie Edwards
Gesamtherstellung: Druckerei C. H. Beck, Nördlingen
Gedruckt auf säurefreiem, chlorfrei gebleichtem Papier
Printed in Germany · ISBN 978-3-423-34530-9

*Den Älteren in meiner Familie
in tiefer Wertschätzung
der Fürsorge und Weisheit,
die sie unserer Familie
und der Allgemeinheit haben zugute kommen lassen.*

Inhalt

Dank
Vorwort von Manfred Spitzer
Einführung   1

1 Die Stärken des Gehirns im reifen Alter   13
2 Entwicklungsintelligenz   43
3 Die zweite Lebenshälfte: Phase I und II   64
4 Die zweite Lebenshälfte: Phase III und IV   88
5 Kognition, Gedächtnis und Weisheit   106
6 Die soziale Intelligenz entfalten und pflegen   128
7 Die Neuerfindung des Ruhestands   149
8 Kreativität und Älterwerden   182

Anhang   198
Anmerkungen   198
Literatur   211
Adressen   213
Register   214

Dank

Zunächst möchte ich hervorheben, dass meine Familie mich, während ich an diesem Buch schrieb, ganz wunderbar und mit großer Geduld unterstützt hat. Da ich mich während dieser Zeit zehn Monate lang von einem Oberschenkelhalsbruch erholen und mich zwei Operationen unterziehen musste, war der Rückhalt, den sie mir gab, umso wertvoller. Meine Frau Wendy Miller und meine Tochter Eliana haben in dieser Zeit einfach außerordentlich viel für mich getan, und mein Sohn Alex, seine Frau Kate und meine zwei Enkelinnen Ruby und Lucy feuerten mich aus Camden in Maine, wo sie wohnen, mit großem Enthusiasmus an.

Ich möchte hier auch Teresa Barker würdigen, die mir mit ihrem unschätzbaren und ermutigenden Rat bei der Planung, der ersten Rohfassung und der weiteren Ausgestaltung des Buches zur Seite stand. Ich denke auch mit größter Dankbarkeit an Stephen Braun, der bei der Erstellung der letzten Manuskriptfassung aufs Engste mit mir zusammenarbeitete und entscheidend dazu beitrug, dass das Ganze inhaltlich stimmig wurde und rechtzeitig fertig war.

Mein herzlicher Dank geht auch an meine Agentin Gail Ross, die die Verbindung zum Verlag Basic Books herstellte und mir unentwegt behilflich war, das Projekt voranzutreiben. Ich danke Howard Yoon für die sorgfältige Arbeit, die er zusammen mit Gail geleistet hat.

Jo Ann Miller war meine Lektorin bei Basic Books. Die Kooperation mit ihr war eng, und sie war immer sofort zur Stelle, wenn es darum ging, Fragen zu beantworten, Probleme aus dem Weg zu räumen und die nächsten Schritte anzusteuern.

Ich bin den Förderern der groß angelegten Studien, die ich in diesem Buch darstelle, sehr zu Dank verpflichtet. Die 21st Century Retirement Study wurde von der Stiftung The Atlantic Philanthropies (USA) Inc. unterstützt. Zusammen mit der

Helen-Bader-Stiftung förderte sie auch die Erstellung und Auswertung der Kinderbuch-Liste, die ich in Anhang 2 erläutere.

Sechs Sponsoren, angeführt von der Stiftung National Endowment for the Arts (NEA), stellten Mittel für die Creativity and Aging Study zur Verfügung. Die anderen fünf Institutionen waren das Center for Mental Health Services des US-Gesundheitsministeriums, das National Institute of Mental Health, eine Sektion der National Institutes of Health, der Seniorenverband American Association of Retired People (AARP), die Stella-und-Charles-Guttman-Stiftung und die International Foundation for Music Research. Im Zusammenhang mit dieser Studie gilt mein besonderer Dank Paula Terry, der Projektbetreuerin bei der NEA. Paula, die in der NEA dem Office for Accessibility vorsteht und Projekte zum Thema Alter koordiniert, las mein Buch *The Creative Age* und wurde auf die Zusammenfassung von Forschungsarbeiten aufmerksam, die sich mit dem Einfluss kreativer Betätigungen auf den Gesundheitszustand älterer Menschen befassen. Die NEA widmet sich seit langem der Aufgabe, das gesamte Spektrum kultureller Angebote Bevölkerungsgruppen zugänglich zu machen, die davon bislang nicht erreicht werden, also unter anderem auch älteren Erwachsenen. Paula erkannte, dass nur wenige Daten zu den Einflüssen vorlagen, die Kulturangebote auf ältere Menschen ausüben, und ermutigte mich, eine entsprechende Studie zu konzipieren und bei der NEA einen Projektantrag zu stellen.

Schließlich möchte ich meine besondere Wertschätzung den Kolleginnen und dem Kollegen aussprechen, die an den drei Forschungsstätten der von mir geleiteten Creativity and Aging Study tätig waren. Jeanne Kelly von der Levine School of Music war die künstlerische Leiterin des in Washington, D. C., durchgeführten Teils der Studie. Jeff Chapline, der dem Center for Elders and Youth in the Arts (CEYA) vorsteht, war für den Projektteil in San Francisco verantwortlich. Susan Perlstein, Leiterin der Organisation Elders Share the Arts (ESTA), forschte in Brooklyn und gab die wichtigen Resultate der Creativity and Aging Study innerhalb des ebenfalls von ihr geleiteten

National Center for Creative Aging (NCCA) weiter, um darauf hinzuwirken, dass diese Forschungsergebnisse in der Öffentlichkeit bekannt werden und im ganzen Land bei kommunalen Kulturangeboten mit in die praktische Arbeit einfließen können. Diese phantastischen Kolleginnen und Kollegen waren mein Dream-Team.

Vorwort
von Manfred Spitzer

Mit gerade mal 48 Lebensjahren steht es mir eigentlich nicht zu, ein Vorwort zu einem Buch über das Alter(n) zu schreiben. Wenn ich es als »Jungspund« dennoch tue, dann weil mir die Überlegungen des Kollegen Gene D. Cohen sehr plausibel erscheinen und ich ihnen eine weite Verbreitung wünsche. Viele Menschen verbinden Alter nach wie vor mit »Niedergang«, »Krankheit« und »Tod«. Das Alter ist jedoch keine Krankheit, sondern eine zum Menschsein gehörende Lebensphase wie Kindheit und Jugend, mit allen Schwächen und Stärken, die mit den jeweiligen Lebensphasen verbunden sind. Obgleich wir einkoten und einnässen, im höchsten Maße kognitiv beeinträchtigt und daher sowohl unselbstständig als auch rechtlich unmündig sind, würde niemand die Säuglingsphase des Menschen als Krankheit bezeichnen. Auch im hohen Alter sind die meisten Menschen wesentlich »gesünder« als der Säugling, aber unser Blick hat sich geändert: Wir sehen nur, was nicht mehr so gut geht, und übersehen dabei den Aspekt der Entwicklung. Dieser ist nicht mehr so augenfällig wie beim Säugling, aber es ist das große Verdienst von Gene Cohen, diesen Aspekt herausgearbeitet zu haben.

Der Autor hat jahrzehntelange klinische und wissenschaftliche Erfahrung an den höchstrangigen US-amerikanischen Instituten für Altersforschung sammeln können. Seine Studien umfassen tausende von Patienten, so dass man seine Ideen nicht als Wunschfantasien eines Tagträumers abtun kann. Im Gegenteil: Cohen eröffnet eine neue Sicht auf das Altern, die keineswegs beschönigt, aber richtig stellt; die die Dinge beim Namen nennt und nicht verstellt; die es uns ermöglicht, die Potenziale zu sehen und nicht nur die Probleme.

Wenn heute hierzulande ein Mädchen geboren wird, dann nehmen die Lebensversicherungen ein erreichbares Alter von

102 an! Sie nehmen hierzu die Daten von früher und von jetzt und extrapolieren in die Zukunft. Es wird Zeit, dass wir die letzten 40 Jahre nicht als Krankheit oder gar Vorbereitung auf den Tod verstehen, sondern als Möglichkeit der Weiterentwicklung. Genau hier setzt das vorliegende Buch an.

Von der sprichwörtlichen Eintagsfliege bis zur Riesenschildkröte haben Lebewesen eine genetisch festgelegte Lebensspanne, in deren Rahmen sich das Alter des einzelnen Organismus bewegt. Diese maximale Lebensspanne lässt sich mathematisch einigermaßen genau bestimmen: Nehmen wir an, wir würden das Alter von tausend Eintagsfliegen, 1000 Riesenschildkröten oder auch 1000 Menschen bestimmen. Tragen wir nun das Alter in Jahren auf der X-Achse und die Menge der Individuen auf der Y-Achse ein, so erhalten wir eine relativ einfache absteigende Linie. Jungtiere gibt es am häufigsten, und im Laufe der Zeit sterben einzelne Individuen, altersbedingt. Man muss annehmen, dass etwa dort, wo die absteigende Kurve die X-Achse berührt (oder vielleicht noch ein paar Jahre später) das mögliche Höchstalter einer bestimmten Art liegt. Das maximal mögliche Alter des Menschen liegt demnach irgendwo zwischen 120 und 130 Jahren.

Warum werden Menschen aber überhaupt so alt? Diese Frage stellt sich insbesondere für etwa die Hälfte der Bevölkerung, nämlich für die Frauen, bei denen die Menopause, d. h. das Ende der Möglichkeit Nachkommen zu haben, bereits vor der Hälfte des maximal möglichen Lebensalters erreicht wird. Wenn Frauen aber biologisch so konstituiert sind, ein Lebensalter von über 100 Jahren zu erreichen, und zugleich so, dass sie nach dem 50. Lebensjahr keine Kinder mehr haben können, stellt sich evolutionsbiologisch die Frage, wie diese Diskrepanz überhaupt entstehen konnte. Ganz offensichtlich gibt es einen Selektionsdruck für früheres Sterben: Wer als älteres Individuum ohne weitere eigene Nachkommen und ohne Beitrag zu den Nachkommen anderer lebt, verbraucht Ressourcen, die von anderen sinnvoller eingesetzt werden könnten. Alte, nicht mehr reproduktionsfähige Individuen scheinen also zunächst einmal für die Gruppe Ballast zu sein, woraus zu folgern wäre, dass Gruppen mit weniger älteren Individuen einen Überlebensvorteil besitzen.

Einen ersten Hinweis darauf, dass dies *nicht* der Fall ist, liefern Beobachtungen aus der Anthropologie. Betrachten wir ein Beispiel: Vom auf Neuseeland lebenden Stamm der Maori wird gesagt, dass man bei Expeditionen zur Erschließung neuer Lebensräume das entsprechende Boot mit sechs jungen starken Männern, zwölf jungen dicken Frauen und einem alten Mann besetzt hat. Man kann sich vorstellen, dass bei der Erschließung neuer Lebensräume die Qualitäten der jungen Männer und Frauen praktisch sind, warum jedoch nahmen sie noch den Alten mit? – Die Antwort hierauf liegt darin begründet, dass ein Maori-Senior für die jungen Menschen eine wichtige Quelle von *Wissen und Erfahrung* darstellte. Bis zur Erfindung der Schrift, also bis etwa vor 5000 Jahren, waren Erinnerungen in Gehirnen die einzige Form der Speicherung von Wissen. Bücher oder gar das Internet gab es nicht, also hatte man als einzige Quelle von Information die älteren Menschen mit ihrer Lebenserfahrung. Diese wurden daher in den meisten Kulturen sehr geschätzt (nicht zuletzt aufgrund ihrer Seltenheit), und Carl Gustav Jung hat den Archetypus des alten Weisen herausgearbeitet, der in vielen Kulturen zu finden sei.

Beim derzeitigen Durchschnittsalter von Frauen in hoch entwickelten Gesellschaften (Spitzenreiter ist Japan mit einer Lebenserwartung für Frauen von weit über 80 Jahren) ist die Frage nach dem Alter keineswegs akademisch, sondern zielt auf ein Verständnis von Grundprinzipien menschlichen Lebens überhaupt. Von Seiten der Anthropologie und Evolutionsbiologie wurde lange schon die Vermutung geäußert, dass ältere Menschen für die Gruppe aufgrund ihres Wissens wertvoll sind. Dieses Argument sollte beim Menschen für Frauen in stärkerem Maße gelten als für Männer, sind doch Frauen zugleich sozial kompetenter und werden auch älter (5 bis 6 Jahre) als Männer. Frauen im Lebensabschnitt nach der Menopause übernehmen in sozial lebenden Gruppen eine wichtige Funktion bei der Erziehung ihrer Enkel sowie andere wichtige soziale Aufgaben. Ältere Individuen, so die Überlegung, stellen einen Erfahrungsschatz zur Verfügung, der für die Gruppe insgesamt von Nutzen ist. Eine solche Vermutung ist jedoch leicht geäußert und mit Anekdoten wie der obigen gestützt, jedoch sehr schwer nachzuweisen! Umso bedeutsamer ist daher eine Untersuchung an finnischen Kirchenbüchern vor etwa 200 Jahren und kanadischen öffentlichen Aufzeichnungen vor etwa 100 Jahren. Anhand beider großer Datensätze mit einigen tausend Personen ließ sich nachweisen, dass die Chance, dass in einer Familie ein Kind geboren wird, dann größer ist, wenn eine Großmutter in der Familie anwesend ist. Ab dem 50. Lebensjahr macht dieser Effekt zwei zusätzliche Enkel pro Lebensjahrzehnt der Großmutter aus. Zudem ist die Chance, dass das Kind erwachsen wird, bei Anwesenheit der Großmutter signifikant größer (Lahdenperä et al. 2004).

Einige Jahre zuvor hatten McComb und Mitarbeiter (2001) an mehr als 1700 afrikanischen Elefanten im Amboseli Nationalpark in Kenia prinzipiell das Gleiche zeigen können: je älter das älteste weibliche Tier (die »Leitkuh«) der Gruppe (die Tiere leben in Gruppen zu etwa zehn weiblichen Tieren), desto differenzierter reagierte die Gruppe als Ganze auf soziale Interaktionen (Begegnungen mit anderen Gruppen) und desto mehr Nachkommen hatten die jungen weiblichen Tiere der Gruppe. Die soziale Kompetenz der Leitkuh hatte also direkte Auswirkungen auf die Fitness (im evolutionären Sinn) der ganzen Gruppe. Diese Studie stellte lang gehegte Spekulationen über den Wert des Alters auf eine solide Datenbasis. Durch die genaue Analyse des Sozialverhaltens einer Spezies, die eine ganze Reihe von Merkmalen mit der Spezies Mensch gemeinsam hat, wurde der Wert der über eine ganze Lebensspanne erworbenen sozialen Erfahrung direkt nachgewiesen. Vielleicht ist es im Lichte dieser Daten kein Zufall, dass Frauen sozial kompetenter sind als Männer *und* länger leben. Ich möchte jedoch zu bedenken geben, dass Männer heute die Rolle der Frauen übernehmen können und das Gesagte daher ebenso für Männer gilt.

Es folgt, dass Großeltern nicht auf Golfplätze und Kreuzfahrtschiffe gehören, sondern vor allem zu ihren Enkeln! Sie sind im Vergleich zum Fernseher der bessere Babysitter, und nicht nur die Babys profitieren, sondern auch die Großeltern, für die es kein besseres »Gehirnjogging« gibt, als einen munteren kleinen Knirps, der nie aufhört, schwierige Fragen zu stellen. Es wird höchste Zeit, dass wir den »dritten Lebensabschnitt« wieder als das betrachten, was er eigentlich ist (und weswegen es ihn in evolutionärer Sicht überhaupt gibt): als Zeit des Miteinanders. Das vorliegende Buch öffnet und schärft hierfür den Blick.

Einführung

Das größte Hindernis, das Entdeckungen im Weg steht, ist nicht Unwissen – es ist die Illusion, zu wissen.
Daniel J. Boorstin

»Von nun an geht's bergab.«
»Die besten Jahre sind vorbei.«
»Lebensabend.«
»Im Ruhestand.«
In diesen Begriffen und Redewendungen äußert sich eine tief verwurzelte Klischeevorstellung: Älterwerden sei ein Verfallsprozess, und ein »günstiger« Verlauf könne nur in der Verlangsamung eines unaufhaltsamen körperlichen und geistigen Niedergangs bestehen. Das ist Unsinn. Manche der wertvollsten Dinge, die das Leben zu bieten hat, können sich überhaupt erst im reiferen Alter entwickeln, nicht nur Weisheit, sondern auch Fertigkeiten in Hunderten von verschiedenen Lebensbereichen, die jahrzehntelanges Lernen voraussetzen. Alt zu werden kann mit einer Fülle positiver Erfahrungen verbunden sein. »Gelingendes« Altern bedeutet, dass wir das ungeheure Potenzial von innerem Wachstum, Liebe und Zufriedenheit, das in jedem Menschen steckt, nutzbar machen und zur Entfaltung bringen.

Natürlich ist das Älterwerden auch mit Herausforderungen und Verlusterfahrungen verbunden. Von Bette Davis stammt der berühmte Ausspruch: »Altwerden ist nichts für Waschlappen.« Augen und Ohren lassen nach, Freunde sterben oder werden schwer krank. All das ist wahr, aber es ist nicht die *ganze* Wahrheit. In den westlichen Gesellschaften waren Wissenschaft und Kultur bislang ausschließlich auf die negativen Seiten des Alterns fixiert und haben die positiven ignoriert. Es ist an der Zeit, eine zweckmäßigere, realitätsgerechtere und optimistischere Perspektive einzunehmen. Damit ist nicht gemeint, dass wir eine rosarote Brille aufsetzen sollen, sondern dass wir, ohne die Augen vor der harten Realität des Alterns zu verschließen, seine Vorteile, Freuden und Vorzüge zu würdigen wissen. Ich möchte mit diesem Buch gegen die falschen Vorstellungen über das Älterwerden angehen, die auf unzulässigen Schlussfolgerungen, unzureichenden Forschungsanstrengungen und einer Fixierung auf krankhafte Aspekte beruhen. Das positive Bild des Alterns, das ich entwerfen werde, stützt sich auf aktuellste wissenschaftliche Befunde und auf die Erfahrungen, die ich als Psychiater in über 35 Jahren bei der Behandlung älterer Erwachsener und ihrer Familien sammeln konnte.

Die neuesten Forschungsergebnisse sind ermutigend. Wer die Potenziale, die dem Älterwerden innewohnen, leugnet oder für belanglos hält, dem wird auch entgehen, dass das Spektrum seiner eigenen Begabungen, seiner Intelligenz und seiner emotionalen Möglichkeiten viel breiter ist, als er annimmt. Wer aber stattdessen von der Annahme ausgeht, dass Älterwerden von *positiven* Entwicklungsprozessen begleitet ist, der kann diese Prozesse dann auch gezielt fördern. Dieser Perspektivwechsel hat sich noch lange nicht durchgesetzt, doch ich hoffe, dass ich mit meinem Buch einen wichtigen Anstoß dazu geben kann.

Neue Horizonte

Einige der spannendsten Befunde, die das Modell des »Positive Aging« stützen, stammen aus der neueren Hirnforschung. Die Altersforschung des 20. Jahrhunderts konzentrierte sich noch weitgehend darauf, wie der Gesundheitszustand des alternden Körpers zu verbessern ist. Sie konnte dazu beitragen, dass die allgemeine Lebenserwartung stieg und der Gesundheitszustand der Gesamtbevölkerung sich tatsächlich enorm verbesserte. Am Beginn des 21. Jahrhunderts aber liegt der Akzent der Altersforschung auf der *geistigen* Gesundheit. Dutzende von neueren Studien belegen mittlerweile, dass der alte Spruch

»Was Hänschen nicht lernt, lernt Hans nimmermehr« falsch ist. Der alte Hans ist nicht nur durchaus lernfähig, sondern meistert viele geistige Aufgaben besser, als Hänschen das je vermocht hätte.

Wir beginnen heute zu begreifen, dass das Gehirn weit flexibler und anpassungsfähiger ist, als wir einst dachten. Zum einen bleibt es fähig, neue Erinnerungen zu bilden, was voraussetzt, dass sich neue Verbindungen zwischen Hirnzellen bilden können. Zum andern kann es aber auch völlig neue Hirnzellen aufbauen – eine überraschende Erkenntnis, die ungeahnte Perspektiven eröffnet. Außerdem hat sich herausgestellt, dass ein älteres Gehirn über völlig andere Möglichkeiten verfügt, Informationen zu verarbeiten, als ein jüngeres Gehirn. Beispielsweise können ältere Menschen für Aufgaben, für die jüngere nur eine Hirnhälfte aktivieren, beide Hirnhälften einsetzen. Und nicht zuletzt haben viele Forschungsarbeiten das Prinzip »Was nicht benutzt wird, geht verloren« bestätigt: So wie Bewegung die Muskeln kräftigt, werden auch, wenn wir entsprechend gefordert sind, unsere geistigen Fähigkeiten gestärkt.

Das Gehirn ist aber nicht der einzige Teil von uns, in dem mehr Potenzial steckt, als wir dachten. Auch unsere Persönlichkeit, unsere Kreativität und unser »Selbst« entwickeln sich das ganze Leben hindurch weiter. Das mag zunächst einmal wie eine Binsenwahrheit klingen, doch waren Wissenschaftler, die das menschliche Verhalten erforschen, viele Jahrzehnte lang anderer Ansicht. Bis gegen Ende des 20. Jahrhunderts wandten sich nur wenige dem Thema der psychischen Entwicklung in der zweiten Lebenshälfte zu und gelangten dabei oft zu falschen Schlussfolgerungen. Zum Beispiel schrieb Sigmund Freud, dessen Einfluss auf die psychologische Theoriebildung immens war, dass »bei Personen nahe an oder über fünfzig Jahre [...] die Plastizität der seelischen Vorgänge zu fehlen pflegt, auf welche die Therapie rechnet – alte Leute sind nicht mehr erziehbar [...].«[1]

---

1 »Über Psychotherapie« (1905), Gesammelte Werke V, Frankfurt am Main: S. Fischer, 1948. A. d. Ü.

Die Ironie liegt darin, dass Freud das 1905 schrieb, mit 49 Jahren, und dass er einige seiner bedeutendsten Werke verfasste, als er schon über 65 war. Außerdem entstand der *König Ödipus* des Sophokles, auf den Freud sich in seiner bahnbrechenden psychoanalytischen Theorie bezieht, als der griechische Dramatiker schon 71 Jahre alt war.

Freud war nicht der einzige Pionier, der beim Thema Alter irrte. Jean Piaget, der unser Bild davon, wie sich die geistigen Fähigkeiten des Menschen entfalten, ganz entscheidend geprägt hat, lässt die geistige Entwicklung mit dem abstrakten Denken enden, das sich in den Jugendjahren herausbildet und das er als »Stadium der formalen Operationen« beschreibt. Aus Piagets Sicht kommt die geistige Entwicklung im frühen Erwachsenenalter zum Abschluss, und ab da setzt ein langsamer Verfall ein.

Selbst der große Entwicklungspsychologe Erik Erikson, einer meiner Lehrer in Harvard, schenkte den Entwicklungsprozessen im reiferen Alter nur wenig Beachtung. Er arbeitete acht Stadien oder Stufen der psychosozialen Entwicklung heraus und definierte sie anhand eines Themas oder Konflikts, den das Individuum jeweils zu bewältigen hat. Doch nur eine dieser Stufen bezieht sich auf die Entwicklung *nach* Erreichen des Erwachsenenalters, und diese eine Phase kann heutzutage ohne weiteres 50 Jahre umfassen! In seinem klassischen Werk *Identität und Lebenszyklus* widmete Erikson den zwei letzten Stufen des menschlichen Lebens nur jeweils eine Seite. Man muss ihm allerdings zugute halten, dass er einer der ersten einflussreichen Denker war, die darauf hinwiesen, dass unsere psychosoziale Entwicklung sich das ganze Leben hindurch fortsetzt. Er gestand zu, dass er das Alter nur unzureichend erforscht habe, und hielt seine Studenten dazu an, auf diesem Gebiet weiterzuarbeiten. Dieses Buch ist nicht zuletzt auch meine Antwort auf den Aufruf, den Erikson vor Jahrzehnten an uns richtete.

Vier Phasen

Ich möchte Ihnen mit diesem Buch ein neues Modell der psychischen Entwicklung in der zweiten Lebenshälfte vorstellen. Mit dem Modell kann man viele Aspekte des reiferen Alters plausibel erklären, und es zeichnet ein durch und durch vorwärts gerichtetes und optimistisches Bild unseres Potenzials zu lebenslanger Weiterentwicklung, Kreativität und Erfüllung. Ausgehend von meinen Studien, in denen ich mit Hilfe von Tiefeninterviews und von Fragebogen, die im Laufe mehrerer Jahre wiederholt vorgelegt wurden, mehr als 3000 ältere Erwachsene untersucht habe, unterscheide ich die folgenden vier charakteristischen Entwicklungsphasen des reifen Alters: Neuausrichtung in der Lebensmitte, Befreiung, Resümee und Da capo.

Wir erreichen und durchlaufen diese Phasen, weil sich im Laufe unseres Lebens immer wieder verschiedene Antriebskräfte, Wünsche und Bedürfnisse regen, um dann, nachdem sie ihre Wirkung entfaltet haben, wieder in den Hintergrund zu treten. Ich nenne diese Antriebskräfte die »innere Kraftquelle« und habe ihr Wirken bei Tausenden von älteren Erwachsenen beobachtet, die an meinen Forschungsprojekten teilnahmen oder in meine Praxis kamen. Die innere Kraftquelle ist der Motor unserer persönlichen Entwicklung; sie steht in Wechselwirkung mit den Veränderungen, die im älter werdenden Gehirn vor sich gehen und die ich in Kapitel 1 schildern werde. Ich stelle mir die vier genannten Phasen fließender und dynamischer als Eriksons Stufen vor, weil ich zu berücksichtigen versuche, dass Menschen im reiferen Alter sich in unzähligen Aspekten voneinander unterscheiden können und dass ein Beschreibungssystem, das zu starr ist, dieser Vielfalt nicht gerecht werden kann. Die Phasen, die ich beschreibe, haben eine reale Basis – ich war oft genug Zeuge, wie Menschen sie durchliefen –, doch jeder erlebt sie anders und manchmal auch in einer etwas anderen Reihenfolge als in der, die ich hier vorstellen werde.

Die erste Phase, die Neuausrichtung in der Lebensmitte, ist eine Zeit des Erkundens und des Übergangs. Sie deckt sich keineswegs mit dem Phänomen der »Midlife-Crisis«, das nach neueren Forschungserkenntnissen weit weniger häufig vorkommt, als einst behauptet wurde, und in erster Linie ein moderner Mythos ist. Nur 10 Prozent der Personen, die ich interviewt habe, berichteten von einer Midlife-Crisis. Stattdessen stellte ich fest, dass Menschen irgendwann im Alter zwischen etwa 40 und 65 Jahren ihr Leben einer grundlegenden Neubewertung unterziehen und sich fragen: Wo war ich? Wo bin ich jetzt? Wohin gehe ich? Die meisten erleben diese Phase nicht als Krise, sondern als eine Zeit der Suche – sie verspüren den Drang, in unbekanntes Gebiet vorzustoßen, Antworten auf existenzielle Fragen zu finden und zu begreifen, was in ihrem Leben wahrhaft von Bedeutung ist und ihm Sinn gibt.

Auf die Phase der Neuausrichtung in der Lebensmitte folgt das, was ich die Phase der Befreiung nenne: eine Zeit, in der wir den Wunsch verspüren, zu experimentieren, neue Wege zu beschreiten und bislang existierende Hemmungen oder Beschränkungen hinter uns zu lassen. Oft gehen die beiden Phasen fließend ineinander über, bis sich dann in den späten Fünfzigern, in den Sechzigern oder auch erst in den Siebzigern der Drang, alte Fesseln abzustreifen, wirklich Bahn bricht. Dieser Übergang ist von bedeutsamen Veränderungen im Gehirn begleitet. Unter anderem bilden sich neue Verbindungen zwischen Hirnzellen, und die beiden Hirnhälften kommen in ausgewogenerem Verhältnis zum Einsatz. Eine für diese Phase typische Empfindung lässt sich in die Worte fassen: »Wenn nicht jetzt, wann dann?«

Die Resümee-Phase fällt gewöhnlich in die Zeitspanne von den späten Sechzigern bis in die Achtziger und ist geprägt von einem prüfenden Rückblick auf die eigene Vergangenheit, vom Auflösen alter Muster und Widersprüche und von einer Neubesinnung. Häufig weckt diese Zusammenschau des eigenen Lebens das Verlangen, der Familie, den Freunden und der Gesellschaft etwas zurückzugeben. Dies drückt sich beispielsweise konkret in ehrenamtlicher und karitativer Tätigkeit aus, der sich viele Menschen bis weit über die Achtzig hinein widmen.

Die letzte Phase nenne ich »Da capo«. Gemeint ist ein Empfinden von »Es geht weiter«, »Es ist noch nicht zu Ende«, »Das war noch nicht alles«. Diese Phase ist kein Schwanengesang, sondern vielmehr eine Variation auf ein Thema: auf den Willen, selbst angesichts von Schicksalsschlägen und Verlusterfahrungen weiter vorwärts zu gehen. Das Bedürfnis, vital und lebensfroh zu bleiben, kann sich in neuen Formen der Kreativität und des Einsatzes für andere Menschen niederschlagen und sorgt in diesem Lebensabschnitt oft für Überraschungen.

Ich habe miterlebt, wie Menschen neue Kraft schöpfen und einen Motivationsschub erleben, wenn ihnen bewusst wird, dass es diese Phasen des reiferen Alters gibt und welche Mechanismen in ihnen am Werk sind. Wer die gängigen, übertrieben negativen Vorstellungen vom Älterwerden hinter sich lassen kann, der spürt oft neuen Elan, erkennt genauer, was ihm wichtig ist, und setzt sich möglicherweise auch neue Ziele.

Entwicklungsintelligenz

Ich möchte Ihnen in diesem Buch das neue Konzept der Entwicklungsintelligenz vorstellen. Sie ist in meinen Augen die große Stärke des älter werdenden Gehirns und Geistes. Sie ist das Ausmaß, in dem eine Person ihre einzigartigen neurologischen, emotionalen, intellektuellen und psychischen Fähigkeiten zur Entfaltung bringt. Außerdem umfasst sie auch den Prozess, der diese Elemente im reifen Gehirn in optimaler Weise zu einem integrierten Ganzen zusammenfügt. Genauer gesagt ist Entwicklungsintelligenz das immer bessere Zusammenspiel von Denken, emotionaler Intelligenz, Urteilsvermögen, zwischenmenschlichen Fertigkeiten, Lebenserfahrung und Bewusstsein. Wir alle verfügen über ein mehr oder weniger hohes Maß an Entwicklungsintelligenz und können, wie auch bei jeder anderen Facette der Intelligenz, aktiv etwas zu ihrer Förderung tun. Im reifen Alter kommt Entwicklungsintelligenz darin zum Ausdruck, dass Weisheit, Urteilskraft und Weitblick zunehmen. Sie zeichnet sich durch drei Formen des Denkens und Schlussfolgerns aus, die sich erst im Anschluss an Piagets »formale Operationen« entwickeln und die man daher »postformale Operationen« nennt: relativistisches Denken (wir sind uns bewusst, dass unser Wissen relativ und nicht absolut ist), dualistisches Denken (wir durchschauen die Widersprüche zwischen scheinbar unvereinbaren Sichtweisen und sind imstande, sie aufzulösen) und systematisches Denken (wir erfassen das Gesamtbild und sehen nicht nur die Bäume, sondern auch den Wald).

Diese drei Denkformen sind »fortgeschritten« in dem Sinne, dass sie uns im Jugendalter üblicherweise nicht zugänglich sind. Als Jugendliche ziehen wir es vor, alles fein säuberlich in Schwarz und Weiß, Richtig und Falsch einzuteilen, und in der Regel ist es uns lieber, *irgendeine* Antwort zu bekommen, als dass eine Frage offen bleibt. Es braucht Zeit und Erfahrung, bis unser Denken allmählich flexibler und differenzierter wird. Wahre Entwicklungsintelligenz zeigt sich darin, dass wir in der Lage sind, Ungewissheit auszuhalten, uns einzugestehen, dass Antworten und Lösungen tatsächlich oft nur relativ sind, und uns erst dann ein Urteil zu erlauben, wenn wir sich widersprechende Gesichtspunkte sorgfältig gegeneinander abgewogen haben. Ich möchte Ihnen in diesem Buch zeigen, wie Sie die eigene Entwicklungsintelligenz kultivieren und ihre Früchte ernten können.

Zwei aktuelle Studien

Ich schätze mich glücklich, seit dem Jahr 2000 zwei richtungweisende Studien zum Thema Alter leiten zu dürfen. In der einen geht es um heutige Formen des so genannten Ruhestands, in der anderen um die vorteilhaften Wirkungen kreativer Betätigung auf ältere Erwachsene. Beide Studien haben ebenso erstaunliche wie ermutigende Resultate erbracht. Meine Studie zum Ruhestand zeigt, wie überholt dieser Begriff eigentlich ist. Denn die meisten Menschen über 65 tun heutzutage alles andere, als sich »zur Ruhe zu setzen«. Das heißt nun nicht, dass sie alle pausenlos aktiv oder nicht in der Lage wären, sich zu entspannen und ihr Leben zu genießen. Die meisten Menschen, die ich interviewt habe, sehen diese Lebensphase aber als eine große Chance, Interessen nachzugehen, für die sie bis dahin nie Zeit hatten. Das Alter ist keineswegs eine Zeit des Rückzugs aus zwischenmenschlichen und kulturellen Bindungen (wie in einflussreichen früheren Forschungsarbeiten behauptet wurde), sondern kann durchaus mit einem *stärkeren* Engagement für andere, mit befriedigenderen zwischenmenschlichen Beziehungen, einer geistigen Weiterentwicklung und größerer Freude am Leben einhergehen.

In meiner anderen Studie untersuchen wir, inwieweit ältere Menschen von Kursen, an denen sie im Rahmen eines kommunalen Freizeit- und Bildungsangebots teilnehmen, in geistiger, körperlicher und emotionaler Hinsicht profitieren können. Auch hier machten meine Kollegen und ich erstaunliche Entdeckungen. Anders als gängige Klischeevorstellungen das suggerieren, ist Kreativität keineswegs der Jugend vorbehalten. Sie kann in jedem Lebensalter zur Blüte kommen, erreicht aber bei älteren Erwachsenen eine größere Tiefe und Differenziertheit, weil sie von einer Fülle an Wissen und Erfahrung getragen ist. Wie ich in Kapitel 8 ausführlich erläutern werde, kann die Teilnahme an Kursen, die in irgendeiner Form mit künstlerischer Gestaltung zu tun haben, also auch an Musik-, Tanz- und Theaterkursen, einen günstigen Einfluss auf Ihren Gesundheitszustand, Ihre Lebenszufriedenheit und Ihre Widerstandskraft ausüben.

Aus den zwei genannten Studien lassen sich wichtige Schlussfolgerungen ableiten, die sowohl für jeden Einzelnen als auch für diejenigen von Bedeutung sind, die für Gesundheit und Wohlbefinden älterer Menschen Sorge tragen. Zum Beispiel dürften für Personen, die für das Programm von Seniorenbegegnungsstätten verantwortlich sind, die Ergebnisse unserer Kreativitätsstudie recht aufschlussreich sein. Der Befund unserer Ruhestandsstudie, dass viele ältere Menschen gern Teilzeitarbeit leisten würden, ist wohl für Personalchefs von Firmen und gemeinnützigen Institutionen von Interesse. Die Resultate unserer Studien, so glaube ich, liefern Anhaltspunkte dafür, wie sich die soziale Einbindung älterer Erwachsener und die Bildungsangebote für sie verbessern lassen.

Meine Hoffnung

Als ich 1971 in die Gerontologie einstieg, war sie noch ein recht neues Forschungsgebiet, für das wenig Gelder zur Verfügung standen und das an schablonenhaften und falschen Vorstellungen krankte. Noch in den 1960er und 1970er Jahren fassten viele Experten das Alter als eine Art Krankheit auf: Es sei der natürliche Lauf der Dinge, so glaubten sie, dass Geist und Körper ähnlich wie ein Auto nach jahrelangem Gebrauch auseinander zu fallen beginnen.

Mitte der 1970er Jahre, als immer mehr wissenschaftliche Befunde zur Realität des Alterns vorlagen und der Anteil älterer Menschen an der Bevölkerung rasch wuchs, setzte ein Umdenken ein. Die Bundesregierung der USA begann, entsprechende Forschungsprojekte mit Millionen Dollar zu fördern, und zwar im Wesentlichen über zwei große Institutionen: das National Institute on Aging (Staatliches Institut für Altersforschung) und das Center for Studies of the Mental Health of the Aging (Zentrum für Forschung zur psychischen Gesundheit im Alter). Es war mir vergönnt, der erste Leiter des Center for Studies of the Mental Health of the Aging zu sein. Uns Wissenschaftlern wurde klar, dass das Altern an sich kein Krankheitsbild ist, sondern einfach ein Lebensabschnitt, in dem viele gesundheitliche Beschwerden in Erscheinung treten können, die zwar mit dem Alter einhergehen, aber nicht von ihm verursacht sind. Diese Verschiebung des Blickwinkels gab der geriatrischen Forschung neue Impulse und trug dazu bei, dass unser Bild vom Alter ausgewogener wurde. Bei gesunden Erwachsenen bleiben die geistigen und psychischen Fähigkeiten intakt, während die körperlichen Kräfte in aller Regel nur ganz allmählich abnehmen.

In den letzten 30 Jahren sind in den USA die für die Altersforschung jährlich zur Verfügung gestellten Mittel von 50 Millionen auf über eine Milliarde Dollar gestiegen. Allerdings konzentrieren sich die meisten Studien nach wie vor auf die problematischen Seiten des Alters. So sehen auch John Rowe und Robert Kahn in ihrem 1998 erschienenen verdienstvollen Buch *Successful Aging* das Hauptziel darin, den Verfall so weit wie möglich einzudämmen, und verkennen das riesige Potenzial für positive Entwicklungen, das im Älterwerden liegt. Rowe und Kahn betonen zwar zu Recht, wie wichtig es ist, auf seine körperliche Gesundheit zu achten, geistig rege zu bleiben und weiterhin aktiv am Leben teilzunehmen, aber sie sprechen nicht von den Möglichkeiten, in diesen Bereichen *Fortschritte und Verbesserungen* zu erzielen.

In *Vital und kreativ. Geistige Fitness im Alter* stelle ich ein Denkmodell vor, das die heute gängigen negativen Annahmen und Ansichten über das Älterwerden hoffentlich bald ablösen wird. Ich möchte den Blick über die mit dem Alter oft einhergehenden Probleme hinaus auf die großen Potenziale richten, die im Älterwerden liegen. Mein Modell definiert den Alterungsprozess neu und stellt ihn nicht als unausweichlichen Niedergang dar, sondern als eine Folge von Phasen, die uns die Möglichkeit zur echten Weiterentwicklung bieten. Ich möchte in diesem Buch zeigen, wie wir unsere naturgegebene Fähigkeit zur positiven Veränderung fördern und pflegen können. Ich hoffe, dass die ermutigenden Erkenntnisse, die wir zu den besonderen geistigen Fähigkeiten des reifen Alters gewonnen haben, der öffentlichen Diskussion neue Impulse geben.

1 Die Stärken des Gehirns im reifen Alter

Ihr Gehirn hört niemals auf, sich zu entwickeln und sich zu verändern. Es wandelt sich, seit Sie ein Embryo waren, und wird das Ihr ganzes Leben lang weiterhin tun. Diese Fähigkeit ist vielleicht seine größte Stärke.

JAMES TREFIL, PHYSIKER

Howard und Gisele Miller, meine Schwiegereltern, beide in den Siebzigern, saßen ziemlich in der Klemme. Sie waren gerade in Washington, D. C., aus der U-Bahn ins Freie getreten, wo ein heftiges Schneetreiben tobte. Wir hatten sie eingeladen, zu uns zum Abendessen zu kommen, und sie brauchten ein Taxi, weil die Strecke zu Fuß zu weit war. Doch es war Hauptverkehrszeit, und kein Taxi hielt an. Howard versuchte uns anzurufen, damit meine Frau oder ich sie abholen sollten, aber wir steckten beide im Berufsverkehr fest und waren noch nicht zu Hause.

Als Howards Finger vor Kälte schon taub zu werden begannen, fiel sein Blick auf die beschlagenen Fensterscheiben eines Pizza-Lieferservice auf der gegenüberliegenden Straßenseite. Er und Gisele marschierten durch den Schneematsch hinüber, traten an die Theke und gaben eine Lieferbestellung auf. Als der Kassierer fragte, wohin die große Pizza geliefert werden sollte, nannte Howard ihm unsere Adresse und sagte: »Ja, und noch etwas.«

»Ja, bitte?«, fragte der Kassierer.

»Wir möchten, dass Sie uns beide mit ausliefern«, sagte Howard.

Und so trafen sie an diesem Abend, mit einer Pizza in Händen, bei uns ein.

Diese Geschichte, die in unserer Familie immer wieder gern erzählt wird, ist ein perfektes Beispiel für die geistige Beweglichkeit und die Kreativität, die im reifen Alter zutage treten können. Hätte ein jüngerer Mensch auf diese Lösung kommen können? Ja, vielleicht. Kreativität kennt keine Altersgrenzen. Allerdings ist diese Art von verblüffenden Einfällen nach meiner Erfahrung ein erlerntes Merkmal, das sich mit den Jahren in immer stärkerem Maße herausbildet. Sherry Willis vom Projekt Human Development and Family Studies (Bildungs- und Familienforschung) an der Pennsylvania State University nennt diese Fähigkeit »pragmatische Kreativität beim Lösen von Alltagsproblemen« und konnte zeigen, dass sie im höheren Alter besonders stark ausgeprägt ist. Unser Gehirn baut im Zuge der Erfahrungen, die es mit den Jahren sammelt, ein Repertoire an Strategien auf, die der so genannten »kristallinen Intelligenz« zuzurechnen sind. Howard hatte nie zuvor auf diese Weise Pizza bestellt, doch die Erfolgserfahrungen, die er mit anderen Strategien gesammelt hatte, lenkten sein Denken in die Richtung, die zu der kreativen Lösung hinführte.

In Howards Einfall zeichnen sich nicht nur die Lebenserfahrung vieler Jahre und eine beachtliche gedankliche Beweglichkeit ab, sondern an ihm kann man auch ablesen, dass Howard einen psychischen Entwicklungsschritt vollzogen hatte, der vielen Menschen in ihren Sechzigern und Siebzigern gelingt. Mit dem Alter stellt sich bei ihnen ein neues Selbstvertrauen und ein Gefühl innerer Freiheit ein; sie schütteln gesellschaftliche Zwänge ab und probieren unerschrocken neue Verhaltensweisen aus. Entscheidend für Howards Bravourstück an jenem Abend war unter anderem, dass er sich nicht scheute, eine ungewöhnliche Bitte an einen ihm völlig unbekannten Menschen zu richten.

Wir sehen in dieser Geschichte einen gesunden alternden Geist in Aktion: glasklar, kreativ, einfallsreich und energisch. Wie entwickelt sich ein solcher Geist? Oder anders gefragt: Worauf beruht seine Entstehung? Die kurze Antwort lautet: auf Entwicklungsvorgängen im Gehirn.

Man kann den Geist so definieren, dass er das ist, was das Gehirn tut. Oft wird er auch als eine Art »Software« beschrieben, die auf der »Hardware« des Gehirns läuft. Diese Analogie ist aber zu einfach, denn das Gehirn ist weit formbarer und flexibler als jeder Computerchip. Außerdem kann der Geist, so körperlos und ungreifbar er uns auch erscheinen mag, massiven Einfluss auf das Gehirn und damit auch auf den übrigen Körper ausüben. Geist und Gehirn sind im Grunde zwei Seiten derselben Medaille. In diesem Kapitel möchte ich mich mit der Seite des Gehirns befassen und neuere Erkenntnisse der Hirnforschung vorstellen, die deutlich machen, welche Potenziale im Entwicklungsprozess des älter werdenden Geistes stecken.

Vielleicht sind Sie bislang der Meinung, die folgenden Sätze würden Tatsachen beschreiben:
- Das Gehirn kann keine neuen Neuronen (Hirnzellen) bilden.
- Ältere Erwachsene sind weniger lernfähig als junge Menschen.
- An bestehenden Verschaltungen zwischen Neuronen ändert sich das ganze Leben hindurch so gut wie nichts.
- Die Intelligenz eines Menschen hängt davon ab, über wie viele Neuronen er verfügt und wie schnell sie arbeiten.

Alle diese Sätze sind falsch, wie wir sehen werden. Die gute Nachricht für uns alle lautet: Das Gehirn ist belastbarer, anpassungsfähiger und vielseitiger, als wir lange Zeit dachten. Die Forschung der letzten beiden Jahrzehnte hat ergeben, dass das Gehirn über vier wesentliche Eigenschaften verfügt, die eine optimistische Sichtweise unseres Entwicklungspotenzials in der zweiten Lebenshälfte nahe legen:
- Das Gehirn gestaltet sich durch Erfahrungen und Lernvorgänge fortwährend um.
- Das ganze Leben hindurch bilden sich *neue* Hirnzellen.
- Die emotionalen Verschaltungen des Gehirns durchlaufen einen Reifungsprozess und werden mit zunehmendem Alter ausgewogener.
- Bei älteren Erwachsenen sind die beiden Hirnhälften in

ihrer Funktion besser aufeinander abgestimmt als bei jüngeren Menschen.

Das heißt natürlich nicht, dass das Gehirn gegen altersbedingte Abbauprozesse immun ist. Es besteht, wie jeder andere Teil des Körpers auch, aus Zellen, und Zellen können sich mit den Jahren »abnutzen«. Bestimmte Hirnfunktionen lassen im Alter tatsächlich nach, etwa die Geschwindigkeit, mit der jemand komplizierte mathematische Aufgaben lösen kann, die Reaktionszeit oder die Effizienz der Erinnerungsspeicherung im Kurzzeitgedächtnis. Mit diesen »negativen« Aspekten ist das Altern des Gehirns aber keineswegs erschöpfend oder auch nur in den wesentlichen Teilen beschrieben. Weil in der Hirnforschung oft altersbezogene *Probleme* im Vordergrund standen, hat man die negativen Aspekte des Älterwerdens bislang leider überbetont, während positive Folgerungen, die sich aus den betreffenden Studien durchaus hätten ziehen lassen, unbeachtet blieben. Zum Beispiel ist eine der wichtigsten Erkenntnisse der Altersforschung noch immer nicht allgemein bekannt, nämlich dass das Nachlassen geistiger Fähigkeiten, das man früher auf Alterungsprozesse zurückführte, zu einem Großteil nicht auf das Altern an sich zurückgeht, sondern auf ganz bestimmte Erkrankungen, zum Beispiel auf so genannte »kleine Schlaganfälle«, die Alzheimer-Krankheit oder psychische Erkrankungen wie Depression. Ein älteres Gehirn, das von solchen Erkrankungen nicht betroffen ist, kommt mit vielen Aufgaben ebenso gut zurecht wie ein jüngeres Gehirn oder ist sogar besser darin.

Die Arbeitsweise unseres Gehirns zu begreifen ist wichtig, weil dieses Verständnis motivierend wirken kann. Denn wenn Ihnen beispielsweise klar ist, wie das Gedächtnis funktioniert oder wie der Gesundheitszustand Ihrer Neuronen mit Ernährung, Bewegung, Schlafgewohnheiten, Kontakt mit anderen Menschen und dem gezielten Suchen geistiger Herausforderungen zusammenhängt, sind Sie besser dafür gerüstet, sich die Potenziale Ihres Gehirns nutzbar zu machen.

Die Potenziale des älteren Gehirns

Der wichtigste Unterschied zwischen einem älteren und einem jüngeren Gehirn ist zugleich der, den man am leichtesten übersieht: Ein altes Gehirn hat mehr gelernt als ein junges. Viele Aspekte des Lebens sind einfach zu kompliziert und vielschichtig, als dass wir sie im Nu erfassen könnten, und deshalb kommt es in vielen Lebensbereichen darauf an, wie viel Erfahrung jemand schon hat. So kann es, weil zwischenmenschliche Beziehungen bekanntermaßen eine hochkomplexe Angelegenheit sind, Jahrzehnte dauern, bis Therapeuten, Pfarrer, Manager oder Politiker so viel Wissen und Überblick erworben haben, dass sie ihr Handwerk wirklich verstehen. In Berufsfeldern wie Verlagswesen, Recht, Medizin, Coaching und Forschung ist das Lernen im praktischen Tun einfach durch nichts zu ersetzen. Das Alter ist der Jugend hier meistens überlegen. Natürlich ist ein reifes Alter allein noch keine Gewähr für Tüchtigkeit, doch in vielen Fachgebieten wird sich dieses Können nun einmal nicht ohne jahrelange Erfahrung und harte Arbeit einstellen.

Wir wissen heute, dass sich Lernvorgänge im Gehirn in nachweisbaren materiellen Veränderungen niederschlagen. Unter einem stark vergrößernden Mikroskop sieht das Gehirn eines älteren Erwachsenen deutlich anders aus als das Gehirn eines Jugendlichen. In den Gehirnregionen, auf die der Erwachsene in seinem Leben ständig zugegriffen hat, sehen die Hirnzellen (die so genannten Neuronen) wie ein dichter Wald von Bäumen mit dicken Ästen aus, während der Wald in einem jüngeren Gehirn lichter wirkt und die Äste darin dünner sind. Die höhere Dichte des Neuronengeflechts ist die materielle Basis der besonderen Fertigkeiten älterer Erwachsener.

Schauen wir uns ein wenig genauer an, wie Lernen das Gehirn formt.

Lernen setzt Erinnern voraus. Erinnerungen entstehen, wenn Gruppen von Hunderten oder Tausenden von Neuronen in einem spezifischen Muster »feuern« (das heißt elektrische Impulse erzeugen). Jedes Mal wenn Sie etwas wahrnehmen, ob es nun ein Bild, eine ansprechende Melodie oder etwa der Duft von Zimt ist, werden in bestimmten Teilen Ihres Gehirns jeweils spezifische Konstellationen von Neuronen aktiviert. Dies festigt automatisch bereits bestehende Verschaltungen zwischen den Neuronen, falls die dafür notwendigen Bedingungen erfüllt sind (das heißt, falls Ihre Aufmerksamkeit auf die betreffende Wahrnehmung gerichtet ist). Wird nun eine solche Neuronengruppe zu einem späteren Zeitpunkt wieder auf genau dieselbe Weise angesprochen – zum Beispiel durch den Duft von Zimt –, geht die Aktivierung leichter vonstatten als vorher, und Sie »erinnern sich« an den Geruch. Die ursprüngliche Sinneswahrnehmung ist also in charakteristischen Mustern aus »gebahnten« Verbindungen gespeichert. Je öfter ein bestimmtes Muster aktiviert wird, desto leichter sprechen die Verbindungen in dem Neuronenverband an und desto stabiler werden sie.

Lernvorgänge verknüpfen Neuronen nicht nur zu neuen Konstellationen, sondern regen sie auch an, mit Hilfe von Dendriten (das sind winzige zweigartige Fortsätze) *neue* Verbindungen zueinander zu bilden, so genannte Synapsen. Dieser Prozess der Erinnerungsbildung lässt sich auf die bekannte Formel bringen: »Zellen, die zusammen feuern, verdrahten sich.«

Die Vorstellung, dass sich im Gehirn im Zuge von Lernvorgängen fassbare Veränderungen vollziehen – man nennt dieses Phänomen Plastizität –, geht auf Tierstudien zurück, die Marion Diamond, Professorin für Anatomie an der University of California in Berkeley, Mitte der 1960er Jahre durchführte. Diamond fand heraus, dass bei Ratten, die sich in einer anregenden Umgebung aufhielten, neue Dendriten an den Neuronen wuchsen und der Pegel einer wichtigen Hirnsubstanz namens Acetylcholin höher lag als bei Ratten in einer reizarmen Umgebung. Das Alter der Ratten war dabei ohne Bedeutung. Die Gehirne älterer Ratten veränderten sich in Reaktion auf die anregende Umgebung ebenso massiv wie die Gehirne jüngerer Ratten. Seit diesen bahnbrechenden Experimenten hat man in vielen weiteren Studien nachweisen können, dass dasselbe Phänomen auch bei jeder anderen Tierart und beim Menschen auftritt. Kurzum, das Gehirn reagiert, wenn es entsprechende Anregung erfährt und lernt, mit Wachstumsprozessen und Neuverschaltungen.

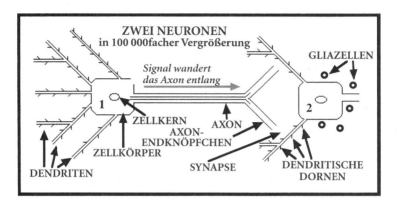

Zwei 100 000fach vergrößerte Neuronen mit Dendriten, Zellkörper, Axon (Nervenfaser) und Synapsen (Kontaktpunkten zwischen Neuronen).
Unabhängig vom Alter führen eine anregende Umgebung und fordernde Aktivitäten dazu, dass vermehrt Dendriten, dendritische Dornen (kleine Auswüchse an den Dendriten), Gliazellen (Stützzellen) und Synapsen wachsen, sodass die Leistungskapazität des Gehirns ansteigt und neue Kommunikationswege zwischen Neuronen entstehen.

Mit Hilfe von bildgebenden Verfahren hat man bei Londoner Taxifahrern nachgewiesen, dass in ihrem Hippokampus – der Hirnstruktur, die der Orientierung im dreidimensionalen Raum dient – eine bestimmte Region vergrößert ist. Die ständige Beschäftigung mit dem komplexen Londoner Straßennetz hatte diesen Teil ihres Gehirns »trainiert«, sodass er an Umfang zunahm. (Bei den ältesten Fahrern war der Hippokampus im Übrigen nicht weniger ausgedehnt als bei den jüngeren.) Ähnliche Befunde ergab eine Studie, laut der bei Musikern die Hirnregionen, die für die Hörwahrnehmung und die Differenzierung von Klängen und Tonhöhen zuständig sind, deutlich leistungsfähiger sind als bei Nichtmusikern.

Ich würde vermuten, dass bei meiner Nachbarin Lorraine Kennedy ein Hirnscan ähnlich massive Erweiterungen bestimmter Hirnregionen ergeben würde. Sie ist gerade 90 Jahre alt geworden und eine lokale Berühmtheit, weil sie so viel über die Geschichte unserer Gegend weiß. Auf ihre Angaben dazu, wer von wann bis wann in welchem der viktorianischen Häuser in unserer Straße gelebt hat, ist Verlass. Sooft jemand ein solches historisches Datum herausfinden oder nachprüfen will, wendet er sich an Frau Kennedy, und sie fördert, ohne einen Computer, eine Datenbank und Aufzeichnungen zu Hilfe zu nehmen, die Informationen aus ihrem Gedächtnis zutage – manchmal mit einer Fülle an zusätzlichen Einzelheiten. Der Teil ihres Gehirns, in dem dieses ganze Wissen lagert, dürfte weit differenzierter und komplexer sein als die entsprechende Hirnregion eines jüngeren Menschen.

Die komplexe neurale Architektur älterer Gehirne, die aus der Erfahrung von Jahrzehnten und der praktischen Auseinandersetzung mit dem Alltag entsteht, ist eine grundlegende Stärke älterer Erwachsener. Je komplexer dieses Gefüge ist, desto besser vermag es schädigenden Einwirkungen und Krankheiten zu widerstehen.

Die Architektur des Gehirns ist nicht starr und unveränderlich. Unser Gehirn ist ein wenig wie Monticello, der Landsitz, den Thomas Jefferson in Virginia erbaute und dann in den vielen Jahren, die er dort lebte, fortwährend weiter ausgestaltete. Wir können unser Gehirn dadurch, dass wir nicht aufhören, zu lernen und neue Erfahrungen zu sammeln, leistungsfähig erhalten, weiterentwickeln und modifizieren, damit es effektiver wird und seine Kreativität weiter entfaltet. Das setzt freilich auch voraus, dass wir bestimmte Dinge unterlassen. Stress, übermäßiger Konsum von Alkohol, Nikotin und anderen Genussgiften, Untätigkeit, Übergewicht, Fehlernährung und soziale Isolation schwächen das neurale Gefüge des Gehirns. Dies sind einige der eigentlichen Ursachen, auf die ein geistiger Verfall im Alter zurückzuführen sein kann. Das Älterwerden selbst ist dafür nicht verantwortlich.

Viele Menschen haben ein allzu pessimistisches Bild von ihren eigenen geistigen Fähigkeiten, das auf einem häufigen Missverständnis beruht. Sie meinen nämlich, diese Fähigkeiten seien etwas »rein Genetisches« und an einem Merkmal, bei dem die Gene ähnlich wie etwa bei der Augenfarbe oder der Nasenform eine Rolle spielten, lasse sich keinesfalls etwas ändern. Natürlich ist der Einfluss der Gene groß, und sie setzen uns, ganz allgemein gesprochen, gewisse Grenzen in dem, was wir geistig oder körperlich zu erreichen vermögen. Beispielsweise könnten manche Läufer so hart trainieren, wie sie nur wollten, und würden dennoch nie olympisches Niveau erreichen. Die Gene bestimmen aber keineswegs alles – davon kann nicht die Rede sein. Sie sind keine unabänderliche Blaupause, die den Aufbau unseres Körpers und unser Verhalten bis ins Kleinste festlegt, sondern reagieren vielmehr, wie wir heute wissen, hochempfindlich auf unsere Umwelt, auf alles, mit dem wir in Berührung kommen, was wir wahrnehmen und fühlen. Sie sprechen auf sämtliche Belastungen an, denen wir ausgesetzt sind, und auf eine Vielzahl weiterer Faktoren, die im Laufe des Lebens auf uns einwirken. Viele Gene haben eine Art »Schalter«, das heißt, sie lassen sich an- und abschalten oder ihre Aktivität lässt sich wie mit einem Lautstärkeregler hoch- und herunterfahren.

An Wachstum und Instandhaltung unseres Gehirns sind Tausende von Genen beteiligt. Tatsächlich greift das Gehirn auf einen größeren Anteil unseres Genoms zurück als jedes andere unserer Organe. Viele dieser Gene reagieren auf die Impulse, die im Nervensystem bei Lernvorgängen entstehen. Wenn wir unser Gehirn fordern, wirken wir nicht nur aktiv auf bereits vorhandene Neuronen ein und stimulieren ihr Wachstum, sondern wir schalten damit auch Schlüsselgene an, die dafür zuständig sind, das für die Weiterentwicklung geistiger Fähigkeiten notwendige zelluläre Rohmaterial zu erzeugen. Das Verhältnis zwischen unserer Erfahrung und unseren Genen ähnelt weit mehr, als die meisten Menschen denken würden, einem Tanz, bei dem die Partner fortwährend aufeinander reagieren. Das heißt, es bleibt viel Spielraum für Variation und Weiterentwicklung.

Estelle

Ein wunderbares Beispiel dafür, wie groß die Potenziale eines gesunden älteren Gehirns sind, ist die Geschichte der 71-jährigen Estelle Jansen, die an meiner Studie zu Erwachsenen im Rentenalter teilnahm. Estelle lebt eigenständig in einer Seniorensiedlung, in die sie nach dem Tod ihres Mannes gezogen ist.

Sie führt nach wie vor ein erfülltes Leben. Ihr Mann, mit dem sie 41 Jahre lang verheiratet war, war Beamter im Auslandsdienst, und im Laufe seiner Karriere kamen sie in der ganzen Welt herum. Estelle lernte gern fremde Länder kennen und versuchte immer, sich die Landessprache anzueignen.

Nachdem sie den Schock überwunden hatte, den der Tod ihres Mannes für sie bedeutete, begann sich ihr Verlangen nach neuartigen, herausfordernden Erfahrungen wieder zu regen. Sie beschloss, an der Universität einen Masters-Abschluss in Geschichte zu machen, obwohl sie gewisse Bedenken hatte, weil sie nicht mit Computern umgehen konnte und befürchtete, sie könne mit Studierenden Anfang und Mitte zwanzig möglicherweise nicht mithalten. Sie ließ sich aber auf das Abenteuer ein und belegte zunächst einen Computerkurs für ältere Erwachsene ohne Vorkenntnisse. Das sei ganz ähnlich »wie das Erlernen einer Fremdsprache« gewesen, sagte sie. Rasch eignete sie sich an, was sie für ihr Studium brauchte.

In ihren Geschichtsseminaren stellte sie fest, dass ihre Diskussionsbeiträge von den Jüngeren positiv aufgenommen wurden. Weil sie das Studium wichtig nahm – und aus freien Stücken auf die Hausaufgaben meist mehr Zeit verwendete, als unbedingt notwendig war –, kam sie in ihren Kursen sehr gut zurecht. Als ich sie kennen lernte, hatte sie gerade ihr erstes Semester abgeschlossen und gute Noten erzielt. »Ich konnte dann ja doch ganz gut mithalten«, sagte sie.

Vielleicht halten Sie Estelles Lernfähigkeit und Lernbereitschaft für außergewöhnlich. Doch solange ältere Erwachsene nicht in irgendeiner Weise gehandikapt oder krank sind, verfügen sie alle über die Fähigkeit, zu lernen, sich weiterzuentwickeln und aus Fortschritten und neu erworbenen Fertigkeiten Befriedigung und Freude zu ziehen. In den USA ist in den Aufbaustudiengängen die am schnellsten wachsende Gruppe die der über 50-Jährigen. Dieser Trend gibt Anlass, das Potenzial des alternden Gehirns mit Optimismus zu betrachten.

Neue Gehirnzellen, neue Potenziale

Jahrzehntelang lautete eines der unantastbaren Axiome der Neurowissenschaften, dass Nervenzellen nicht nachwachsen und das Gehirn keine neuen Neuronen erzeugen könne. Dann machte Joseph Altman am Massachusetts Institute of Technology Anfang der 1960er Jahre die verblüffende Entdeckung, dass sich Neuronen *eben doch* neu bilden können – zumindest bei Ratten. Genauer gesagt, er stellte fest, dass bei erwachsenen Ratten im Hippokampus, der Hirnregion, die für den Aufbau von Erinnerungen eine entscheidende Rolle spielt, neue Zellen entstanden. Im Jahr 1998 konnten Wissenschaftler dann zeigen, dass auch das Gehirn erwachsener Menschen neue Neuronen hervorbringt. Diesen Vorgang nennt man *Neurogenese*. Mittlerweile wissen wir, dass auch andere Hirnregionen über primitive Vorläuferzellen verfügen, die sich, je nachdem, welche Bedingungen gegeben sind, entweder zu voll funktionsfähigen Nervenzellen entwickeln können oder zu so genannten Gliazellen, das sind Stützzellen, die den Neuronen mechanischen Halt geben und sie mit Nährstoffen versorgen. (Es ist wahrscheinlich kein Zufall, dass man bei der Autopsie von Einsteins Gehirn überdurchschnittlich viele Gliazellen fand.)

Diese Aufsehen erregenden Entdeckungen sind nicht nur für die Behandlung von degenerativen Hirnerkrankungen wie des Parkinson-Syndroms und der Alzheimer-Krankheit bedeutsam, sondern auch für alle, die ihre geistigen Fähigkeiten pflegen oder noch steigern wollen. Die Forschungsbefunde ließen es denkbar erscheinen, dass wir tatsächlich die Möglichkeit haben, unser Gehirn aktiv zu formen oder zu modifizieren.

Wir wissen heute, dass sich in vielen wichtigen Hirnregionen neue Hirnzellen bilden können. 1999 fand ein von der Psychologin Elizabeth Gould geleitetes Forschungsteam an der Princeton University heraus, dass bei Affen in mehreren Regionen der Großhirnrinde neue Neuronen entstehen können. Bei uns Menschen ist die Großhirnrinde für viele der »höheren« geistigen Funktionen wie schlussfolgerndes Denken, Planen, Entscheiden und Emotionssteuerung zuständig.

Wissenschaftler sind den Prozessen auf der Spur, die das Wachstum neuer Nervenzellen in Gang setzen, doch bislang liegt noch vieles im Dunkeln. Unumstritten ist bereits, dass anspruchsvolle geistige Aktivität das Wachstum von Neuronen anregt. Dies gilt aber auch für eine andere Art von Aktivität, von der das kaum jemand vermutet hätte: intensive körperliche Bewegung. Sie scheint das Gehirn dadurch »aufzumöbeln«, dass sie die Erzeugung der so genannten Nervenwachstumsfaktoren fördert. Diese Substanzen veranlassen primitive Vorläuferzellen, zu Neuronen heranzureifen. Dagegen scheint anhaltender Stress die Entstehung neuer Neuronen massiv zu hemmen. Studien haben ergeben, dass sowohl körperliche als auch psychische Belastungen das Wachstum neuer Zellen im Hippokampus unterdrücken. So ist bei Patienten, die unter einer Depression oder einer posttraumatischen Belastungsstörung leiden, der Hippokampus tendenziell verkleinert und nimmt im Laufe einer Behandlung dann wieder an Umfang zu.

Die Entdeckung, dass sich auch im Erwachsenenalter neue Hirnzellen bilden können, hat unser Bild vom alternden Gehirn und von unseren Möglichkeiten, seine Leistungsfähigkeit zu steigern, grundlegend verändert. Zum Beispiel hat Gerd Kempermann von der Abteilung für Experimentelle Neurologie an der Berliner Humboldt-Universität Studien vorgelegt, die deutlich machen, so sagt er, dass die Neurogenese das alternde Gehirn in die Lage versetzt, »Woge um Woge von neuartigen Reizen und Situationen zu verarbeiten«. Neurogenese ist, mit anderen Worten, vielleicht eine der Voraussetzungen dafür, dass mein Schwiegervater die Eingebung mit der Pizzabestellung hatte und dass Estelle Jansen im Alter von 70 Jahren imstande war, ein Studium aufzunehmen.

Fred Gage vom Laboratory of Genetics am kalifornischen Salk Institute zählt zu den Entdeckern der Neurogenese im reifen Gehirn. Nach seiner Ansicht »sind nun die Weichen dafür gestellt, dass wir das erwachsene Gehirn mit anderen Augen sehen lernen«; er weist darauf hin, dass ein erwachsenes Gehirn, das Schädigungen zu verkraften hat, sogar in gewissem Maße imstande ist, Heilungsprozesse in Gang zu setzen und sich zu erholen. Weil Erinnerungen in Verknüpfungsmustern zwischen schon vorhandenen Neuronen gespeichert sind, können Erinnerungen, die durch Krankheit oder Hirnverletzungen verloren gegangen sind, natürlich nicht durch Neurogenese wiederhergestellt werden. Die Fähigkeit des Gehirns, neue Neuronen zu bilden, ist aber eine der aufregendsten Entdeckungen der Neurowissenschaften und gibt allen Anlass, die Entwicklungsmöglichkeiten des Gehirns in der zweiten Lebenshälfte optimistisch zu betrachten.

Emotionen im Gleichgewicht

Im Zweiten Weltkrieg meldete sich George Barker, der kluge, couragierte Sohn eines Malermeisters, zur Air Force und wurde Bomberpilot. Der Krieg und die Lebensgefahr, der er immer wieder ausgesetzt war, hinterließen bei ihm, wie bei vielen anderen Veteranen, tiefe Spuren, auch wenn er in den Jahrzehnten nach seinen Gefechtserlebnissen selten einmal darüber sprach. Von der Front zurückgekehrt, begann er als Journalist zu arbeiten und gründete eine Familie. Als er die Sechzig überschritten hatte, wurde bei ihm Leukämie diagnostiziert, ein Krebs der weißen Blutkörperchen, der das Immunsystem schwächt.

Seine Ärzte rieten ihm, keine Reisen mehr zu unternehmen und Begegnungen zu meiden, die ihn mit Keimen in Berührung brächten, also beispielsweise besser nicht mit seinen Enkelkindern zu spielen. Er wies diesen Ratschlag zurück.

»Ich habe einen Krieg überstanden, in dem jeden Tag auf mich geschossen wurde«, sagte er. »Ich werde jetzt nicht anfangen, in Angst davor zu leben, dass ich mir eine Erkältung holen könnte.«

Er traf einige Vorsichtsmaßnahmen, fuhr aber fort, auf Reisen zu gehen, seine Kinder und Enkel zu treffen und ein erfülltes Leben in enger Verbindung mit anderen zu führen. Er nahm eine Krankheit, durch die ein jüngerer Mensch möglicherweise depressiv geworden wäre oder sich von seinen Mitmenschen zurückgezogen hätte, als Herausforderung an und ließ nicht zu, dass sie sein Leben beherrsche.

Zu den unzähligen Klischeevorstellungen und Legenden über das Älterwerden gehört auch die Idee, viele ältere Menschen entwickelten aufgrund der körperlichen Beschwerden, die zugegebenermaßen im Alter häufiger werden, eine Depression. Die Forschung zeigt aber, dass eine Depression im reifen Alter nicht häufiger auftritt als im frühen Erwachsenenleben. Viele Studien haben ergeben, dass die Grundstimmung der meisten älteren Erwachsenen positiv ist, selbst wenn sie gebrechlich sind. Die Lebenshaltung von Menschen wie Estelle Jansen und George Barker ist nicht die Ausnahme, sondern die Regel. Ich weiß noch, wie ich einmal zu einer 74-jährigen Frau, die an einer meiner Studien teilnahm, zum Abschied sagte: »Ich wünsche Ihnen einen schönen Tag.«

»Ich werde *dafür sorgen*, dass er schön wird!«, erwiderte sie mit einem Lächeln.

Dass Grundstimmung und Lebenshaltung vieler älterer Menschen so optimistisch sind, beruht auf vielen Faktoren, zum Beispiel darauf, dass sie die Realitäten des Lebens besser akzeptieren können als Jüngere, dass sie sich selbst besser kennen und dass sie in längeren Zeiträumen denken, sodass es ihnen leichter fällt, sich mit den Ärgernissen und Unannehmlichkeiten des Alltags zu arrangieren. Neben solchen psychischen Aspekten tragen aber, wie neuere Studien zeigen, auch die im älteren Gehirn ablaufenden Entwicklungsprozesse wesentlich zur Gelassenheit und Ausgeglichenheit vieler älterer Erwachsener bei.

Unsere emotionalen Reaktionen werden vom so genannten limbischen System gesteuert, einem Gefüge von Strukturen, die tief im Inneren des Gehirns liegen. Natürliche Auslese über Jahrmillionen hat diese Strukturen so geformt, dass sie das Verhalten des Individuums sozusagen »mit Zuckerbrot und Peitsche« auf eine Weise steuern, die für sein Überleben und seine Fortpflanzung günstig ist. Positive Emotionen wie Zuneigung, Zusammengehörigkeit, Liebe, Freude und Zufriedenheit wurzeln in elektrochemischen Vorgängen im limbischen System. Es reagiert mit diesen Emotionen auf Signale und Reize, zum Beispiel darauf, dass ein potenzieller Sexualpartner in der Nähe ist, dass Bemühungen um Nahrung, um eine vorteilhafte Position in der Gruppe oder um Sicherheit von Erfolg gekrönt sind oder dass – bei uns Menschen – Motive höherer Ordnung wie Wissbegier oder das Bedürfnis nach künstlerischem oder musikalischem Selbstausdruck befriedigt werden.

Negative Emotionen wie Angst, Wut, Neid, Ekel und Niedergeschlagenheit sind Reaktionen auf Ereignisse und Situationen, durch die wir unser Überleben, unser Wohlbefinden oder unser Gerechtigkeitsempfinden verletzt sehen. Manche negativen Emotionen sind angeboren. So ist Wut eine nahezu universelle Reaktion darauf, dass wir uns ungerecht behandelt fühlen. Manche Ängste wie zum Beispiel vor Schlangen, Spinnen oder großer Höhe sind teilweise genetisch angelegt. Angst, Wut und andere negative Gefühlsregungen können aber auch erlernt werden, etwa wenn eine hypochondrische Mutter ihren Kindern eine ständige Furcht vor Krankheiten einimpft oder wenn ein Vater, der ständig vor Wut kocht, seinen Kindern

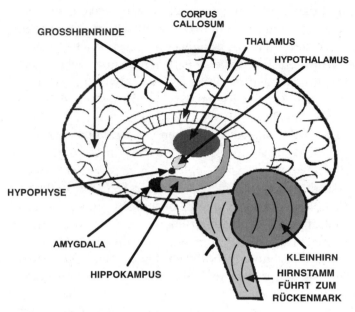

Seitliche Ansicht des Hirninneren und des limbischen Systems.
Das limbische System ist ein Gefüge von Strukturen, zu denen der Hippokampus, die Amygdala, Teile der Hirnrinde und Teile des Hypothalamus gehören. Es bildet das Motivations- und Emotionszentrum des Gehirns.

unbewusst zu verstehen gibt, Wut sei eine normale und angemessene Reaktion auf sämtliche Schwierigkeiten des Lebens.

Bei uns Menschen ist ein besonders wichtiger Aspekt des Emotionssystems die Art und Weise, wie es mit dem Neokortex verbunden ist, der dicken Schicht von Neuronen, die über dem limbischen System liegt. Dem Neokortex kommen viele Funktionen zu. Unter anderem verdanken wir ihm das Bewusstsein von der eigenen Person und andere »höhere« Elemente des Bewusstseins wie moralische und weltanschauliche Vorstellungen oder ziel- und zukunftsgerichtetes Denken.

Es laufen wesentlich mehr Nervenfasern vom limbischen System zum Kortex als umgekehrt vom Kortex hinunter zum limbischen System. Wenn wir uns die neurale Aktivität als Wasser vorstellen, dann führt ein Feuerwehrschlauch vom limbischen System zum Kortex, aber nur ein Strohhalm vom Kortex zum limbischen System. Dieses grundlegende Ungleichgewicht der Verbindungsstärke hat zur Folge, dass sich Emotionen leicht gegen die reflektierenden, abwägenden Teile unseres Gehirns durchsetzen und sie lähmen können. Aus der Perspektive der Evolution ist das höchst zweckmäßig: Tiere, die rasch und ohne zu denken auf Bedrohungen reagieren, haben erheblich bessere Überlebenschancen als andere, die sich eine Situation genau betrachten und erst dann reagieren.

Bei uns Menschen zieht dieses grundlegende Ungleichgewicht zwischen Vernunft und Gefühl verschiedenste Schwierigkeiten nach sich. Viele große Werke der Kunst und Literatur handeln davon, dass wir hin- und hergerissen sind zwischen dem, was wir als richtig erkennen, und dem, was wir stattdessen lieber tun würden. Es ist ein typisches Kennzeichen unserer Spezies, dass wir oft außerstande sind, unsere Emotionen im Zaum zu halten. Im reifen Alter aber sind wir zunehmend in der Lage, die Emotionen zu bändigen und unser Verhalten in entsprechende Bahnen zu lenken.

Die Fähigkeit, emotionalen Turbulenzen mit mehr Flexibilität und Stabilität zu begegnen, ist eine der großen Errungenschaften des Alters. Sie gründet zum Teil in Erfahrung, Übung und Lernvorgängen, die neue Dendriten und manchmal auch neue Neuronen sprießen lassen. Dies scheint tatsächlich eine Voraussetzung dafür zu sein, dass wir zunehmend in der Lage sind, das Ungleichgewicht in den Verbindungen zwischen limbischem System und Kortex abzumildern. Wir bauen in einem ganz konkreten Sinn mehr Kontroll-Leitungen auf, über die unser »höheres« Selbst steuernd auf unsere emotionalen Zentren zugreifen kann.

Das ist aber nicht alles. Das limbische System scheint mit den Jahren auch ruhiger zu werden. Ein Schwerpunkt derzeitiger Forschungsanstrengungen sind die Amygdalae, zwei mandelförmige Gebilde innerhalb des limbischen Systems, die einige unserer intensivsten Emotionen erzeugen. Aus Augen, Ohren und Nase ins Gehirn einströmende Sinnesdaten treffen, ehe sie den Neokortex erreichen, zuerst in den Amygdalae ein; falls die Daten auf eine Bedrohung hinzudeuten scheinen, feuern die Amygdalae sofort Salven von Impulsen, mit denen sie unser Verhalten steuern, noch ehe der Neokortex Gelegenheit hatte, die Signale vollständig zu verarbeiten und zu deuten. Deshalb pocht Ihr Herz wie wild, wenn Ihnen zum Beispiel nachts auf dem Bürgersteig zwei dunkle Männergestalten entgegenkommen. Die Männer werden sich zwar kurz darauf entweder als gefährlich oder als harmlos erweisen, doch Ihren Amygdalae ist das gleichgültig, und sie bereiten Sie auf das Schlimmste vor.

Die Heftigkeit, mit der die Amygdalae reagieren, ist von Mensch zu Mensch sehr unterschiedlich. Gehirne sind so individuell wie Gesichter, und dasselbe gilt für einzelne Hirnstrukturen. Manche Menschen haben sehr reaktionsbereite, empfindliche Amygdalae; sie erschrecken leicht, sind aufbrausend oder zeigen in Furcht erregenden Situationen sehr starke körperliche Reaktionen. Andere haben relativ träge Amygdalae und neigen deshalb eher dazu, »kaltschnäuzig«, rational, zurückhaltend und emotionsarm zu reagieren. Für fast jeden Menschen gilt aber, dass die Amygdalae sich nur sehr bedingt steuern lassen – und je jünger Sie sind, desto schwerer sind sie zu zügeln.

An diesem Punkt sind nun neuere Studien zum alternden Gehirn von Interesse. In Untersuchungen mit bildgebenden Verfahren wie der Positronenemissionstomografie (PET) stellte sich heraus, dass die Aktivität in den Amygdalae, vor allem was negative Emotionen wie Angst, Wut und Hass angeht, mit dem Alter abnimmt.

Mara Mather und ihre Mitarbeiter von der psychologischen Fakultät der University of California in Santa Cruz fanden heraus, dass Erwachsene im Laufe der Jahre
- weniger intensive negative Emotionen verspüren,
- negativen emotionalen Reizen weniger Aufmerksamkeit widmen als positiven,
- Informationen mit negativem Gehalt mit geringerer Wahr-

scheinlichkeit im Gedächtnis behalten als solche mit positivem Gehalt.

Das Autorenteam fasst seine Studie wie folgt zusammen: »Dieses Profil von Befunden weist darauf hin, dass die Amygdalae mit zunehmendem Alter offenbar schwächer auf negative Informationen reagieren, während sie in Bezug auf positive Informationen ihre Reaktivität aufrechterhalten oder steigern.«

Kurzum, ältere Menschen gehen die Anforderungen und Zumutungen des Lebens in der Regel gelassener an. Ein Teilnehmer meiner Ruhestandsstudie drückt das folgendermaßen aus: »Ich empöre mich nicht mehr so schnell, und ich bin nicht so perfektionistisch. Ich mache mich nicht wegen Nebensächlichkeiten verrückt und kann Situationen besser einschätzen.« Wir wissen heute, dass dieser positive Aspekt des Älterwerdens nicht nur auf Erfahrung und Lernen beruht, sondern auch auf grundlegenden Veränderungen in den Funktionen des Gehirns.

Weit greifende Umstrukturierungen im älter werdenden Gehirn

Als sich im Laufe der Evolution bei den ersten Menschen neue Überlebensstrategien wie der Gebrauch von Werkzeugen und die Sprache entwickelten, nahm das menschliche Gehirn an Größe zu. Doch die Natur stand sozusagen vor einem Konstruktionsproblem: Der Kopf durfte nicht einfach immer größer werden, denn dann würde er irgendwann nicht mehr durch den Geburtskanal passen. Das weibliche Becken konnte sich nur bis zu einem gewissen Punkt verbreitern, ohne dass der gesamte Körperbau instabil wurde. Was war die Lösung?

Günstigerweise ist das Gehirn, wie Augen, Ohren, Lungen oder Nieren, ein paariges Organ. Wir haben eigentlich zwei Gehirne, das linke und das rechte, die über eine Art neurales Breitbandkabel, das Corpus callosum, miteinander verbunden sind. Die Lösung für das Problem des immer weiter wachsenden Bedarfs an spezialisierten Verarbeitungsarealen war eine Arbeitsteilung: Für manche Fähigkeiten war vorwiegend die linke Hirnhemisphäre zuständig, für andere die rechte. Deshalb sind Sprechen, Sprachverarbeitung oder mathematisches und logisches Denken bei den meisten Menschen (es gibt interessante Ausnahmen) Sache der linken Hemisphäre. Die rechte Hemisphäre ist auf andere Funktionen spezialisiert, etwa auf Gesichtererkennung, visuell-räumliche Wahrnehmung und intuitiv-ganzheitliche Operationen, wie sie der künstlerischen Kreativität zugrunde liegen.

Um derartige Funktionsunterschiede zwischen den Gehirnhälften wird viel Aufhebens gemacht, doch nicht immer ist dies wissenschaftlich fundiert. Manche sprechen von »Links-« und »Rechtshirntypen« oder davon, dass Frauen angeblich eher »rechtshirnig« und Männer eher »linkshirnig« denken. Das sind aber meist nicht mehr als quasiwissenschaftliche Vokabeln, die als Metaphern dienen. Gesunde Männer und Frauen brauchen beide Hemisphären ihres Gehirns und setzen sie das ganze Leben hindurch flexibel und beweglich ein. Natürlich unterscheiden sich Menschen darin, wie die Aktivitäten zwischen den Hemisphären im Einzelnen aufgeteilt sind, aber es widerspricht dem aktuellen Wissensstand, zum Beispiel Entscheidungen über die berufliche Laufbahn in der rechten oder der linken Hirnhälfte zu verorten.

Auf der Ebene bestimmter Hirnfunktionen ist es allerdings durchaus angebracht, von Rechts-links-Unterschieden zu sprechen. Man hat festgestellt, dass das Gehirn in jungen Jahren für Aufgaben wie Verarbeitung von Schriftsprache, Sprachproduktion oder Mustererkennung meist nur eine Hemisphäre einsetzt. Man bezeichnet den Einsatz nur einer Hirnhälfte als unilaterale, den parallelen Einsatz beider Hirnhälften als bilaterale Verarbeitung.

Im Verlauf von Untersuchungen mittels Positronenemissionstomografie und Kernspintomografie fiel Forschern auf, dass im Gehirn älterer Erwachsener etwas Unerwartetes vor sich ging. Wenn junge Erwachsene beispielsweise ein bestimmtes Wort aus dem Gedächtnis abrufen, setzen sie dafür gewöhnlich die linke Gehirnhälfte ein. Ältere Erwachsene dagegen aktivieren bei derselben Aufgabe oft beide Gehirnhälften. Man hat dieses Phänomen unter anderem auch bei der Gesichtererkennung, bei Vorgängen im Arbeitsgedächtnis und bei bestimmten Formen der Wahrnehmung beobachten können. In diesen Studien wurde der präfrontale Kortex beider Hemisphären untersucht, eine Region, die direkt hinter der Stirn liegt. Ein Großteil der betreffenden Forschungsarbeiten stammt von Roberto Cabeza vom Center for Cognitive Neuroscience an der Duke University in Durham, North Carolina. Er nennt das Phänomen »**h**emispheric **a**symmetry **r**eduction in **old** adults« (Verringerung der Asymmetrie zwischen Hirnhemisphären bei älteren Erwachsenen), abgekürzt HAROLD.

Zunächst war unklar, was diese Befunde zu bedeuten hatten. Wies die bilaterale Verarbeitung bei älteren Menschen auf irgendeine Art von Beeinträchtigung hin? War das der verzweifelte Versuch eines alternden Gehirns, für das Lösen von Problemen Reserven zu mobilisieren? Oder war das Phänomen positiv zu deuten und möglicherweise eine Strategie des Gehirns, mehr »Redundanz« zu erzeugen, also eine Art Backup-System aufzubauen?

Um diese zwei Hypothesen gegeneinander zu prüfen, maß Cabeza bei drei Gruppen, während sie mit Gedächtnisaufgaben beschäftigt waren, die Hirnaktivität: bei jüngeren Erwachsenen, bei älteren Erwachsenen mit schwacher Gedächtnisleistung und bei älteren Erwachsenen mit guter Gedächtnisleistung. Er fand heraus, dass die älteren Erwachsenen mit schlechtem Gedächtnis Regionen im rechten präfrontalen Kortex einsetzten, die weitgehend den von den jüngeren Erwachsenen genutzten Regionen entsprachen, während sich die älteren Erwachsenen mit gutem Gedächtnis beider Hemisphären bedienten. Diese Befunde legen nahe, dass die älteren Erwachsenen mit schwacher Gedächtnisleistung zwar auf ähnliche Netzwerke von Hirnzellen zurückgriffen wie die jüngeren Erwachsenen, aber dabei ineffizient vorgingen (und daher schwache Leistungen zeigten), wohingegen die älteren Erwachsenen mit guter Gedächtnisleistung den Abnutzungsprozessen des Nervensystems, die mit dem Älterwerden einhergehen, durch eine Reorganisation ihrer Neuronennetzwerke entgegenwirkten.

Das sind phantastische Neuigkeiten. Wir durchschauen zwar noch nicht, auf welche Weise sich das Gehirn älterer Menschen im Einzelnen umstrukturiert, damit es effizienter arbeiten und mehr leisten kann, aber dass dies geschieht, steht außer Frage. Mit dieser Tatsache hängt möglicherweise auch ein anderes Phänomen zusammen, das bei vielen älteren Menschen zu beobachten ist: der Drang, im eigenen Leben dadurch einen Sinn zu erkennen, dass man darüber schreibt und spricht.

Charles

Charles Pugh, mittlerweile 92 Jahre alt, ging nach einer langen Laufbahn als Finanzbeamter mit 72 in Pension. Ihm fiel der Übergang in ein Leben leicht, zu dem weniger Zwänge und dafür mehr von den Dingen gehörten, die ihm Freude machten, aber für die er bislang kaum Zeit gehabt hatte: Angeln, Lesen, Bowling mit Freunden und mehr entspannte Stunden zusammen mit seiner Frau. Eines Tages klagte sie in der Küche darüber, dass sie jemandem einen Tischbackofen geliehen habe, aber nicht mehr wisse, wer das gewesen sei. Charles sagte, er sei gleich wieder da, verschwand in sein Arbeitszimmer und kehrte bald darauf mit dem Namen der Freundin zurück, die den Tischgrill geborgt hatte – und mit dem dazugehörigen Datum.

Verblüfft fragte ihn seine Frau, wie um alles in der Welt er das wissen könne. Charles führte sie in sein Arbeitszimmer und zeigte auf das oberste Brett eines Bücherregals, das die gesamte Länge des Raumes einnahm. Dort standen ordentlich aufgereiht identisch aussehende Bände, die Tagebücher aus den Jahren seit seiner Pensionierung. Er hatte, als ihm mehr Zeit zur Verfügung stand, beschlossen, Tagebuch zu führen. Er begann mit Notizen über banale Kleinigkeiten wie das Verleihen des Tischbackofens. Mit der Zeit aber kamen zu den Aufzeichnungen auch nachdenkliche Betrachtungen und Beobachtungen über das Leben hinzu. Was als eine Art einfache Buchführung angefangen hatte – für Charles eine vertraute Art, zur Welt in Beziehung zu treten –, entwickelte sich zu einem vielschichtigen, anschaulichen Bericht über sein Leben mit minuziösen (und im Nachhinein oft hilfreichen) Details.

Autobiografisches Schreiben und Erzählen findet sich bei älteren Menschen häufig. Die Beschäftigung mit der eigenen Biografie speist sich aus verschiedenen Impulsen, die zum Teil einen psychischen Ursprung haben (etwa den Wunsch, in einem langen Leben Bedeutung und Struktur zu entdecken), sich zum Teil aber auch auf hirnphysiologische Prozesse zurückführen lassen. Die Auseinandersetzung mit der eigenen Biografie in der zweiten Lebenshälfte scheint ein Beispiel für bilaterale Verarbeitung zu sein.

In einer Studie erfasste man die Hirnaktivität junger und älterer Erwachsener, während sie sich bestimmte Ereignisse der eigenen Biografie in Erinnerung riefen. Die untersuchte Region war der für das Gedächtnis entscheidende Hippokampus. Das Erinnerungsvermögen der beiden Altersgruppen war in etwa vergleichbar, doch die jungen Erwachsenen setzten in erster Linie den linken Hippokampus ein, während bei den älteren Erwachsenen sowohl der linke als auch der rechte Hippokampus aktiv war.

Der Drang älterer Menschen, sich mit der eigenen Biografie zu befassen, hängt also vielleicht mit einer Neuordnung von Hirnfunktionen zusammen, durch die es ihnen leichter fällt, die für die linke Hemisphäre typischen Funktionen der Sprache und des sequenziellen Denkens mit den kreativen, auf Synthese gerichteten Aspekten der rechten Hemisphäre zu verbinden.

Wie können sich ältere Erwachsene Forschungsbefunde zum gemeinsamen Einsatz der Hirnhälften zunutze machen? Ob man die bilaterale Verarbeitung mit bestimmten Arten von Aufgaben oder Aktivitäten fördern kann, ist bislang noch ungeklärt, aber wir wissen schon recht viel darüber, wie die Fitness des Gehirns *insgesamt* zu erhalten und zu steigern ist. Dieses Wissen kann zweifellos auch helfen, den für das reife Alter typischen gleichzeitigen Gebrauch beider Hemisphären zu fördern.

Förderung der Gehirnfitness

Wir haben gesehen, dass das ältere Gehirn widerstands-, anpassungs- und leistungsfähiger ist, als man lange Zeit dachte, und haben vier wesentliche Merkmale des Gehirns kennen gelernt, die Anlass geben, unsere Möglichkeiten in der zweiten Lebenshälfte optimistischer zu sehen als bislang üblich: Strukturverschiebungen im Gehirn aufgrund von Lernerfahrungen, Bildung neuer Hirnzellen, Reifung der Verschaltungen im System der Emotionsregulierung und die Fähigkeit des älteren Gehirns zur bilateralen Verarbeitung. Lassen Sie uns nun den Blick darauf richten, wie wir uns diese Vorgänge im Gehirn zunutze machen können, um sowohl die generelle Fitness des Gehirns zu verbessern als auch das Gefüge unseres Nervensystems gegen Schädigung durch Krankheit oder Verletzung zu schützen.

Die Forschung hat fünf Gruppen von Aktivitäten ermittelt, die bei regelmäßigem Üben die Leistungsfähigkeit, Klarheit und Differenziertheit von Gehirn und Geist in erheblichem Maße stärken können. Jede dieser Aktivitäten ist für Ihr Gehirn das, was Sport für Ihren Körper ist: ein gesundes Training, das Ihre Potenziale weckt und erweitert.

Den Geist trainieren

Man kann das Gehirn mit einem Muskel vergleichen. Es wird umso stärker, je mehr wir von ihm Gebrauch machen, und verliert an Spannkraft, wenn es untätig bleibt. Die bereits erwähnten Befunde zur Plastizität des Gehirns haben den Anstoß zur Entstehung einer neuen Forschungsdisziplin gegeben: Die so genannten Verhaltensneurowissenschaften widmen sich der Frage, wie Reize aus der Außenwelt Struktur und Funktion des Gehirns verändern. Einer der Ausgangspunkte dieser neuen Forschungsrichtung ist die mittlerweile gut abgesicherte Erkenntnis, dass schon vor der Geburt und in jeder Lebensphase bis zum Tod die Strukturen des Gehirns fortwährend durch Erfahrungen modifiziert werden.

Verhaltensneurowissenschaftler wie Joseph LeDoux von der New York University sagen, dass neue Lernerfahrungen, die uns etwas abverlangen, der Hirnentwicklung in der zweiten Lebenshälfte starken Auftrieb geben können, weil sie die Bildung neuer Synapsen und anderer neuraler Strukturen in Gang setzen. Damit einher gehen eine verbesserte Informationsverarbeitung und Erinnerungsspeicherung, insbesondere im Hippokampus.

Das muss sich nun nicht darin ausdrücken, dass Sie sich wie Estelle Jansen mit 70 Jahren an der Universität einschreiben. Sie können Ihren Geist mit den verschiedensten Aktivitäten in Schwung bringen, sei es, dass Sie Bildungsangebote an Ihrem Wohnort wahrnehmen, sich einer Gruppe anschließen, die sich über gemeinsam gelesene Bücher oder selbst geschriebene Texte austauscht, kunsthandwerkliche Kurse belegen oder auch eine Arbeit ausüben, ob nun gegen Bezahlung oder gemeinnützig, Vollzeit oder Teilzeit.

Suchen Sie sich etwas heraus, das Sie anspricht und das Sie fordert – etwas, das wirklich Einsatz verlangt. Wie Ihr Körper beim Sport, so soll hier Ihr Geist sozusagen ins Schwitzen kommen. Wundern Sie sich nicht, wenn Sie, sobald Sie einmal angefangen haben, noch mehr tun wollen. Eines der Projekte, an deren Leitung ich beteiligt bin, ist das Creativity Discovery Corps (in etwa: Kreativitäts-Spähtrupp), in dem wir vor Ort nach unentdeckten Talenten älterer Menschen suchen. Eine 93-jährige Frau, mit der wir vor kurzem ein Interview führen wollten, wies uns darauf hin, dass es schwierig werden könnte, einen Termin zu finden, denn sie sei vollauf mit der Bewerbung für ein Promotionsprogramm beschäftigt. Das klang nun wirklich nach einem anspruchsvollen Trainingsprogramm!

Sich bewegen

Immer mehr empirische Belege machen deutlich, dass körperliches Training die Leistungsfähigkeit des Gehirns steigert. Das gilt insbesondere, wenn das Training im aeroben Bereich bleibt und aus gleichmäßigen, rhythmischen Bewegungsabläufen besteht, die große Muskelgruppen einbeziehen. Die positiven Wirkungen des aeroben Trainings beruhen zweifellos darauf, dass die Blutzufuhr zum Gehirn erhöht, Endorphine ausgeschüttet, Abbauprodukte aus dem Gehirn besser filtriert und die Sauerstoffpegel in verschiedenen Hirnregionen angehoben werden. Zahlreiche Studien untermauern die günstige Wirkung von Bewegung, unter anderem die folgenden:

- Laut einer kanadischen Studie ist bei körperlich aktiven Menschen das Risiko geringer, dass sich eine Minderung der kognitiven Fähigkeiten, die Alzheimer-Krankheit oder eine Demenz entwickelt. Man stellte auch fest, dass das Risiko von Hirnschädigungen durch Schlaganfall umso geringer war, je mehr Bewegung sich eine Person verschaffte.
- Eine Studie mit einer Gruppe älterer Frauen ergab, dass bei denen, die mit Walking begannen und auf diese Weise das Niveau ihrer körperlichen Aktivität steigerten, in den folgenden sechs bis acht Jahren die kognitiven Fähigkeiten weniger nachließen und weniger Demenzsymptome auftraten.
- In verschiedenen Studien zeigte sich, dass bei älteren Erwachsenen mit guter Herz-Kreislauf-Fitness die Dichte des Gewebes in der Großhirnrinde langsamer abnahm als bei anderen.
- Bei guter Herz-Kreislauf-Fitness wächst, wie mehrere Untersuchungen belegen, die Zahl der Verbindungen zwischen

den Hirnzellen im vorderen Teil des Gehirns. Möglicherweise rührt das daher, dass sich das feine Netz der Blutgefäße in diesen Regionen verdichtet.
- Tiere, die regelmäßige und ausreichende Bewegung bekommen, sind in Experimenten lern- und leistungsfähiger. Die Bewegung regt, wie diese Studien zeigen, die Produktion wichtiger neurochemischer Substanzen an, die dafür sorgen, dass mehr Hirnzellen überleben, die Plastizität des Nervensystems zunimmt und mehr neue Neuronen gebildet werden.

Freizeitbeschäftigungen wählen, die einem etwas abverlangen

Ihre Gehirnfitness wird davon beeinflusst, mit welchen Aktivitäten Sie sich bevorzugt entspannen. Eine Studie zum Zusammenhang zwischen Freizeitbeschäftigungen und dem Risiko von Demenz und Abbau kognitiver Fähigkeiten ergab, dass die folgenden Aktivitäten am meisten zur Gehirnfitness beizutragen vermögen (die wirksamsten sind zuerst genannt):
- Tanzen
- Brettspiele
- ein Instrument spielen
- Kreuzworträtsel lösen
- Lesen

Die Verringerung des Risikos hing auch davon ab, wie oft die Aktivität ausgeübt wurde. Zum Beispiel lag bei älteren Personen, die viermal in der Woche Kreuzworträtsel bearbeiteten, das Demenzrisiko um 47 Prozent niedriger als bei anderen, die sich nur einmal in der Woche damit beschäftigten. Laut einer anderen Untersuchung senken auch Stricken, Basteleien, Gartenarbeit und Reisen das Demenzrisiko.

Aus diesen Studien kann man angesichts dessen, was wir bereits über günstige Einflüsse auf die Plastizität des Gehirns wissen, den Schluss ziehen, dass anspruchsvolle Tätigkeiten die Menge der verfügbaren Dendriten und Synapsen erhöhen. Außerdem bieten diese Studien weitere Belege dafür, dass geistiges und körperliches Training die Gehirnfitness insgesamt steigert.

Sich Kompetenzerlebnisse verschaffen

Die Altersforschung ist auf einen Faktor von entscheidender Bedeutung gestoßen: das so genannte Kompetenzerleben. Ältere Menschen, die sich auf Aktivitäten einlassen, bei denen ein Gefühl der Selbstbestimmtheit und Könnerschaft aufkommen kann, sind körperlich wie geistig gesünder als andere, die keine solchen Erfahrungen machen. Derartige Aktivitäten sind beispielsweise das Erlernen eines Instruments, des Stickens, des Umgangs mit Computern oder einer Fremdsprache. Es gibt unendlich viele Möglichkeiten. Hervorzuheben ist in diesem Zusammenhang, dass in der zweiten Lebenshälfte das Gefühl der Selbstbestimmtheit stärkeren Einfluss auf den Gesundheitszustand ausübt.

Wenn Sie auf einem bestimmten Gebiet Könnerschaft erreichen, überträgt sich das damit einhergehende Kompetenzerleben möglicherweise auch auf andere Lebensbereiche, sodass Sie motiviert sind, sich mit weiteren Herausforderungen auseinander zu setzen, die dann Ihr Wohlbefinden noch weiter steigern und die Gesundheit des Gehirns fördern.

Das Erleben von Könnerschaft und Zufriedenheit mit dem Erreichten trägt unter anderem dadurch zur geistigen Fitness bei, dass es das Immunsystem stärkt. Untersuchungen zu den Wechselwirkungen zwischen Geist und Körper zeigen, dass positive Emotionen den Pegel von nützlichen Zellen des Immunsystems ansteigen lassen. Insbesondere zwei Zellarten sprechen auf positive Gefühle an: die T-Zellen, das sind weiße Blutkörperchen, welche die Abwehroperationen des Immunsystems aufeinander abstimmen, sowie die natürlichen Killerzellen (NK-Zellen), große weiße Blutkörperchen, die Tumorzellen und infizierte Körperzellen angreifen.

Ein tragfähiges soziales Umfeld aufbauen und pflegen

Ältere Menschen, die in einen Kreis von Freunden und Familienmitgliedern eingebunden sind und sich für andere engagieren, erfreuen sich besserer geistiger und körperlicher Gesundheit und haben eine höhere Lebenserwartung. Zum Beispiel hat man nachgewiesen, dass Menschen, denen es in der zweiten Lebenshälfte gelingt, ein Netz von zwischenmenschlichen Beziehungen aufrechtzuerhalten, niedrigeren Blutdruck haben, was das Risiko von Schlaganfällen und damit verbundenen Hirnschädigungen verringert. Bei ihnen sind auch verschiedene Stressfaktoren reduziert, die schädliche Effekte auf den Körper ausüben. Stresshormone untergraben das Gefüge des Gehirns, schwächen das Immunsystem, belasten das Herz und mindern die Widerstandsfähigkeit gegen psychische Störungen wie Angstzustände und Depression.

Die Einbindung in ein soziales Umfeld wirkt auch dem Gefühl der Einsamkeit entgegen, unter dem alte Menschen oft leiden. Einsamkeit geht mit einer ganzen Reihe gesundheitsschädigender Effekte einher. In Untersuchungen wurde zum Beispiel nachgewiesen, dass einsame Menschen sich langsamer erholen, wenn sie sich wegen Verengung der Herzkranzgefäße einer Bypass-Operation unterziehen mussten, dass sie öfter zum Arzt gehen, schlechtere Zähne haben und mit größerer Wahrscheinlichkeit in ein Pflegeheim aufgenommen werden müssen. Ein funktionierendes soziales Umfeld kann im reifen Alter also tief greifende positive Auswirkungen auf Körper, Gehirn und Geist haben.

Wir haben in diesem Kapitel gesehen, dass ein gesundes älteres Gehirn widerstandsfähiger ist und über mehr Potenzial verfügt, als die meisten Leute denken. Das ist aber noch nicht alles. Das Gehirn ist in gewisser Weise wie das Fundament eines Hauses. Es ist der körperliche Unterbau unseres Geistes, unserer Persönlichkeit und unseres Identitätsempfindens. Die »Hardware« des Gehirns ist in der Lage, sich im Laufe des Älterwerdens anzupassen, sich weiterzuentwickeln und immer komplexer und in sich geschlossener zu werden. Zugleich wächst und verändert sich aber auch die *Psyche*. Das heißt, unsere Einsichtsfähigkeit, unsere emotionale Stabilität, unser Wissen, unsere Kreativität und unsere Fähigkeit des Selbstausdrucks entwickeln sich mit den Jahren weiter. Veränderungen auf der Ebene des Gehirns nehmen auf diese Entwicklungen starken Einfluss, ob nun im Guten oder im Schlechten. Umgekehrt gilt aber auch: Unsere psychische Weiterentwicklung wirkt auf das Gehirn ein und lässt dort Vernetzungen und Verschaltungen entstehen, wie sie auch aus jeder anderen Form von neuer Erfahrung hervorgehen. Ich möchte diese Zusammenhänge nun genauer betrachten und mich dem faszinierenden Thema der psychischen Entwicklung über die gesamte Lebensspanne hinweg zuwenden.

2 Entwicklungsintelligenz

Alles, was in der menschlichen Gesellschaft von Wert ist, hängt davon ab, welche Entwicklungsmöglichkeiten sie dem Individuum gewährt.

ALBERT EINSTEIN *(England, 15. September 1933)*

Manche meinen, wichtige Entwicklungsschritte gäbe es nur bei Kindern. Unsere Entwicklung hört aber nicht damit auf, dass wir einen Schritt über das Jugendalter hinaus tun. Das Erwachsensein ist nicht unsere »Endstation«. Das mag nun wie eine Selbstverständlichkeit klingen. Wie ich aber in der Einführung dargelegt habe, war die Entwicklungspsychologie bis in die jüngste Zeit von Theorien dominiert, die über den Beginn des Erwachsenenalters nicht hinausreichten, so als wären sämtliche wichtigen Wachstumsschritte zu diesem Zeitpunkt bereits abgeschlossen. Das gängige Bild des Älterwerdens ist das eines fortschreitenden Verlusts, bei dem nach Erreichen des Erwachsenenalters die Entwicklungsuhr gewissermaßen rückwärts zu laufen beginnt, bis wir wieder auf dem Niveau der Kindheit angelangt sind. Älterwerden bedeutet nach dieser Auffassung im besten Falle, dass wir bereits vorhandene Stärken und Fähigkeiten so lange wie möglich aufrechterhalten und einen als unaufhaltsam betrachteten Niedergang so weit wie nur möglich verlangsamen können.

Natürlich stimmt es, dass sich bei manchen älteren Erwachsenen aufgrund psychischer und körperlicher Erkrankungen eine rückläufige »Entwicklung« vollzieht, bei der sie immer hilfloser und abhängiger und insofern wieder wie Kinder werden. Alzheimer-Patienten verlieren in den Endphasen der Krankheit die Kontrolle über ihren Körper und ihren Geist und werden letzten Endes zu alten Babys, die fortwährende Aufmerksamkeit und Unterstützung brauchen. Außerdem trifft es natürlich zu, dass viele ältere Menschen auf der rein körperlichen Ebene allmählich schwächer werden und ihre Widerstandskraft und ihre Leistungsfähigkeit in gewissem Maße nachlassen.

Wer aber die zweite Lebenshälfte nur unter diesem engen Blickwinkel betrachtet, dem entgehen die wichtigsten Aspekte des Älterwerdens, und er ist in einem übertrieben trübseligen und entmutigenden Bild des menschlichen Lebensweges gefangen.

Die umfassendere Wahrheit über das Älterwerden lautet: Unsere Entwicklung kann auch so verlaufen, dass sie ständig weitergeht, dass wir immer weitere Stärken ausbilden und unser Leben als immer lohnender und erfüllter empfinden. Wie kann das sein? Es ist möglich, weil der Quell, aus dem Wachstum und Veränderung entspringen, niemals austrocknet. Entwicklung bedeutet, dass unser körperliches, geistiges, emotionales und spirituelles Potenzial nach und nach zur vollen Entfaltung kommt. Sie wird von zahlreichen Kräften vorangetrieben, die das ganze Leben hindurch in stetem Wechsel in den Vordergrund treten und dann wieder in den Hintergrund rücken. Manche dieser Kräfte sind rein körperlicher Natur, wie etwa die Hormonschübe, die die Entwicklung sowohl im Mutterleib als auch in der Pubertät vorantreiben. Andere sind psychische Phänomene: In jeder Lebensphase sehnen wir uns danach, von anderen Menschen Liebe, Anerkennung und Aufmerksamkeit zu erfahren, und verspüren umgekehrt den Impuls, anderen Liebe, Anerkennung und Aufmerksamkeit zu schenken. Weil wir ausgesprochene Gesellschaftswesen sind, kann außerdem auch das Streben nach »Erfolg«, Status und Einfluss eine entscheidende Rolle spielen.

Viele dieser Antriebskräfte haben wir mit den Tieren und insbesondere Säugetieren gemeinsam. Unsere Entwicklung speist sich darüber hinaus aber auch aus Impulsen, die Fähigkeiten entspringen, wie sie erst durch die Größe und Komplexität unseres Gehirns möglich werden, und also unter anderem auf abstraktem Denken, Reflexion, Kreativität oder bestimmten Aspekten unserer Kultur beruhen. Wir sind beispielsweise eine höchst neugierige Spezies. Neugier auf die Welt ist ein Antrieb, der mit der Zeit stärker anstatt schwächer werden kann. Je mehr wir wissen, desto klarer wird uns, wie viel wir *nicht* wissen. Wissbegier erzeugt also weitere Wissbegier und spornt uns zum Lernen an. Solange nicht dogmatisches, in Konventionen erstarrtes oder allzu einfältiges Denken der Neugier den Garaus macht, kann sie das ganze Leben über eine Quelle von Energie, Vitalität und Zufriedenheit sein.

Auf der Ebene der »höheren« Antriebskräfte, die zum Beispiel in Spiritualität und Kunst zutage treten, unterscheiden sich die Menschen stärker voneinander als in ihren elementareren Bedürfnissen wie etwa dem nach Sicherheit und Geborgenheit. Manche Menschen verspüren zum Beispiel einen starken Drang, sich kreativ zu betätigen, und setzen diese Energie entweder im engeren Sinne künstlerisch um oder bei den Aufgaben, die sich ihnen im Alltag stellen. Für andere dagegen steht weniger die Kreativität im Mittelpunkt als vielmehr der starke Impuls, etwas für andere zu tun. Wieder andere sind vor allem auf der Suche nach einer spirituellen Lebensweise, die ihnen gemäß ist und nicht im Widerspruch zu ihrem Denken steht. Natürlich kann es auch sein, dass diese drei Motive bei einer Person gleichermaßen stark ausgeprägt sind. Mir geht es hier nur darum, zu betonen, dass die Antriebskräfte der menschlichen Entwicklung bei jedem von uns anders gewichtet sein können.

Im Weiteren werde ich auf einige der genannten Antriebskräfte näher eingehen. Hier möchte ich aber zunächst das grundlegende Prinzip umreißen, dass unsere persönliche Entwicklung mit dem »Erwachsenwerden« nicht endet, sondern sich das ganze Leben hindurch fortsetzen kann. Sie speist sich aus den vielen Facetten des Strebens, Wünschens, Sehnens und Verlangens, die ich zusammenfassend als *innere Kraftquelle* bezeichne. Wie in der Einführung bereits angedeutet, birgt die innere Kraftquelle eine Lebensenergie, die sich aus vielen einzelnen Impulsen zusammensetzt, so wie im Frühling in einem Baum der Saft durch die unzähligen Kanäle und Poren emporsteigt und ihn zum Blühen und Wachsen bringt.

Die folgenden Entwicklungsmotive und -impulse sind mir bei meiner Arbeit mit vielen tausend Menschen, die in ihren mittleren Jahren oder bis über 100 Jahre alt waren, am häufigsten begegnet:

- sich selbst endlich richtig kennen und verstehen lernen und mit sich selbst zufrieden sein
- lernen, gut und richtig zu leben
- sein Urteilsvermögen schärfen
- sich im psychischen, zwischenmenschlichen und spirituellen Sinne vollständig fühlen, trotz Leid und Verlust
- das Leben bis zum Ende so intensiv wie möglich ausschöpfen
- anderen Menschen, der Familie und der Allgemeinheit etwas von sich geben
- die eigene Lebensgeschichte erzählen
- nicht aufhören, Entdeckungen zu machen und sich auf Neues einzulassen
- trotz aller Widrigkeiten die Hoffnung bewahren

Dies sind Entwicklungsziele unseres Erwachsenenlebens, und ich weigere mich zu glauben, dass die Natur uns darauf angelegt hat, dass wir an ihnen scheitern. In uns allen sind Unterströmungen von Energien wirksam, die im Laufe der Jahre da und dort an die Oberfläche treten und uns anspornen, auf diese Entwicklungsziele zuzusteuern.

Kathleen

Kathleen Kramers Leben ist für mich ein gutes Beispiel für das Wirken der inneren Kraftquelle. Wir lernten uns kennen, als wir darüber sprachen, wie die Pflege ihrer an der Alzheimer-Krankheit leidenden 73-jährigen Mutter organisiert werden sollte. Kathleen war damals 41 und erzählte mir im Gespräch einiges aus ihrem Leben. Sie hatte im ersten Collegejahr überstürzt geheiratet, weil sie schwanger war. Ihr Mann sprang aber so rüde mit ihr um, dass sie sich zur Scheidung entschloss, obwohl sie allein für das Neugeborene würde sorgen müssen.

Das Studium war mit ihren Verpflichtungen als allein erziehende Mutter nicht zu vereinbaren, sodass sie es abbrechen musste. Lesen hatte ihr immer viel Freude gemacht, und sie fand eine Teilzeitstelle in einem Buchladen. Sie las auch ihrem kleinen Kind oft vor und entwickelte dabei ein Interesse an Kinderliteratur; nach einiger Zeit war sie für die Kinderabteilung des Buchladens zuständig.

Als sie auf die vierzig zuging, verspürte sie eine innere Unruhe. Ihr Kind war mittlerweile auf dem College, und sie hatte ihre Mutter zu sich genommen, um sie, mit Unterstützung einer Fachkraft, zu pflegen. Sie hatte es immer bedauert, dass sie vom College hatte abgehen müssen, war aber unschlüssig, was sie studieren sollte, wenn sie dorthin zurückkehrte. Als sie eines Tages mit mir über ihre Unentschlossenheit sprach, erwähnte sie nebenbei auch ihr großes Interesse an Kinderbüchern und am Lesen. »Hmmm ...«, sagte ich sinnierend, »haben diese zwei Linien einfach gar nichts miteinander zu tun, oder lassen sie sich so verbinden, dass ein Bild daraus entsteht?«

Sie lachte in sich hinein und sagte dann: »Na ja, ich könnte ja vielleicht aufs College gehen, einen Abschluss in Englisch machen und Kinderliteratur als Spezialgebiet wählen.«

Danach verlor ich Kathleen aus den Augen, weil ihre Mutter in guten Händen war. Elf Jahre später aber rief Kathleen mich an. Ihr 86-jähriger Vater war depressiv. Ich half ihr, eine Strategie für die Betreuung auszuarbeiten, und ließ mir erzählen, was sich in der Zwischenzeit in ihrem Leben getan hatte. Sie hatte die Idee aus unserem Gespräch umgesetzt, einen Bachelor-Abschluss gemacht und dann über Kinderliteratur promoviert. Sie gab an einem College der Gegend Kurse über Kinderliteratur und hatte gerade ihr erstes Buch mit Geschichten für Kinder abgeschlossen.

Kathleens Geschichte macht anschaulich, dass unsere innere Kraftquelle nie versiegt. Sie reagierte auf die innere Unruhe, die sich in ihr breit machte, mit Energie und Zuversicht und wusste das Potenzial, das in ihr steckte, zur Entfaltung zu bringen.

Entwicklungsintelligenz

Entwicklung ist kein Wettrennen und keine Prüfung. Es gibt kein ganz bestimmtes Ziel, bei dessen Erreichen wir dann sagen könnten: »Jetzt ist meine Entwicklung vollständig abgeschlossen.« Die meisten Menschen durchlaufen freilich verschiedene Lebensphasen und haben dann bestimmte Entwicklungsaspekte sozusagen »gemeistert«. Laufenlernen und Sprechenlernen sind zum Beispiel solche Entwicklungsaufgaben, die die meisten Menschen bewältigen. Wenn wir älter werden, treten die Motive, Bedürfnisse und Triebkräfte, aus denen sich unsere Entwicklung speist, mehr oder weniger deutlich zutage. Sie stehen allerdings unter dem Einfluss vieler Faktoren, die sich größtenteils unserer Kontrolle entziehen. So kann das angeborene Bedürfnis eines Kindes nach Nähe und Zugehörigkeit unterdrückt werden, wenn seine Eltern es auf Distanz halten oder mit der Erziehung überfordert sind. Autoritätsfiguren, die keine Nachfragen und keine Skepsis dulden, können die angeborene Neugier eines Kindes verkümmern lassen. Im günstigen Fall aber wird es in seinem Streben und seinem Eifer unterstützt und gefördert, sodass es vieles von dem entfalten kann, was in ihm steckt.

Wie das Zitat von Einstein am Kapitelbeginn andeutet, ist Entwicklung etwas höchst Individuelles. Das eigentliche Ziel ist, dass Sie Ihr persönliches, einzigartiges Potenzial verwirklichen. Dies meine ich mit dem Begriff *Entwicklungsintelligenz*. Sie ist die Fähigkeit eines Menschen, seine einzigartigen neuronalen, emotionalen, geistigen und psychischen Möglichkeiten auszuschöpfen. Über Entwicklungsintelligenz zu verfügen bedeutet, sich der eigenen Entwicklungsschritte, der bisherigen wie auch der heutigen, bewusst zu sein. Der Grad Ihrer Entwicklungsintelligenz ist auch ein Maß dafür, auf welcher Entwicklungsstufe Sie sich gerade befinden – auch wenn dieses Maß nicht so präzise ist wie ein Punktwert in einem Intelligenztest.

Entwicklungsintelligenz meint die Reifung von kognitiven Fähigkeiten, emotionaler Intelligenz, Urteilsvermögen, zwischenmenschlichen Fertigkeiten, Lebenserfahrung und Bewusstsein sowie das Ineinandergreifen dieser Komponenten und die Synergieeffekte zwischen ihnen. Mit den Jahren entfaltet sich jedes dieser einzelnen Elemente der Entwicklungsintelligenz immer weiter, und das Zusammenspiel zwischen ihnen wird immer mehr verfeinert. Das ist der Grund, warum sich die geistigen Fähigkeiten vieler älterer Erwachsener auf einem sehr hohen Niveau bewegen und warum bei ihnen die altersabhängige Eigenschaft der Weisheit entstehen kann (auf die ich in Kapitel 6 näher eingehen werde).

Wie ich von Anfang an betont habe, lässt sich nicht abstreiten, dass das Älterwerden mit Problemen einhergehen kann. Die Forschung hat sich bislang allerdings vorwiegend auf diese Probleme konzentriert, und zwar insbesondere auf Schwachstellen, die im geistigen Gesamtgefüge auftreten. Dagegen hat man kaum beachtet, dass oft nicht nur Einbußen, sondern zugleich auch Zugewinne zu verzeichnen sind. So kommt es zwar bei älteren Erwachsenen häufig vor, dass ihnen ein Wort nicht einfällt; es liegt ihnen auf der Zunge, aber sie kommen nicht darauf. Andererseits nimmt aber die Zahl der Wörter, die sie benutzen – ihr aktiver Wortschatz –, ständig weiter zu. Wenn wir also nur auf einige wenige Funktionen blicken, etwa auf bestimmte Aspekte des Gedächtnisses oder mathematische Fähigkeiten, haben wir nicht das Gesamtbild im Auge und übersehen, dass das Zusammenwirken der Funktionen effizienter wird und die Leistungsfähigkeit insgesamt sogar oft zunimmt. Dies aber ist der Kern der Entwicklungsintelligenz.

Ich bin weniger daran interessiert, irgendwelche Messverfahren auszuarbeiten, mit denen sich die Entwicklungsintelligenz präzise *messen* ließe, sondern möchte Ihnen vor allem den Gedanken nahe bringen, dass wir alle über ein mehr oder weniger starkes Maß an Entwicklungsintelligenz verfügen und, wie das für jede Facette der Intelligenz gilt, etwas tun können, um sie zu fördern. Im reifen Alter drückt sich Entwicklungsintelligenz in Weisheit, Urteilsvermögen und Weitblick aus. Manche meiner Forscherkolleginnen und -kollegen sprechen in diesem Zusammenhang von »postformalem Denken«. Gemeint ist ein fortgeschrittener kognitiver Stil, ein Aspekt der Entwicklungsintelligenz, der in den mittleren Jahren deutlicher hervorzutreten beginnt. Ein anderer Begriff dafür ist »Denkoperationen höherer Ordnung«. Der fortgeschrittene kognitive Stil umfasst drei miteinander zusammenhängende Formen des Denkens:

- *Relativistisches Denken* beruht auf der Einsicht, dass Wissen und Erkenntnisse manchmal unsere subjektive Perspektive widerspiegeln, dass der Kontext einer Situation Einfluss darauf nimmt, welche Schlussfolgerungen wir ziehen, und dass dieser Kontext sich ändern kann, sodass Antworten, zu denen wir gelangen, nicht absolut sein können. Relativistisches Denken bedeutet, dass wir unterschiedliche oder einander widersprechende Sichtweisen zu integrieren vermögen. (Man nennt dies deshalb manchmal auch dialektisches Denken.) Ein Beispiel: »Unsere Beziehung ist kompliziert. Die Momente, in denen meine Liebe zu ihm groß ist, wechseln sich rasch ab mit Momenten, in denen ich ihn verlassen will. Mir ist aber klar geworden, dass ich an beiden Empfindungen gleichzeitig arbeiten muss. Wenn ich mir anschaue, warum ich ihn liebe, kann ich besser verstehen, was an der Beziehung gut ist, und kann mit ihm darauf aufbauen. Wenn ich mir überlege, warum ich ihn verlassen will, erkenne ich, was in der Beziehung nicht stimmt, und kann mit ihm daran arbeiten, damit es anders wird. Ich habe den Eindruck, dass ich mit 45 Jahren allmählich klüger und hellsichtiger werde. Vielleicht ist nichts zu retten, aber ich merke, dass ich mehr Überblick habe, und das dürfte meine Chancen erhöhen, das Ganze in die richtige Richtung zu steuern.«

- *Dualistisches Denken* ist die Fähigkeit, Widersprüchen zwischen scheinbar unvereinbaren Sichtweisen auf die Spur zu kommen und sie aufzulösen. Man ist imstande, sein Urteil aufzuschieben und einander ausschließende Gesichtspunkte gleichzeitig ins Auge zu fassen. »Etwas Neues auszuprobieren ist mir immer schwer gefallen. Ich habe Angst, die falsche Entscheidung zu treffen, also warte ich manchmal zu lang, bis die Gelegenheit dann vorüber ist. Ich habe diese widerstreitenden Stimmen in mir. Eine sagt: ›Schau genau hin, bevor du etwas riskierst‹, aber oft habe ich zu lange hingeschaut. Die andere sagt: ›Dem Feigen kehrt das Glück den Rücken‹, und deshalb handle ich manchmal überstürzt, ohne zu überlegen. Ich dachte immer, diese zwei Herangehensweisen seien unvereinbar, aber jetzt kann ich etwas von beiden nehmen und einen Mittelweg finden – und ich glaube, das wird mir aus der Klemme helfen.«
- *Systematisches Denken* befähigt uns, den Wald und nicht nur die Bäume zu sehen. Wir können einen Schritt von einer Situation oder einem Gedanken zurücktreten, uns einen Überblick verschaffen und die Gesamtheit der beteiligten Fakten, Ideen und Zusammenhänge erfassen. »Ich dachte immer, dieser lebenslange Konflikt mit meiner Schwester würde daher rühren, dass wir so grundverschiedene Ansichten haben. Dann ist mir aber klar geworden, dass unsere Eltern uns schon immer sehr unterschiedlich behandelt haben, und ich erkannte, dass hier eine umfassendere Familiendynamik im Spiel ist. Das war für mich ein Ansatzpunkt, der mir half, anders mit ihr umzugehen. Ich war schon über 40, als ich das wirklich begriffen habe. Mit ist klar geworden, dass ich den Blick weiten und das ganze Familiensystem betrachten musste, um zu verstehen, wie das Verhältnis zwischen uns beiden besser werden konnte.«

Diese drei Formen des Denkens sind »fortgeschritten« in dem Sinne, dass sie im Jugendalter im Allgemeinen nicht vorhanden sind. In diesem Alter ist es vielmehr normal, in Kategorien von Schwarz oder Weiß und Richtig oder Falsch zu denken. Wir wollen klare Antworten haben, und oft ist es uns lieber, irgendeine Antwort zu bekommen als gar keine. Wir fühlen uns höchst unbehaglich, wenn wir mit Mehrdeutigkeit, Ungewissheit und Widersprüchlichkeit konfrontiert sind. Wir sind ständig bemüht (meist ohne es zu merken), »kognitive Dissonanz« zu meiden, das heißt, das Unbehagen, das aus dem inneren Widerstreit von Wünschen, Vorstellungen oder Überzeugungen entsteht, zu unterdrücken.

Wir brauchen Zeit und Erfahrung, bis wir die Fähigkeiten des relativistischen, dualistischen und systematischen Denkens ausgebildet haben. Wir müssen Überzeugungen, die uns bislang tröstliche, aber zweifelhafte Antworten auf die Fragen des Lebens gegeben haben, auf den Prüfstand stellen. Manchmal fällt es uns schwer, statt »Also, das ist so ...« zu sagen: »Ich weiß nicht.« Wenn wir aber fähig werden, ein gewisses Maß an Ungewissheit hinzunehmen, zu akzeptieren, dass Antworten tatsächlich oft nur relativ sind, und einander widersprechende Behauptungen abzuwägen, anstatt sofort ein Urteil zu fällen, sind wir auf der Stufe des postformalen Denkens angelangt und legen echte Entwicklungsintelligenz an den Tag. Tatsächlich ist Weisheit in gewisser Hinsicht ein Synonym für die Entwicklungsintelligenz, die in ihr Form annimmt. Weisheit ist Ausdruck von fortgeschrittenen Denkformen, Lebenserfahrung, emotionaler Reife und, wie wir im vorigen Kapitel sahen, Veränderungsprozessen im Gehirn, die mit dem Alter einhergehen.

Ich kenne einen Lektor, der bei einem New Yorker Verlag arbeitet und dessen Geschichte ein gutes Beispiel für Entwicklungsintelligenz ist. Als er die Sechzig überschritten hatte, saßen wir eines Tages beim Lunch, und er sagte, es komme ihm eigentlich unsinnig vor, jetzt an das Ausscheiden aus dem Berufsleben zu denken, wo er doch 40 Jahre gebraucht habe, um darin endlich »erwachsen« zu werden.

Er hatte sich über eine ganze Reihe von Arbeitsstellen im Laufe der Jahre emporgearbeitet. Seine auffälligsten Stärken waren sein scharfer Verstand und die Leidenschaft, mit der er bei der Sache war, doch seine Ungeduld und sein Mangel an Gespür für andere waren immer ein großes Problem. Seine fachlichen Fähigkeiten waren herausragend, aber er war auf jeder Arbeitsstelle in zwischenmenschliche Konflikte geraten, weil er dazu neigte, schroff, überkritisch und unsensibel zu sein. Erst seit wenigen Jahren, sagte er, komme er im Umgang mit anderen allmählich besser zurecht. Das falle manchen Menschen anscheinend von Natur aus leicht, während andere sich jahrzehntelang darum bemühen müssten. Als er sich in seiner emotionalen Entwicklung nun allmählich dem Stand seiner intellektuellen Entwicklung annäherte, verwandelte er sich von einem brillanten, aber reizbaren Einzelgänger in einen Mentor, der es verstand, in Konflikten zwischen anderen zu vermitteln. »Ich fühle mich wie ein neuer Mensch«, sagte er mit einem irritierten Lächeln. Das Älterwerden hatte Wunder gewirkt. Die mit ihm einhergehenden hirnphysiologischen und psychischen Wandlungsprozesse hatten es möglich gemacht, dass sich die verschiedenen Stränge der Entwicklungsintelligenz im Laufe der Jahre zu einem harmonischen Ganzen verwoben hatten.

Entwicklungspotenziale erkennen

Wir entwickeln uns im Erwachsenenalter ebenso weiter wie in der Jugend – mit einem entscheidenden Unterschied: Als Jugendliche sind wir weitgehend außerstande, steuernd in unsere emotionale und geistige Entwicklung einzugreifen. Als Erwachsene jedoch haben wir wesentlich mehr Kontrolle darüber. Wir können uns selbst, unsere Motive und unsere Schwachpunkte auf eine Weise verstehen, die uns in jungen Jahren verschlossen ist. Außerdem verfügen wir als Erwachsene in viel stärkerem Maße über die innere Freiheit, bewusste Entscheidungen zu treffen und gezielte Schritte zu unternehmen, um uns selbst in eine bestimmte Richtung zu lenken. Die Lebensgeschichte Kathleen Kramers, die über Kinderliteratur promovierte, macht das sehr schön deutlich. Nehmen wir an, Sie sind sehr befangen, wenn Sie vor einer Gruppe sprechen müssen, und wissen, dass diese Scheu Ihrem beruflichen Fortkommen im Wege steht. In diesem Fall können Sie den Entschluss fassen, einen Rhetorikkurs zu belegen oder Coaching-Stunden zu nehmen. Wenn Sie das Gefühl haben, dass Ihre Ehe oder Liebesbeziehung dahinkümmert, können Sie die Initiative ergreifen, um die emotionale Verbindung zu Ihrem Partner oder Ihrer Partnerin wieder zu stärken. Wir haben in jeder Situation die Möglichkeit, auf unser Wissen über uns selbst und unsere innere Kraftquelle zurückzugreifen, um auf eine gewünschte Veränderung hinzuarbeiten. Wir können Gehirn und Geist sozusagen direkt miteinander verschalten, sodass unser Denk- und Entscheidungsvermögen unmittelbar mit der inneren Kraftquelle gekoppelt ist, die unsere Entwicklung vorantreibt.

In Kapitel 1 haben wir gesehen, dass die Umstrukturierungen, die im Gehirn des reifen Erwachsenen vor sich gehen, dazu beitragen, dass es sich ständig weiterentwickelt. Diese physiologischen Prozesse sind auch die Grundlage zahlreicher psychischer Faktoren, die mit darüber entscheiden, dass das Älterwerden einen positiven Verlauf nimmt.

Zahlreiche empirische Belege zeigen, dass seit langem bestehende psychische Problempunkte wie aufgestaute Wut, Ängste im Umgang mit anderen, Minderwertigkeitsgefühle oder geringe Selbstachtung keine unverrückbaren Persönlichkeitszüge sein müssen. Auch hier ist Veränderung möglich, und das Älterwerden kann dabei als Katalysator wirken. Wenn zum Beispiel jemand gegenüber seinen Geschwistern bislang stets überkritisch oder auch überempfindlich war, kann es durchaus sein, dass er diese negative Haltung im reifen Alter nun abzustreifen vermag und ein neues Verhältnis zu seinen Geschwistern findet. Überbehütende Eltern können lernen, ihre Kinder zu lieben und dabei dennoch loszulassen. Schüchternheit kann man überwinden, Impulsivität zügeln, einen Mangel an Feingefühl abmildern.

Nach manchen traditionellen psychologischen Theorien ist es für die psychische und geistige Entwicklung sehr wichtig, dass Entwicklungskrisen möglichst vollständig bewältigt werden. Ihre Verfechter behaupten, wir müssten einen Entwicklungsschritt immer erst vollständig abschließen, ehe wir den nächsten in Angriff nehmen können. Neuere Forschungsarbeiten, zu denen auch meinen eigenen Studien mit älteren Erwachsenen gehören, zeichnen ein komplexeres Bild. Entwicklungsphasen können teils stärker, teils schwächer ausgeprägt sein und überlappen sich oft auch; in welcher Reihenfolge wir sie durchlaufen, ist letztlich nicht vorhersagbar, weil unsere innere Kraftquelle stets in Wechselwirkung mit Ereignissen in unserem Leben tritt. Krankheiten oder andere Formen von Rückschlägen können die Entwicklung zeitweise ins Stocken bringen. Vielleicht müssen wir dann in ein früheres Verhaltensmuster »zurückfallen« und uns beispielsweise wieder in Abhängigkeit von anderen begeben oder bestimmte Fertigkeiten von neuem erlernen. Außerdem scheint es nicht unbedingt notwendig zu sein, dass wir sämtliche Themen und Probleme einer Entwicklungsphase abschließend bearbeiten und lösen, bevor wir zur nächsten Phase übergehen. Manche Menschen leben viele Jahre lang mit ungelösten Beziehungsproblemen, entwickeln sich aber in anderen Bereichen ihres Lebens dennoch weiter und sind zum Beispiel sehr kreativ oder haben einen großen Freundeskreis und ein reges Sozialleben.

Wenn wir besser verstehen, wie die aus der inneren Kraftquelle hervorgehenden Wachstumsimpulse unsere Entwicklung im Erwachsenenalter vorantreiben, können wir Strategien ersinnen, die uns helfen, unser Leben dynamischer und erfüllter zu gestalten. Das Erreichen des Erwachsenenalters ist weder psychologisch noch neurologisch gesehen der Gipfel oder die Bestimmung unserer Entwicklung. Vielmehr ist das Erwachsenenalter ein kontinuierlicher Prozess, in dem sich unser Gehirn und unsere Individualität weiter entfalten und der uns beständig einlädt, bei der Gestaltung unseres Schicksals aktiver zu werden.

Wie wir in der Einführung gesehen haben, nahmen viele der bedeutendsten Theoretiker der Psychologie wie etwa Sigmund Freud und Jean Piaget an, unsere Entwicklung sei mit dem Ende der Adoleszenz oder Anfang zwanzig im Wesentlichen abgeschlossen. Selbst der große Entwicklungspsychologe Erik Erikson sah nach Erreichen des Erwachsenenalters nur noch eine Stufe vor, die er als »reifes Erwachsenenalter« bezeichnete. Außerdem stellte er keinen Zusammenhang zwischen den von ihm postulierten Stadien und neueren Befunden aus der Hirnforschung her.

Erikson grenzte acht Stufen der psychosozialen Entwicklung ab und definierte jede anhand eines zu bewältigenden Themas oder Konflikts:

Erik Eriksons Stufenmodell psychosozialer Themen oder Krisen

1. Säuglingsalter — Vertrauen vs. Misstrauen
2. Kleinkindalter — Autonomie vs. Scham, Zweifel
3. Spielalter — Initiative vs. Schuldgefühl
4. Schulalter — Werksinn vs. Minderwertigkeitsgefühl
5. Adoleszenz — Identität und Ablehnung vs. Identitätsdiffusion
6. Frühes Erwachsenenalter — Intimität und Solidarisierung vs. Isolierung
7. Erwachsenenalter — Generativität vs. Selbstabsorption
8. Reifes Erwachsenenalter — Integrität vs. Verzweiflung

Erikson und andere klassische Denker glaubten, dass wir diese Stadien stets in dieser Reihenfolge durchlaufen, eine nach der anderen, und dass die Krisen und Herausforderungen einer Stufe gemeistert werden müssen, ehe man ins nächste Stadium eintreten kann. (Im Zentrum des von Freud entworfenen Modells der menschlichen Entwicklung steht die Auflösung bestimmter psychosexueller Konflikte.)

Die psychische Entwicklung eines Kindes kann infolge von Misshandlung, Vernachlässigung, Mangelzuständen oder Traumatisierung ins Stocken kommen und auf einer unreifen Stufe stagnieren. Wenn es bestimmte frühe Stadien nicht bis zum Ende zu durchlaufen vermag und zum Beispiel nicht lernt, Vertrauen zu haben, kann das dazu führen, dass es die späteren »höheren« Stufen nicht oder nur mit großer Mühe erreicht und beispielsweise die Fähigkeit zur Intimität nur bedingt entfaltet. Es wäre aber ein Fehler, die Entwicklung als einen strikt geradlinigen Prozess aufzufassen, bei dem das »Scheitern« an einer Stufe notwendigerweise verhindert, dass wir in anderen Entwicklungsaufgaben Fortschritte machen. Die Sache verhält sich komplexer. Gehirn und Geist sind flexibler und anpassungsfähiger, als manche dieser frühen Theorien nahe legen. Ich habe viele Menschen kennen gelernt, die, obwohl sie in ihrer Kindheit Schreckliches zu erleiden hatten, eine vernünftige Einstellung zum Leben und intakte zwischenmenschliche Beziehungen haben und in ihrem Leben sinnvolle Dinge tun. Daraus ziehe ich für mich den Schluss, dass zu den Faktoren, die unsere psychische Entwicklung prägen, auch angeborene Fähigkeiten gehören, die nach Verwirklichung drängen und uns über widrige Umstände hinweghelfen können – dies ist die innere Kraftquelle, von der ich gesprochen habe.

Kurzum, die frühen Entwicklungstheorien sind nicht unbedingt falsch, sondern nur unvollständig. In der Wissenschaft ist das nichts Ungewöhnliches. Mit seiner Relativitätstheorie widerlegte Einstein die Mechanik und die Bewegungstheorie Newtons nicht, sondern zeigte nur, dass ihr Geltungsbereich begrenzt war. Newtons Gesetze reichen für die meisten Fragen der terrestrischen Physik aus, doch wenn man es mit extremen Größenordnungen von Masse, Entfernung oder Energie zu tun hat, muss man auf Einsteins Gleichungen zurückgreifen. Ähnliches gilt für die menschliche Entwicklung. Solange man sich mit der Entwicklung im Kindes- und Jugendalter beschäftigt, kommt man mit den Theorien von Erikson und anderen Psychologen sehr gut hin. Wenn wir aber die gesamte menschliche

Lebensspanne betrachten und insbesondere wissen wollen, welche Entwicklungsvorgänge sich bei älteren Erwachsenen vollziehen, brauchen wir ein umfassenderes Denkmodell – eines, das nicht voraussetzt, die Entwicklung müsse bei allen Menschen nach denselben Mustern verlaufen.

Das folgende Beispiel führt uns eine Lebenssituation vor, die zu komplex ist, als dass man sie mit dem Stufenmodell Eriksons adäquat beschreiben könnte.

Sally

Sally DeMarco ging auf die »Große Vier-Null« zu, wie sie es nannte, und kam zu mir in Therapie, weil alle ihre Liebesbeziehungen in die Brüche gegangen waren und nie eine Ehe daraus geworden war. Sie war mit einem Vater aufgewachsen, der von Berufs wegen häufig auf Reisen und nicht selten wochen- oder monatelang von zu Hause weg war. Die Reisen ergaben sich oft kurzfristig, sodass Sally nie wusste, wann er wieder fortgehen würde. Nun, da die mittleren Jahre näher rückten, machte sie sich viele Gedanken über ihre Beziehungen und musste sich eingestehen, dass ihre Freundinnen wohl Recht hatten: Die Männer, zu denen sie sich hingezogen fühlte, hatten alle etwas Distanziertes – physisch, emotional, oder beides. Der erste Mann, mit dem Sally eine ernsthafte Beziehung hatte, war Korrespondent einer internationalen Nachrichtenagentur. Er war ständig auf dem Absprung ins Ausland, mit seiner Arbeit »verheiratet« und nicht darauf aus, sesshaft und häuslich zu werden. Danach hatte sie sich mit einem verheirateten Mann eingelassen, der sagte, er werde seine Frau verlassen. Es stellte sich aber heraus, dass ihm mehr daran lag, sein Haus Schritt für Schritt zu renovieren, als daran, seiner Ehe tatsächlich ein Ende zu setzen. In späteren Beziehungen hatte es andere unüberwindliche Hindernisse gegeben, die einer Heirat im Wege standen – Hindernisse, die sie sich an dem einen oder anderen Punkt bewusst machte, um sie dann lieber zu ignorieren.

Jetzt, da Sally auf die vierzig zuging, verspürte sie den Drang, etwas an ihrem Verhalten zu ändern. Sie erkannte, dass ihr Interesse an Männern, die sich eigentlich immer entzogen, sicher etwas mit der Beziehung zu ihrem distanzierten Vater zu tun hatte. Wenn wir Sallys Schwierigkeiten nur im Sinne des Modells der »psychosozialen Krise« deuten würden, kämen wir zu dem Schluss, dass sie allein mit dem Unvermögen zu erklären wären, die psychosoziale Krise des sechsten Stadiums – »Intimität und Solidarisierung vs. Isolierung« – zu überwinden. Eine entsprechende Psychotherapie würde darauf zielen, die früheren Verletzungen aufzuarbeiten, damit Sally eine daher rührende emotionale Unreife überwinden könnte.

Ich sah bei Sally aber vor allem, dass sie motiviert und willens war, ihre alten Muster zu durchbrechen. Darauf konzentrierten wir uns in der Therapie. Sie beschloss, eine Strategie auszuprobieren, gegen die sie sich bislang gesträubt hatte: Sie würde ihre Freundinnen bitten, sie mit potenziellen Partnern bekannt zu machen, anstatt darauf zu warten, dass sie mögliche Kandidaten durch Zufall kennen lernte. Sie bat ihre Freundinnen außerdem, nach Männern Ausschau zu halten, bei denen nicht von Anfang an zu ahnen war, dass etwas sie hindern würde, sich ganz auf eine Beziehung einzulassen. Zwei Jahre später war sie mit Mike verlobt, einem Witwer und erfolgreichen Geschäftsmann ohne Kinder.

Sicher war Sallys Partnerwahl bis dahin in gewissem Maße von den langen Abwesenheiten ihres Vaters geprägt gewesen, doch eine Einengung des Blickwinkels auf diesen Aspekt ist wenig hilfreich. Nach dem Modell der Entwicklung im Erwachsenenalter, das ich umrissen habe, trat Sally in eine neue Entwicklungsphase ein und folgte einem Impuls, der aus ihrer inneren Kraftquelle kam und sie in die Lage versetzte, einen Schritt zurückzutreten und, im Sinne des postformalen Denkens, die eigene Situation aus neuer Perspektive zu betrachten. Dadurch war sie imstande, eine andere Richtung einzuschlagen. Sie hatte zwar jahrelang unter einem Männerbild gelitten, das von ihrem Vater geprägt war, konnte aber nun aufgrund der konstruktiven Dynamik, die mit dem Herannahen der mittleren Jahre zum Tragen kam, eine Kurskorrektur vornehmen. Sie war entschlossen, sich nicht länger in einem eingefahrenen Gleis zu bewegen und das Beste aus ihrer Situation zu machen.

Die Art von Entwicklungsintelligenz, die Sally dabei erkennen ließ, beginnt sich oft erst zu Beginn der mittleren Jahre richtig zu entfalten. Sallys Beispiel zeigt auch, dass eine Psychotherapie helfen kann, Zugang zur eigenen Entwicklungsintelligenz zu finden. Wie bei ihr, so gibt es bei vielen von uns tief verwurzelte Problemkomplexe, zu deren Auflösung Konzentration und das kreative Wirken der inneren Kraftquelle vonnöten sind.

Emotionale Aspekte der Entwicklungsintelligenz

Wie wir in Kapitel 1 gesehen haben, erleben ältere Erwachsene weniger intensive negative Emotionen, wenden negativen emotionalen Reizen weniger Aufmerksamkeit zu als positiven und behalten Erfahrungen mit negativem Gehalt mit geringerer Wahrscheinlichkeit im Gedächtnis als solche mit positivem Gehalt. Dieser Reifungsprozess hängt mit Veränderungen in den Amygdalae, den maßgeblichen Emotionszentren des Gehirns, zusammen. Die neurologische Reifung unseres Gehirns schafft die Voraussetzungen dafür, dass wir mit zunehmendem Alter Wut besser bezähmen und Konflikte besser lösen können. Jugendliche und junge Erwachsene setzen im Umgang mit Konflikten mehr offene Aggression und psychisch unreifere Strategien ein, was darauf zurückzuführen ist, dass ihre Impulskontrolle und ihre Selbstbeobachtung noch nicht so weit entwickelt sind. Ältere Erwachsene können ihre emotionalen Reaktionen besser abstufen und nehmen sich selbst und andere genauer und mit mehr Einfühlungsvermögen wahr.

Eine verbesserte Steuerung der eigenen Emotionen kann auch daraus entstehen, dass wir die eigene Situation klarer zu sehen vermögen. Nehmen wir an, Ihnen wird klar, dass ein von Konkurrenz geprägtes Arbeitsumfeld eine bei Ihnen vorhandene Tendenz zur Depressivität verschärft. Diese Einsicht kann Ihnen die Möglichkeit eröffnen, sich gezielt nach einem anderen Arbeitsumfeld umzuschauen. Wenn Sie erkennen, dass Sie sich auf großen Partys, wo es unpersönlich zugeht, nicht wohl und wie unsichtbar fühlen, können Sie diese Art von Geselligkeit meiden und sich auf andere Formen verlegen, die Ihnen mehr zusagen.

Wie die folgende Geschichte zeigt, kann die Steigerung dieser Form von emotionaler Intelligenz (die eine wichtige Komponente der Entwicklungsintelligenz ist) entscheidend dazu beitragen, dass Sie die schönsten Früchte des reiferen Alters ernten können: innere Ruhe und das Gefühl, wichtige Entwicklungslinien zur Vollendung gebracht zu haben und mit sich im Reinen zu sein.

Ellis Daniels: Entscheidung für ein Vermächtnis der Liebe

Ellis Daniels war immer streng, stur und aufbrausend gewesen. Streitlustig und kompromisslos attackierte er jeden, der nicht einer Meinung mit ihm war. Diese Hitzköpfigkeit hatte zu einer der tiefsten Kränkungen seines Lebens entscheidend beigetragen: der 30 Jahre währenden Entfremdung von seinem Sohn David, der jetzt 51 war.

Als Rechtsanwalt war Ellis in die beruflichen Fußstapfen seines Vaters und Großvaters getreten und hatte immer angenommen, dass David die Familientradition fortführen werde. Dieser sträubte sich aber dagegen, und es kam zu Auseinandersetzungen, die auf beiden Seiten einen schwelenden Groll hinterließen. David hatte künstlerisches und unternehmerisches Geschick und träumte davon, ein Restaurant mit einem außergewöhnlichen Speisenangebot zu eröffnen. Ellis war entsetzt und nannte Davids Vorhaben »verträumt« und »lächerlich«. Er übte starken Druck auf David aus, der sich daraufhin für einen Jurastudienplatz bewarb und angenommen wurde. Begeistert plante Ellis ein großes Fest und kündigte Familienmitgliedern und Freunden in der Einladung vollmundig und stolz den künftigen Rechtsanwalt in der vierten Generation an.

David erschien aber zu der Feier zu seinen Ehren nicht. Als sein Vater ihn später zur Rede stellte, eröffnete David ihm, dass er sich gegen das Jurastudium entschieden habe, um stattdessen an der Verwirklichung seines Traums zu arbeiten. Ellis bekam einen Wutanfall und gab David zu verstehen, dann sei er nicht mehr sein Sohn. Gekränkt von den Drohungen und Einschüchterungsversuchen zog David aus und eröffnete mit seinen Ersparnissen ein Restaurant.

Zehn Jahre später lief Davids Restaurant sehr gut, und er eröffnete ein zweites, dann ein drittes. Trotz dieses Erfolgs hielt Ellis an seinem Groll fest und weigerte sich, auf eine Versöhnung zuzusteuern. David und seine Frau Ellen legten Wert darauf, dass ihre Kinder Zeit beim Großvater verbrachten, doch David war bei den Besuchen nie dabei.

Während der Vorbereitungen zu seinem 80. Geburtstag begann Ellis endlich, seine jahrzehntelange Verbitterung zu hinterfragen. Seine Tochter Darlene sprach offen aus, was sie dachte: »Du warst immer ein so verantwortungsbewusster Mann, ein großartiger Anwalt, ein fabelhafter Vater. Willst du denn wirklich, dass dein Leben in einer seit 30 Jahren anhaltenden Fehde mit deinem einzigen Sohn endet?« Eine bessere Möglichkeit, seine Vorfahren zu ehren, sehe sie beispielsweise darin, dass er seine Memoiren schreibe und von seinem Vater und Großvater erzähle, um damit kommende Generationen in der Familie vielleicht dazu zu inspirieren, den Anwaltsberuf zu ergreifen.

Ellis räumte ein, dass sein Ärger und seine Bitterkeit über Davids damalige Entscheidung sich mit der Zeit etwas gelegt hatten. Als David kurz darauf die Verwandtschaft einlud, den Studienabschluss einer seiner Töchter zu feiern, schlug Ellis einen neuen Weg ein. Er ging zu der Feier hin, und aus dem Handschlag, den er seinem Sohn anbot, wurde eine Umarmung, die einen neuen Abschnitt in ihrem Verhältnis und im Leben der gesamten Familie einleitete.

Ellis war einem Impuls aus seiner inneren Kraftquelle gefolgt, Rückschau zu halten und sich mit ungelösten Konflikten auseinander zu setzen. Seine Entwicklungsintelligenz war mit den Jahren gewachsen, sodass er weniger leicht die Fassung verlor und offener dafür war, eine neue Haltung zum Lebensweg seines Sohnes zu finden. Eine Versöhnung wie die von Ellis mit seinem Sohn mag wie ein recht einfacher Vorgang erscheinen, setzt aber eine innere Veränderung voraus, die sich erst Schicht um Schicht aufbauen muss, und ein Umdenken, das aus Verschiebungen in den persönlichen Wertvorstellungen, emotionaler Reifung und einer gesteigerten Fähigkeit zur Konfliktlösung hervorgeht.

Vier Phasen der Entfaltung unseres Potenzials in der zweiten Lebenshälfte

Wir haben gesehen, dass wir alle mit einer Fülle von inneren Antriebskräften ausgestattet sind, die ich in ihrer Gesamtheit die »innere Kraftquelle« nenne. Sie liefern uns die Energie, die wir brauchen, um uns weiterzuentwickeln und positive Veränderungen in Gang zu setzen. Die Art und Weise, wie wir diese Anstöße aus der inneren Kraftquelle erleben und ihnen Ausdruck verleihen, wandelt sich im Laufe der Jahre und wird beeinflusst von der fortschreitenden Reifung des Gehirns und unserer wachsenden Lebenserfahrung. Im Laufe meiner Forschungstätigkeit habe ich in der psychischen Entwicklung älterer Erwachsener einige Regelmäßigkeiten und Muster entdeckt und sie zu vier Entwicklungsphasen zusammengefasst. Die Phasen sind häufig, aber nicht immer klar voneinander abgegrenzt; manchmal laufen sie gleichzeitig ab, überschneiden sich und interagieren miteinander. In jeder Phase stecken, wie wir in den folgenden beiden Kapiteln sehen werden, erstaunliche Potenziale für positive neue Entwicklungen.

3 Die zweite Lebenshälfte: Phase I und II

Die sicherste Methode, die Zukunft vorherzusagen, besteht darin, sie zu gestalten.

PETER DRUCKER

Die Psychologie hat, wie wir gesehen haben, die Potenziale der zweiten Lebenshälfte lange Zeit völlig unterschätzt. Wir wissen heute, dass das menschliche Gehirn in jedem Alter lernfähig ist und sich fortwährend weiter umstrukturiert, sodass es im reifen Alter unter Umständen deutlich leistungsfähiger ist als in jungen Jahren. Auch unsere psychische, soziale, geistige und emotionale Entwicklung kommt niemals zum Stillstand. Die Energien, die ich unter der Bezeichnung »innere Kraftquelle« zusammenfasse, sorgen dafür, dass unsere Entwicklungsintelligenz in vielen verschiedenen Umbruchsituationen wirksam werden kann.

Auf der Grundlage meiner Gespräche mit vielen tausend älteren Erwachsenen habe ich ein neues Modell der zweiten Lebenshälfte erarbeitet, das unsere Möglichkeiten selbstbestimmten Handelns in den Vordergrund stellt. Ich beginne da, wo Erikson aufgehört hat, und unterteile seine umfassende Kategorie des »reifen Erwachsenenalters« in vier eigene Entwicklungsphasen. In diesem Kapitel werde ich die ersten beiden Phasen eingehend darstellen, möchte aber zunächst einen kurzen Überblick über sämtliche vier Phasen geben.

Ich charakterisiere jede der Phasen mit jeweils drei Kernbegriffen sowie mit einem (kursiv gesetzten) Kurztitel und gebe an, innerhalb welcher Altersspanne sie in der Regel auftritt.

Phase I: Neuausrichtung, Ausloten, Umbruch *(Neuausrichtung in der Lebensmitte)*; kann von Mitte dreißig bis Mitte sechzig

ablaufen, kommt aber in der Regel zwischen Anfang vierzig und Ende fünfzig zum Tragen.
- Menschen in dieser Phase sind zum ersten Mal ernsthaft mit ihrer Sterblichkeit konfrontiert.
- Planen und Handeln sind von dem Gefühl geprägt, auf der Suche oder, was weniger häufig ist, in einer Krise zu sein.
- Die Veränderungen, die in dieser Phase im Gehirn vor sich gehen, mobilisieren die Entwicklungsintelligenz, die Grundlage der Weisheit ist.

Phase II: Befreiung, Experimentieren, Innovation *(Befreiung)*; kann von Mitte fünfzig bis Mitte siebzig ablaufen, ereignet sich aber in der Regel zwischen Ende fünfzig und Anfang siebzig.
- Menschen in dieser Phase sagen sich oft: »Wenn nicht jetzt, wann dann?«, und erleben ein bis dahin nicht gekanntes Gefühl der inneren Befreiung.
- Planen und Handeln sind von dem neuen Gefühl geprägt, dass uns eigentlich nichts daran hindern kann, zu sagen, was wir wirklich denken, und unseren Bedürfnissen entsprechend zu handeln.
- Die Neubildung von Neuronen in den Teilen des Gehirns, die für die Verarbeitung neuer Eindrücke zuständig sind, geht einher mit einem Interesse an neuartigen Erfahrungen.
- Durch das Ausscheiden oder teilweise Ausscheiden aus dem Arbeitsleben haben wir Zeit, mit neuen Erfahrungen zu experimentieren.

Phase III: Prüfender Rückblick, zu Lösungen finden, einen Beitrag leisten *(Resümee)*; kann von Ende sechzig bis in die Neunziger ablaufen, ereignet sich aber in der Regel zwischen Ende sechzig und Ende achtzig.
- Wir verspüren den Wunsch, andere an unseren Einsichten teilhaben zu lassen.
- Planen und Handeln sind von dem Wunsch geprägt, in

unserem Leben im Zurückschauen, Prüfen und Bilanzieren Sinn und Bedeutung zu finden.
- Die bilaterale Verarbeitung in beiden Hippokampi stärkt unsere Fähigkeit, eine geeignete Ausdrucksform für die Aufarbeitung der eigenen Biografie zu finden.
- Menschen in dieser Phase verspüren oft den Drang, sich mit Dingen, die unerledigt geblieben sind, noch einmal zu beschäftigen und unaufgelöste Konflikte anzugehen.

Phase IV: Fortführung, Reflexion, das Erreichte feiern *(Da capo)*; Ende siebzig bis Lebensende.
- Planen und Handeln sind von dem Wunsch geprägt, wesentliche Themen unseres Lebens noch einmal aufzugreifen und zu bekräftigen sowie neue Variationen auf diese Themen zu erkunden.
- Weitere Veränderungen in den Amygdalae fördern eine positive Grundstimmung und innere Stärke.
- Das Bestreben, bis ganz zum Ende ein gelingendes Leben zu führen, hat auf Familie und soziales Umfeld einen positiven Einfluss.

Wie Sie bereits sehen können, gibt es zwischen den Phasen erhebliche Überschneidungen. Die Geschwindigkeit, mit der sie durchlaufen werden, ist von Mensch zu Mensch verschieden. Manche werden zum Beispiel schon als Jugendliche mit ihrer Sterblichkeit konfrontiert, ob durch den frühen Tod eines Elternteils oder anderer geliebter Menschen oder durch beinahe tödlich verlaufende Unfälle oder Krankheiten. Sie erleben dann einige oder sämtliche Aspekte der Neuausrichtungs-Phase, die typischerweise erst in späteren Jahren einsetzt. Das wirkliche Leben und wirkliche Menschen sind immer komplexer als die ordentlichen Schemata, die wir in Büchern finden. Dennoch ist es sinnvoll, diese Phasen als abgegrenzte Einheiten zu beschreiben, weil ihre Eigenschaften und Nuancen dann deutlicher hervortreten. Meine vier Phasen sind im Grunde wie jedes andere Denkmodell in der

Wissenschaft eine Vereinfachung, durch die wir eine Wahrheit über etwas real Vorhandenes leichter begreifen. So ist zum Beispiel die DNS, der Träger unserer genetischen Information, nicht die ordentliche Spirale, wie wir sie in Lehrbüchern sehen, sondern in Wirklichkeit viel unregelmäßiger aufgebaut; die Stränge bilden Schleifen, verdrehen sich, spalten sich auf und gehen verwirrende Wechselwirkungen ein. Das einfache räumliche Modell hilft uns aber, diese elementare Grundlage unseres Daseins besser zu verstehen.

Wenn ich bei Tagungen mein Modell der vier Phasen vorstelle, sagen mir Zuhörer und Zuhörerinnen oft, dass sie darin ihr eigenes Leben oder das Leben von Verwandten oder Freunden gespiegelt sehen und dass es ihnen hilft, die verschiedenen Entwicklungsstränge der zweiten Lebenshälfte klarer zu erkennen. Vielleicht wird es Ihnen genauso ergehen, wenn Sie dies hier lesen. Viele stellen aber auch fest, dass ihre eigenen Erfahrungen nicht recht in mein Schema passen wollen. Das kann nicht anders sein. Jeder von uns ist einzigartig, und es kann keine Schublade geben, in die wir alle hineinpassen. Die Entwicklungsschritte, die ich beschreibe, sind allerdings universell. Ihnen ist es zu verdanken, dass das reife Erwachsenenalter keineswegs eine Zeit des Stillstands oder des Niedergangs sein muss, sondern eine dynamische Zeit von Entfaltung, Lernen und beglückenden Erfahrungen sein kann.

Meine eigenen Umbrucherfahrungen

Als mich zum ersten Mal ein Kollege behutsam fragte, ob ich vielleicht eine Art von Midlife-Crisis durchmachte, war ich überrascht und verwirrt, weil ich mich überhaupt nicht »in der Krise« sah. Vielmehr hatte ich das Gefühl, dass ich mich neuen Herausforderungen stellte, voller Energie war und mich mit neuen Aspekten meiner selbst vertraut machte. Während der nächsten zwei Jahre stellten mir noch mehrere andere Kollegen, manche betreten, manche humorvoll, dieselbe Diagnose:

Midlife-Crisis. Alle diese Kommentare waren Reaktionen auf mein neues Faible dafür, Brettspiele für ältere Erwachsene zu erfinden.

Ein Freund stellte die Frage auf besonders geistreiche Art: »Driftest du uns jetzt nach rechts ab?« In Washington, D. C., meint man mit »rechts« eigentlich immer die Republikaner. Mein Freund ist allerdings Neurowissenschaftler und spielte auf die rechte Gehirnhälfte an. Seine Vermutung war also, dass ich dazu übergegangen sei, anstatt logisch-analytischer Fähigkeiten eher die lockerer strukturierten, kreativeren und weniger disziplinierten Fähigkeiten zu nutzen, die man üblicherweise der rechten Gehirnhälfte zuschreibt.

Die Wahrheit war natürlich nicht annähernd so einfach, wie es die Bemerkung des Freundes nahe legte. Ich war Ende vierzig und hatte tatsächlich begonnen, Spiele zu entwerfen, aber ich vernachlässigte deswegen nicht meine Laufbahn als Gerontologe. Ich war auch nicht dazu übergegangen, die eine Gehirnhälfte zugunsten der anderen in den Hintergrund treten zu lassen. Vielmehr reagierte ich auf Impulse meiner inneren Kraftquelle und erschloss mir Betätigungsfelder, auf denen ich beide Gehirnhälften zum Einsatz bringen und meine keimende Entwicklungsintelligenz nutzen konnte. Bei den Spielen, die ich während meiner letzten drei von 23 Jahren an den National Institutes of Health (NIH) zu erfinden begann, griff ich auf Erkenntnisse der Gerontologie zurück und versuchte außerdem Anreize einzubauen, die zur Interaktion verschiedener Generationen anregten. Damals wurde ich auch Vorsitzender der Gerontological Society of America und gründete ein Zentrum für innovative Forschung an der George Washington University, das Center on Aging, Health & Humanities. Meine Brettspiele aber zogen öffentliches Interesse auf sich, sodass meine Freunde zu dem Schluss kamen, sie hätten einen völlig verwandelten Menschen vor sich oder seien Zeuge einer »Midlife-Crisis«.

Dass ich mich mit dem Erfinden von Spielen beschäftigte, hatte zum Teil damit zu tun, dass ich mit meiner Sterblichkeit konfrontiert worden war. Zwei Jahre bevor ich die National Institutes of Health verließ, war bei mir eine amyotrophische Lateralsklerose (ALS) diagnostiziert worden. ALS ist eine stufenweise fortschreitende und bislang unheilbare Krankheit, durch die der Patient nach und nach die Kontrolle über seinen Körper verliert. Es war eine höchst bedrückende Diagnose. Ich schlief nachts schlecht und hatte tagsüber Mühe, mich zu konzentrieren. Doch ich war nicht depressiv – nur erfüllt von einer dunklen Rastlosigkeit. Ich hatte immer die Phantasie gehegt, einmal ein Brettspiel zu entwerfen, und da nun die Prognose des körperlichen Verfalls drohend über mir schwebte, dachte ich: jetzt oder nie.

Ich tat mich mit Gretchen Raber, einer künstlerisch begabten Kollegin, zusammen. Mein erstes Spiel kam in die Endausscheidung eines internationalen Wettbewerbs für künstlerisch gestaltete Spiele. Ich arbeitete eifrig an meinem zweiten Spiel und forschte weiterhin als Gerontologe, als mein Arzt mich anrief und mir die überwältigende Mitteilung machte, dass die Diagnose falsch gewesen war. Meine Symptome waren *nicht* durch ALS verursacht. Es war, als hätte mich wie in einer Geschichte von Charles Dickens ein freundlicher Geist heimgesucht und dazu gebracht, einen neuen Weg zu beschreiten und kreative Seiten in mir wachzurufen, die bis dahin brach gelegen hatten.

Ich überlegte, inwieweit das, was ich hinter mir hatte, den Erfahrungen der Neubewertung und Umorientierung ähnelte, von denen viele Teilnehmer an meinen Studien berichteten. Ich begann über die Umbrucherfahrungen nachzudenken, deren Zeuge ich bei vielen meiner Patienten, Studienteilnehmern, Freunde und Bekannten gewesen war, und darüber, dass man über diese Erfahrungen oft spottete, sie in bestimmte Schubladen steckte oder als unwichtig abtat. Meine eigenen Freunde hatte meine Umbrucherfahrung als eine »Krise« abgestempelt, obwohl etwas ganz anderes dahinter steckte. Dieses Etikett verzerrte eine höchst bedeutsame Phase meines Lebens zu einer Karikatur.

Je länger ich darüber nachdachte, desto klarer wurde mir, dass das Bild unserer Entwicklung in der zweiten Lebenshälfte bedauerliche Lücken aufwies. Damals begann ich, die Ideen auszuarbeiten, aus denen dieses Buch hervorgegangen ist. Ich wollte anderen helfen, sich in den verschiedenen Abschnitten des reifen Alters wohler zu fühlen, weniger Angst zu haben und die Gelegenheiten, die sich ihnen boten, beherzt zu ergreifen. Ich wollte die Legenden und verzerrten Vorstellungen entlarven, die unsere Tatkraft und Initiative lähmen, und die physiologischen und psychischen Mechanismen offen legen, die uns in die Lage versetzen, gestaltend in unser Schicksal einzugreifen. Bei meiner Arbeit mit Erwachsenen aller Altersstufen habe ich immer wieder erlebt, dass das Bewusstwerden dieser Mechanismen ein Ansporn sein kann, wichtige neue Schritte zu tun.

Phase I: Neuausrichtung in der Lebensmitte

Die meisten von uns werden in den mittleren Jahren zum ersten Mal ernsthaft mit der eigenen Sterblichkeit konfrontiert. Nun, da schon einige Jahrzehnte hinter uns liegen, beginnen wir uns zu fragen, wie viele Jahre uns noch bleiben mögen. Das Nachdenken über den eigenen Tod berührt uns tiefer als die rein abstrakte Vorstellung, dass wir natürlich alle einmal sterben müssen. Das Bewusstsein der eigenen Sterblichkeit äußert sich in den drei klassischen Fragen »Wer bin ich?«, »Wo bin ich gewesen?«, »Wohin gehe ich?«.

Wie stark uns diese Erkenntnis berührt, hängt entscheidend davon ab, was wir über den Tod denken und inwieweit wir uns bereits mit ihm auseinander gesetzt haben. Ich habe erlebt, wie kluge, reflektierte Menschen, die sich nicht scheuen, über den Tod zu sprechen, und ihn nicht fürchten, in ihrem Leben dennoch an einen Punkt gelangen, wo die Gewissheit des eigenen Todes eine emotionale Gewalt entfaltet, die in wesentlich tiefere Schichten reicht als ihr durchaus vorhandenes Vorstellungsvermögen. Für andere ist der Gedanke an den eigenen Tod wahrhaft beängstigend – und zwar so sehr, dass sie sich lieber gar nicht damit befassen. Manche finden Trost im Glauben an ein Jenseits, an Wiedergeburt oder eine andere Form des Weiterlebens nach dem Tod. Die Vielfalt der Vorstellungen über den Tod und der Strategien, mit denen Menschen seine Realität verharmlosen oder verleugnen, bezeugt eindrucksvoll, wie wichtig das Faktum der Sterblichkeit für uns ist.

Die Altersforschung hat beschrieben, wie im Kontext der verschiedenen Erfahrungen des körperlichen und emotionalen Übergangs, die wir in den mittleren Jahren machen, die Auseinandersetzung mit der eigenen Sterblichkeit elementare Angst auslösen kann. Dieses existenzielle Bewusstwerden kommt in der Kunst, Musik und Literatur aller Epochen zum Ausdruck. »*Entre ma tête et ma main, il y a toujours la figure de la mort*« (Zwischen meinem Kopf und meiner Hand ist stets das Gesicht des Todes), schrieb Francis Picabia (1879–1953), der französische Maler und Dichter, als er 44 Jahre alt war.

Die Beklemmung, die sich angesichts der eigenen Sterblichkeit einstellt, löst manchmal Symptome wie Rastlosigkeit, Nervosität, Besorgtheit, Reizbarkeit, muskuläre Verspannungen, Erschöpfung, Schlafstörungen und Niedergeschlagenheit aus. Wenn die existenzielle Angst anhält, steigt das Risiko, dass sich eine behandlungsbedürftige Angststörung oder Depression entwickelt. Im Normalfall aber führt die Erkenntnis, dass das Leben endlich ist, ganz unabhängig von unseren Jenseitsvorstellungen dazu, dass unsere innere Kraftquelle eine starke Aktivität entfaltet. Sich der Realität des Todes zu stellen kann ein Ansporn sein, die eigenen Prioritäten und Ziele zu überprüfen und das Leben unter einer umfassenderen Perspektive zu betrachten, sodass sich die emotionale Bedeutung der Ärgernisse, Missgeschicke und Unannehmlichkeiten des Alltags relativiert und abschwächt.

Nicht von ungefähr heißt eine der grundlegenden Übungen des Zen-Buddhismus »Todesmeditation«. Die Meditierenden werden angehalten, sich in neun Aspekten mit dem eigenen Tod und der Tatsache, dass der Todeszeitpunkt nicht vorhersagbar ist, zu befassen. Sie sollen auch darüber nachdenken, welche Dinge ihnen, wenn der Tod kommt, helfen werden. Diese Übung mag westlich geprägte Menschen befremdlich anmuten, gilt aber im Zen-Buddhismus als selbstverständliche und wirksame Methode, die Aufmerksamkeit auf die kostbaren Aspekte des Lebens zu richten, aus denen wir wahre Zufriedenheit und Erfüllung ziehen können.

Natürlich ist das Bewusstwerden der eigenen Sterblichkeit nicht das einzige hervorstechende Merkmal dieser Lebensphase. Eine Neuausrichtung kann auch durch andere Erfahrungen angestoßen werden, etwa durch den Auszug der Kinder aus dem Elternhaus, durch einen Unfall oder (wie in meinem Beispiel) eine beunruhigende Diagnose. Der Prozess der Neuausrichtung ist oft von dem Gefühl begleitet, man würde zu einer Reise aufbrechen, und tatsächlich ist dies oft ein Aufbruch zu neuen Ufern.

Alex Haley

Als Alex Haley auf die vierzig zuging, wurde er mürrisch und ruhelos – ihn trieb etwas um, aber er wusste nicht, was es war. Mit 17 Jahren war er zum staatlichen Küstenwach- und Rettungsdienst gegangen und arbeitete dort als Pressereferent. Er wollte aber nicht bis an sein Lebensende Pressemitteilungen schreiben. Nach 20 Jahren bei der Küstenwache kündigte er, weil eine innere Stimme ihm sagte, dass das nicht alles sein konnte. In einem Interview sagte er später: »Ich wollte nicht einer von denen werden, die sich auf dem Sterbebett fragen: Und was wäre gewesen, wenn …? Ich wollte wissen, ob meine Träume zu verwirklichen waren – selbst wenn das bedeutete, dass ich mit Ungewissheit und der Angst zu versagen leben musste.«

Er arbeitete mit Entschlossenheit und Energie an einer Karriere als freier Autor und schrieb für *Reader's Digest* und *Playboy*. Ein wichtiger Schritt war für ihn, dass er als Ghostwriter die Autobiografie von Malcolm X schrieb. Doch er spürte nach wie vor eine innere Unruhe, die ihm sagte, dass noch andere Ziele auf ihn warteten.

1965, mit 44 Jahren, stieß Haley, als er im Nationalarchiv in Washington, D. C., Dokumente aus der Zeit nach dem amerikanischen Bürgerkrieg sichtete, auf die Namen seiner Urgroßeltern mütterlicherseits. Dies war der Beginn einer abenteuerlichen Zeit der Recherche, und nach elf Jahren, mit 55, veröffentliche Haley den Roman *Roots* (dt. *Wurzeln*). Das Buch wurde ein Bestseller und als Fernsehserie verfilmt, die im ganzen Land ein Interesse an der Geschichte der Afroamerikaner weckte.

»In uns allen gibt es einen Hunger, ganz tief in uns drinnen, unseren Ursprung kennen zu lernen – zu wissen, wer wir sind und wo wir herkommen«, sagte er. »Solange uns dieses bereichernde Wissen fehlt, nagt ein dumpfes Sehnen an uns. In uns bleiben dann, ganz gleich, was wir im Leben alles erreichen, ein Vakuum, eine Leere und eine höchst beunruhigende Einsamkeit.«

Die Legende von der Midlife-Crisis

Wie bereits angemerkt, ist es ein Irrtum zu glauben, wir alle würden eine »Midlife-Crisis« durchmachen. Ich habe vielmehr festgestellt, dass sich bei den meisten Erwachsenen in den mittleren Jahren das Gefühl regt, auf der Suche nach etwas zu sein. Aus der in diesem Lebensabschnitt häufigen nachdenklichen Stimmung geht der drängende Wunsch hervor, im eigenen Leben einen tieferen Sinn zu entdecken, neue Aufgaben in Angriff zu nehmen oder bei einer Aufgabe, mit der man bereits befasst ist, eine neue Richtung einzuschlagen. Sowohl aus der ein Jahrzehnt umspannenden Studie »Successful Midlife Development« (Gelingende Entwicklung in den mittleren Jahren) des Forschungsnetzwerkes der MacArthur-Stiftung als auch aus meiner fortlaufenden Studie mit Menschen im Rentenalter ist zu ersehen, dass weit weniger Individuen eine so genannte Midlife-Crisis durchleben, als früher angenommen wurde. Typisch ist vielmehr, dass die Neuausrichtung in der Lebensmitte nicht in eine Krise führt, sondern das Empfinden auslöst, auf wichtige neue Entdeckungen zuzusteuern.

»Ich freue mich darauf, beruflich endlich das zu machen, was ich schon immer wollte«, sagte eine 49-jährige Frau zu mir. »Ich bin es leid, immer nur die Vorstellungen anderer anstatt meine eigenen umzusetzen – selbst wenn das bedeutet, dass ich klein anfangen muss.« Ein Mann Anfang fünfzig, der zum ersten Mal in größerem Umfang ehrenamtliche Arbeit leistete, bemerkte dazu: »Ich glaubte ja immer, ich könnte nur in meinem Beruf etwas bewegen. Aber heute weiß ich, dass das Engagement in meinem sozialen Umfeld ein genauso wirkungsvolles Instrument sein kann.«

Die Idee der Midlife-Crisis erschien unter anderem deshalb so plausibel, weil früher, als es noch nicht so üblich war, sich in Psychotherapie zu begeben, insbesondere Männer oft erst in ihren mittleren Jahren therapeutische Hilfe suchten. Sie hatten dann typischerweise gescheiterte Liebesbeziehungen und viele Leidensjahre hinter sich. Das heißt, die mittleren Jahre waren nicht unbedingt die Ursache der Krise, sondern in dieser Phase wurde eine innere Stimme laut, die den Männern sagte, es sei an der Zeit, etwas zu *tun*. Sobald sie diesen Schritt dann vollzogen, wurde er freilich als Krise fehlgedeutet.

Wenn die mittleren Jahre krisenhaft verlaufen, ist das etwas ganz anderes, als wenn sie vom Gefühl beherrscht sind, auf der Suche zu sein. Dies lässt sich mit einem Vergleich zentraler Lebensaspekte verdeutlichen. In einer Krise gerät beispielsweise unser Denken aus den Fugen, und wir können uns nur schwer konzentrieren. Wenn wir dagegen auf der Suche sind, kann unser Denken durchaus hochkonzentriert sein, während wir zu ergründen versuchen, was es mit einem Problem auf sich hat oder wie es zu lösen ist. Ähnlich verhält es sich auf der Gefühlsebene. In einer Krise ist man oft depressiv und starken Gemütsschwankungen unterworfen. Dagegen können unsere

Emotionen, wenn wir auf der Suche sind, zwar oft wechseln, sind aber nicht außer Kontrolle, und wir fühlen uns stets motiviert und stark genug, um mit anfallenden Schwierigkeiten fertig zu werden.

Manchmal müssen wir natürlich auch schwere Schläge einstecken. Eine Scheidung, eine schwere Krankheit, der Tod des Partners oder eines anderen geliebten Menschen oder der Verlust des Arbeitsplatzes können uns in eine ernste Krise stürzen. In solchen Zeiten sind therapeutische Begleitung oder der Rat von Familienmitgliedern und Freunden eine Hilfe, unser Denken, Fühlen und Verhalten in günstige Bahnen zu lenken. So können wir unser Gleichgewicht wiederherstellen, uns aus dem Muster der Krise lösen, um wieder zu Suchenden zu werden, und unsere Entwicklungsintelligenz nutzen, um unseren Weg von Neuem zu entdecken. Krisen können uns in jedem Alter ereilen und sind in den mittleren Jahren nicht unbedingt häufiger als zu anderen Zeiten. Sie kommen also in der Lebensmitte durchaus vor, doch das ist *nicht die Regel*, und eine Krise ist auch *nicht notwendig*, um diesen Lebensabschnitt zu meistern.

Positive Aspekte der mittleren Jahre

Aus verschiedenen Studien geht hervor, dass eine Neuausrichtung in der Lebensmitte meistens aus vielen kleinen Schritten und allmählichen Einsichten erwächst, die sich in folgenden günstigen Eigenschaften niederschlagen:

Weniger impulsives Reagieren auf Alltagssituationen und andere Menschen: »Mit zwanzig sprach ich immer ohne Umschweife sofort alles aus, was mir durch den Kopf schoss«, sagte eine 48-jährige Frau. Sie hatte andere oft gekränkt, weil sie ihre taktlosen Bemerkungen nicht für sich behalten konnte. Als sie die Vierzig überschritten hatte, lernte sie allmählich, innezuhalten und zuerst ihre Gedanken zu ordnen, anstatt etwas herauszuposaunen, was ihr dann später Leid tat.

Reflektiertere Einstellung gegenüber der Arbeit: »Mit dreißig war das Wichtigste für mich, wie viel ich verdiente und welche Aufstiegsmöglichkeiten ich hatte«, berichtete ein 55-jähriger Mann. »Heute geht es mir vor allem darum, dass ich mich in meinem Arbeitsumfeld wohl fühle und in meiner Arbeit einen Sinn sehe.«

Offenheit für neue Ideen und für Komplexität: »Ich dachte immer, dass es auf jede Frage nur eine richtige Antwort geben kann«, sagte ein 42-jähriger Patient, »aber mir ist klar geworden, dass es so einfach nicht ist. Manchmal gibt es *gar keine* richtige Antwort. Durch diese Erkenntnis bin ich toleranter gegenüber anderen geworden.«

Mehr Achtung vor Gefühl und Intuition: Ein 51-jähriger Patient erzählte, dass er in den Zwanzigern oft endlos über Entscheidungen grübelte, weil er unbedingt die logischste Alternative finden wollte. Als er aber die Vierzig und dann die Fünfzig überschritten hatte, merkte er, dass er immer häufiger genauso sehr nach Gefühl ging wie nach logischen Kriterien. »Es ist merkwürdig«, sagte er in einer Therapiesitzung. »Einerseits habe ich das Gefühl, dass manche meiner Entscheidungen recht subjektiv und wenig sachorientiert sind, andererseits bin ich mit vielen Entscheidungen, die ich auf diese Weise treffe, zufriedener.«

Der Einfluss von Veränderungsprozessen im Gehirn auf die Neuausrichtung in der Lebensmitte

Wie wir in Kapitel 1 gesehen haben, bleibt das Gehirn, sofern es nicht durch schwere Krankheit oder Unfallfolgen beeinträchtigt ist, das ganze Leben über fähig, sich weiterzuentwickeln, zu reifen und abträgliche Einwirkungen zu verkraften. Manche dieser Umstrukturierungen erlangen vor allem in der Phase der Neuausrichtung Bedeutung. So kann bilaterale Verarbeitung – der zunehmende Einsatz beider Hirnhälften für kognitive Aufgaben – dazu beitragen, dass wir zu einer ausgewogeneren Lebenseinstellung finden, die sowohl unsere logisch-analytischen als auch unsere nichtsprachlich-intuitiven Fähigkeiten einbezieht. Dies ist wahrscheinlich die Voraussetzung dafür, dass sich das im 2. Kapitel erläuterte »postformale Denken« herausbilden kann, das ein Grundelement der Entwicklungsintelligenz ist.

Einen Satz wie »Mein Verstand sagt mir, ich soll dies, mein Herz sagt mir, ich soll jenes tun« werden wir eher von einem 20-Jährigen als von einem 50-Jährigen hören, denn mit zunehmendem Alter greifen Herz und Verstand, Gefühl und Denken immer besser ineinander. Dies bestätigt unter anderem eine Studie mit Frauen zwischen 40 und 60 Jahren, die das Institute of Personality and Social Research (Institut für Persönlichkeits- und Sozialforschung) der Universität Berkeley durchführte. Diese Frauen in den mittleren Jahren verfügten im Vergleich zu jüngeren Frauen über ein stabileres Identitätsempfinden, eine präzisere Selbstwahrnehmung in sozialen Situationen und mehr Selbstvertrauen; sie hatten mehr Kontrolle über das, was in ihrem Leben vor sich ging, und waren produktiver.

Ich möchte die Darstellung der Neuausrichtungs-Phase mit zwei kurzen Porträts abschließen. Beide veranschaulichen, wie Impulse aus der inneren Kraftquelle die Entwicklungsintelligenz und den für diese Phase kennzeichnenden prüfenden Blick auf das eigene Leben mobilisieren.

James Duntons mittlere Jahre

Als ich James Dunton kennen lernte, litt er unter häufigen Alpträumen und war permanent angespannt. Als Computertechniker und Berater für junge Dotcom-Unternehmen verdiente er gut, war aber mit seinem Privatleben höchst unzufrieden. Er arbeitete pausenlos und war viel unterwegs. Geschäftlich erfolgreich zu sein war ihm wichtig, aber für dauerhafte Beziehungen blieb in seinem Leben wenig Raum.

Kurz nachdem er 40 geworden war, begann er sich über seinen Lebensweg Gedanken zu machen. Er hatte eine Reihe von verstörenden Träumen, in denen Brände, die durch defekte Elektrogeräte ausgelöst waren, und andere Katastrophen Büros voller Computer verwüsteten. Er wusste nicht recht, ob er darin eine Botschaft sehen sollte, die er mir gegenüber folgendermaßen in Worte fasste: »Will ich das, was ich tue, bis ans Lebensende tun und völlig von meiner Arbeit bestimmt sein? Werde ich einfach so weitermachen, bis ich ausgebrannt bin?«

In der Psychotherapie ermutigte ich ihn, seinen Gefühlen auf den Grund zu gehen und sich mit ihnen auseinander zu setzen. Seine Träume boten uns einen wertvollen Anknüpfungspunkt, und ihre emotionale Wucht motivierte ihn für die therapeutische Arbeit.

Noch im selben Jahr bekam James einen Anruf von einem Professor, einem ehemaligen Studienkollegen. An dessen Fakultät war eine Stelle zu besetzen, und er hielt Ausschau nach einem erfahrenen Praktiker wie James. »Geld hast du genug verdient«, sagte der Professor. »Warum nicht etwas ganz anderes machen und es mit Unterrichten versuchen? Du wärst ein hervorragender Dozent!«

Zunächst lehnte James ab, doch seine Alpträume kehrten mit Macht zurück. Er bewarb sich, obwohl er wesentlich weniger verdienen würde als bis dahin. Nachdem er ausgehandelt hatte, dass er keine Sommerkurse geben musste, nahm er die Stelle an. Die Arbeit machte ihm Freude, und außerdem war er 15 Monate später mit einer Assistenzprofessorin der Amerikanistik-Fakultät verlobt. Ihre Dissertation trug interessanterweise den Titel: »The Half Life of a Dot Commer« (Die Halbwertszeit *bzw.* Das halb gelebte Leben eines Internet-Unternehmers).

Das Muster von frühem beruflichen Erfolg und Umorientierung in der Lebensmitte ist sehr häufig. Bei James trat das Streben der jungen Jahre nach Geld und Prestige langsam zugunsten anderer Motive in den Hintergrund, und der Wunsch nach einer dauerhaften Liebesbeziehung und einem ausgewogeneren Lebensentwurf machte sich geltend. Als seine Wertvorstellungen sich zu verschieben begannen, geriet er in eine Phase der Ungewissheit und Anspannung. Auch dieses Phänomen ist etwas völlig Normales. Anspannung und Ambivalenz waren Bestandteil des Entwicklungsprozesses von James. Er tat gut daran, sich in dieser Zeit therapeutische Hilfe zu suchen, und er ließ sich von dem, was in ihm vorging, nicht aus der Bahn werfen, sondern versuchte es zu verstehen und konstruktiv zu nutzen.

Fulvia Ramirez' mittlere Jahre

Fulvia Ramirez nahm an einer meiner Studien teil. Ihr Vater war in Vietnam gefallen, als sie in der zweiten Klasse der Highschool war. Als das älteste von sechs Kindern musste sie plötzlich mithelfen, für den Unterhalt der Familie zu sorgen. Sie gab ihren Traum auf, aufs College zu gehen, schloss aber die Highschool ab, während sie nebenher Geld verdiente.

Nach dem Schulabschluss arbeitete sie bei einer Firma, für die ihre englisch-spanische Zweisprachigkeit von Nutzen war. Die Stelle war gut bezahlt, und sie erntete viel Lob für ihr Können und ihren Einsatz. Mit 23 heiratete sie einen Manager der Firma. Sie arbeitete dort noch ein Jahr weiter, gab die Stelle aber auf, als ihr erstes Kind zur Welt kam. In den folgenden Jahren gebar sie noch zwei weitere Kinder. Sobald sie in der Schule waren, arbeitete sie Teilzeit als Spanischübersetzerin. Als die Kinder größer wurden, war es für Fulvia Zeit, sich wieder einigen Zielen zuzuwenden, die sie lange zurückgestellt hatte. Sie belegte fortlaufende Weiterbildungskurse und begann sich vor allem für Psychologie zu interessieren.

Als ihre jüngste Tochter sich über verschiedene Colleges informierte, schaute auch Fulvia sich die Broschüren an. Zwei Jahre später, kurz vor ihrem 50. Geburtstag, wurde sie an einem College ihrer Gegend für einen Psychologie-Studiengang angenommen.

Fulvias Neuausrichtung in der Lebensmitte ist ein Musterbeispiel für das Reifen der Entwicklungsintelligenz. Ihre kognitiven Fähigkeiten, ihre emotionale Intelligenz, ihr Urteilsvermögen und ihre Fertigkeiten im Umgang mit anderen Menschen traten zunehmend klarer hervor und griffen immer besser ineinander. Ich glaube, dass ihr Wille, das eigene Schicksal selbst in die Hand zu nehmen, und ihre Entschlossenheit, aufs College zu gehen, nicht nur der für die Neuausrichtungs-Phase typischen Dynamik zuzuschreiben sind. Hier waren wohl auch Impulse im Spiel, die für die im Folgenden beschriebene Entwicklungsphase der Befreiung charakteristisch sind und mit dem Empfinden einhergehen, dass einen nichts davon abhalten kann, die eigenen Vorstellungen umzusetzen.

Phase II: Befreiung

Jeannette Palmer hatte den größten Teil ihres Berufslebens als Kassiererin in einem Kaufhaus gearbeitet. Als ich sie interviewte, war sie 66 Jahre alt, schäumte über vor Energie und war keineswegs bereit, sich zur Ruhe zu setzen. »Ich brenne darauf, nun etwas ganz anderes zu machen«, sagte sie. »Es muss etwas Ausgefallenes sein – und es darf sogar ein wenig Risiko dabei sein. An einer Kasse werde ich jedenfalls nie mehr sitzen.«

In den folgenden Wochen ging sie die verschiedensten Möglichkeiten und Einfälle durch. Sie wollte die eigenen Stärken nutzen und etwas tun, das ihr Freude machte. Etwas mit Pfiff. Dann kam ihr die zündende Idee: Sie fuhr gern Auto, und sie redete gern mit Leuten.

»Es gibt eine Menge Frauen, die älter sind als ich und nicht mehr Auto fahren, aber trotzdem gern mobil wären«, sagte sie mir. »Vielleicht können die eine Fahrerin brauchen.«

Sie setzte eine Anzeige in die Lokalzeitung: »Lebensgeprüfte Fahrerin Mitte sechzig bietet reifen älteren Frauen Chauffierdienste und interessante Gespräche.« Sie erhielt sofort Anrufe und gründete ihr neues Unternehmen. Sie beschloss, dass sie aus Sicherheitsgründen besser eine Schusswaffe tragen sollte. Sie belegte einen Kurs, erwarb den Waffenschein und kaufte sich eine Pistole. In den Gesprächen während der Fahrt stellte sich heraus, dass einige Frauen ebenso wie Jeannette selbst passionierte Pokerspielerinnen waren. Sie rief einen wöchentlichen Pokerabend ins Leben, zu dem eine ihrer Freundinnen bemerkte: »Da kann Bingo nicht mithalten!«

Jeannette, die Poker spielende Chauffeurin mit Pistole, betrieb ihren Fahrdienst, bis sie Mitte siebzig war. Sie habe ihren »Karriereschritt« keine Sekunde lang bereut, sagte sie. Ich hatte ihre Sehnsucht, »etwas ganz anderes zu machen«, als ein Anzeichen dafür gedeutet, dass sie im Begriff war, ihren Lebensweg einer kritischen Überprüfung zu unterziehen. An der Risikobereitschaft, mit der sie die Gründung ihres Fahrdienstes anging, war abzulesen, dass sie in die Phase der Befreiung eingetreten war. Typisch für das Denken und Verhalten in dieser Phase ist, dass wir uns selbst so, wie wir sind, besser akzeptieren können als zuvor und den Mut finden, Wünsche und Bedürfnisse unbefangen zu verwirklichen und Neues auszuprobieren. Unsere Kreativität erhält zusätzlichen Auftrieb, weil wir uns sowohl auf der psychischen als auch, durch das Ausscheiden aus dem Arbeitsleben, auf der ganz konkreten Ebene freier fühlen. Menschen in dieser Phase spüren oft, wie alte Hemmungen von ihnen abfallen, und trauen sich zunehmend, sich über gesellschaftliche Konventionen hinwegzusetzen. Die in der Phase der Befreiung vorherrschende Haltung lässt sich mit den Sätzen charakterisieren: »Wenn nicht jetzt, wann dann?«, »Warum eigentlich nicht?« und »Was können die mir schon anhaben?«

In diesem Lebensabschnitt sind die meisten Menschen mit sich selbst mehr oder weniger im Reinen und wissen, dass ihr Selbstbild keinen ernsthaften Schaden nehmen wird, wenn sie einmal einen Fehler machen. Dies sind günstige Voraussetzungen, um zu experimentieren und neue Wege zu gehen. Ein Mann drückte das so aus: »Man muss niemandem mehr irgendetwas beweisen. Das wirkt sehr entlastend.« Zum Beispiel belegt jemand, der Anfang zwanzig ist, einen Malkurs vielleicht lieber nicht, weil er Angst hat, sich vor den anderen zu blamieren, doch wenn er in den mittleren Jahren oder älter ist – und vor allem, wenn die Dynamik der Befreiungs-Phase zum Zuge kommt –, wird er sich erheblich weniger Sorgen darum machen, wie er vor anderen dasteht, und für neue Lernerfahrungen empfänglicher sein. Mit einer solchen Haltung sind wir viel eher bereit, zu experimentieren, ob es sich nun um einen Malkurs, eine Reise oder ein anderes Wagnis handelt. Wie tröstlich diese Unverzagtheit sein kann, hat Mark Twain in der Rede zu seinem 70. Geburtstag beschrieben:

> *Der siebzigste Geburtstag! Das ist der Zeitpunkt in deinem Leben, wo sich eine neue und kolossale Würde einstellt, wo du die sittsame Zurückhaltung, mit der du dich eine Generation lang herumgequält hast, zur Seite werfen kannst, um furchtlos und unerschrocken auf deinem sich in sieben Terrassen aufschwingenden Gipfel zu stehen, hinabzublicken und andere zu lehren – ohne dass dich irgendeiner zurechtweisen kann.*

Das Ende des Berufslebens

In den Industrieländern ist das Ausscheiden aus dem Arbeitsleben für die meisten über 60-Jährigen der markanteste Einschnitt in ihrem Leben. In Kapitel 7 werden wir uns eingehender mit Forschungsergebnissen zu dieser Zäsur befassen, doch ich möchte schon hier eins klarstellen: Bei Erwachsenen, die aus dem Berufsleben ausscheiden oder kurz vor diesem Übergang stehen, verläuft die Entwicklung in der Regel *nicht* in der Richtung, dass sie passiv werden, sich zurückziehen oder an Schwung verlieren. Der typische Impuls, den sie aus ihrer inneren Kraftquelle erhalten, ist vielmehr ein wachsendes Gefühl innerer Freiheit. Außerdem ist das Ausscheiden aus dem Berufsleben nur ein möglicher, aber kein notwendiger Auslöser für diesen Entwicklungsschritt.

Der Freiheitsdrang dieser Phase weist gewisse Parallelen zu dem der Pubertät auf. Beide Phasen sind vom Experimentieren mit Rollen und einem neuen Gefühl der Autonomie geprägt. Außerdem laufen in beiden bedeutsame Verschiebungen des Identitätserlebens ab. In der Pubertät steht das Selbsterleben unter dem machtvollen Einfluss von Hormonen, Erziehung und neuartigen Erfahrungen. In der Befreiungs-Phase des Erwachsenenalters kommen bislang unentdeckte Facetten der eigenen Persönlichkeit zum Vorschein oder bilden sich überhaupt erst heraus. In beiden Phasen treibt die innere Kraftquelle uns insbesondere dazu an, unsere Grenzen auszuloten. Beim Erwachsenen kann sich das in verwegenem, unbekümmertem Verhalten ausdrücken, und es heißt dann manchmal scherzhaft, jemand sei »wieder zum Kind geworden«.

Diese Energien verbinden sich mit den in Kapitel 1 beschriebenen Entwicklungsvorgängen im Gehirn, die eine Stärkung der für Informationsverarbeitung, Lernen und Erinnerungsbildung zuständigen Hirnregionen bewirken. In den Hippokampi erreichen Zahl und Dichte der Dendriten, jener zweigartigen Fortsätze, die der Kommunikation zwischen den Hirnzellen dienen, ihren Höhepunkt zwischen Anfang fünfzig und Ende siebzig, also in dem Lebensabschnitt, in den in aller Regel die Phase der Befreiung fällt. Außerdem bilden sich in den Hippokampi weiterhin neue Neuronen. Aus dieser Verquickung von hirnphysiologischen und psychischen Entwicklungsschritten schöpfen wir die Energie, die uns in die Lage versetzt, nach neuen Herausforderungen zu suchen, uns neue Fertigkeiten anzueignen und mit Aktivitäten, Rollen und zwischenmenschlichen Beziehungen zu experimentieren.

Annette Green: älter, weiser, mutiger

Annette Green hatte nie viel Aufhebens von sich gemacht. Die freundliche, sanfte Frau arbeitete als Haushälterin, ordnete sich anderen meist widerspruchslos unter und machte lieber »keinen Wirbel«. Mit 68 Jahren kam sie zu mir, um mich wegen ihrer Tochter um Rat zu fragen, die seit langem psychisch krank war. Annette sagte, bislang habe sie immer gedacht, dass die Ärzte schon wüssten, was sie täten, und dass sie ihren Rat und ihre Entscheidungen am besten einfach hinnehmen sollte. In letzter Zeit aber hatte sie den Eindruck gewonnen, dass sie energischer auftreten und sich mehr dafür einsetzen sollte, dass ihre Tochter gut versorgt wurde.

Das war für sie etwas Neues. Ihr Termin bei mir war der erste Anlauf, den sie jemals unternommen hatte, um eine zweite Meinung zur Erkrankung ihrer Tochter einzuholen. Es schien ihr aber nicht unangenehm zu sein, mir gegenüberzusitzen und mich um Rat zu fragen. Im Laufe des Gesprächs erwähnte sie auch einen Enkel, der auf eine Brennpunktschule in der Innenstadt ging und dennoch gute Leistungen zeigte. Annette sagte, sie habe sich nie recht getraut, nach anderen schulischen Möglichkeiten für ihn Ausschau zu halten, doch sie könne nun nicht mehr länger die Hände in den Schoß legen, ohne einzugreifen. »Wenn ich ihm nicht zu helfen versuche, wer denn dann?«

Ich gab ihr Kontaktadressen und Empfehlungen zu einigen kommunalen Hilfsangeboten mit, die meiner Ansicht nach die Versorgung ihrer Tochter sinnvoll unterstützen konnten. Später erfuhr ich, dass Annette diese Vorschläge mit Erfolg aufgegriffen hatte und froh über die Fortschritte war, die ihre Tochter machte. Außerdem war sie einigen Hinweisen zu privaten Highschools und zu Stipendien nachgegangen, für die ihr Enkel möglicherweise in Frage kam. Bald darauf wurde er als Stipendiat an einer der Schulen angenommen. Sie sagte mir, sie platze vor Stolz über das, was er erreicht habe – und darüber, dass sie sich ein Herz gefasst und ihre Vorhaben in die Tat umgesetzt habe.

Wenn Annette einige Jahre früher zu mir gekommen wäre, als die Phase der Befreiung bei ihr noch nicht eingesetzt hatte, wäre sie vermutlich noch zu gehemmt gewesen, um ihrer Tochter und ihrem Enkel zuliebe die Initiative zu ergreifen. Doch aufgrund der inneren Veränderungen, die sich in dieser Phase vollziehen, fielen meine Vorschläge auf fruchtbaren Boden. Ihre innere Kraftquelle tat dann das Übrige.

Es gibt nur die Gegenwart

»Wenn nicht jetzt, wann dann?« ist ein Mantra der Befreiungs-Phase. In diesem Lebensabschnitt kommen die meisten mittlerweile gut mit den Ängsten zurecht, die die Konfrontation mit der eigenen Sterblichkeit ausgelöst hat, und ihnen liegt immer mehr daran, die Zeit, die ihnen noch bleibt, gut zu nutzen. Diese Einstellung kann ein machtvoller Ansporn sein, etwas in Angriff zu nehmen, zu dem ihnen bislang immer die Zeit oder der Mut fehlte.

Phil Smith war erfolgreich in der Öffentlichkeitsarbeit eines Unternehmens tätig. Als er auf die Sechzig zuging, regte sich in ihm der starke Wunsch, mehr Zeit für seine zwei bevorzugten Freizeitaktivitäten zur Verfügung zu haben: Radfahren und Fotografieren. Er beschloss, seine Vollzeitstelle aufzugeben und sich auf eine beratende Tätigkeit zu verlegen. Mit den Landschaftsaufnahmen, die er bei seinen Ausflügen schoss, machte er sich in der Gegend einen Namen. Auf die Frage, was ihm den Anstoß gegeben hatte, seiner Leidenschaft für die Fotografie den Vorzug zu gaben, gab er zur Antwort, er fühle sich nun frei von den Bedenken und Vorbehalten seiner jungen Jahre, weil ihm die Kostbarkeit und Endlichkeit des Lebens bewusst geworden sei.

»Es wird einem auch klarer, dass für uns nicht die großen Linien der Geschichte im Vordergrund stehen«, sagte er, »sondern dass wir es mit einem Tag nach dem anderen zu tun haben, und dass jeder von ihnen zählt. Unsere Aufgabe ist es – ganz gleich, welche Art von Arbeit wir tun –, aus diesen Tagen, aus einem nach dem anderen, das Beste zu machen.«

Auch Emily Hales Geschichte ist ein Beispiel für den Mut, lange hintangestellte Träume zu verwirklichen.

Emily hatte als Bibliothekarin Karriere gemacht. Der Beruf kam ihrer Neigung zu Zurückgezogenheit, Schweigsamkeit und Stille entgegen. Sie war aber durchaus politisch interessiert und hatte sich stets für staatlich finanzierte Bildung und Umweltschutz eingesetzt – wenn auch meist durch Spenden und nicht dadurch, dass sie bei Versammlungen das Wort ergriff oder Leitungsfunktionen ausübte.

Emily erzählte mir, als sie mit 65 in Rente gegangen sei, habe eine innere Stimme sie immer lauter dazu angehalten, sie solle ihr Wissen sinnvoll einsetzen. In den folgenden zwei Jahren machte sie sich mit der Politik auf lokaler und Bundesstaatsebene vertraut und rückte durch ihren Einsatz für staatlich finanzierte Bildung und durch das, was sie zu dem Thema publizierte, immer mehr ins Licht der Öffentlichkeit. Sie wurde in eine Projektgruppe der Bildungsbehörde ihres Bundesstaates berufen und begann sich insbesondere für die Verkleinerung der Schulklassen einzusetzen. Das derzeitige Schulsystem erlaubte ihrer Ansicht nach zu große Klassenstärken. Sie sagte, sie sei selbst überrascht, wie leicht es ihr falle, auf Konfrontation mit denen zu gehen, die das Problem herunterspielten oder behaupteten, eine Änderung der bestehenden Regelungen sei nicht machbar.

Zum ersten Mal in ihrem Leben führte sie hitzige Streitgespräche. Eines Tages sagte sie zu mir, sie frage sich, ob sie mit ihrem Verhalten nicht das gute Verhältnis zu ihren Kolleginnen und Kollegen oder sogar ihre Position in der Projektgruppe aufs Spiel setze. Dann aber gab sie sich selbst die Antwort auf ihre Befürchtungen und ließ ihre innere Stimme sprechen. Sie klopfte mit der Hand auf den Tisch, um ihren Worten Nachdruck zu verleihen, und sagte in entschlossenem, unbeugsamem Ton: »Gut, aber ich weiß nun einmal, dass ich das Richtige tue, und außerdem bin ich 68 Jahre alt – was können die mir schon anhaben?« Sie lächelte.

Neuausrichtung und Befreiung

Wir haben in diesem Kapitel die ersten beiden Phasen des reifen Alters betrachtet. Wir haben gesehen, wie das klare Bewusstsein der eigenen Sterblichkeit die Phase der Neuausrichtung einleiten kann und wie aus sowohl psychischen als auch hirnphysiologischen Veränderungsprozessen das Empfinden hervorgeht, dass alte Zwänge von uns abfallen. Dies können höchst schöpferische und fruchtbare Lebensabschnitte sein. Zur Veranschaulichung habe ich Ihnen ganz normale Menschen von heute vorgestellt, doch auch in der

Geschichte finden sich viele geeignete Beispiele. Sokrates wurde mit 70 Jahren gezwungen, Selbstmord zu begehen, weil die Herrscher von Athen sich durch seine Ideen bedroht fühlten. Ebenfalls mit 70 veröffentlichte Nikolaus Kopernikus seine Belege dafür, dass die Erde sich um die Sonne dreht, und löste damit Umwälzungen in Wissenschaft und Theologie aus. Galileo Galilei erweiterte die Theorie des Kopernikus und trug mit 68 stichhaltige Argumente dafür vor, dass sie der Wirklichkeit entsprach. Er wurde sogleich verhaftet und stand die letzten acht Jahre seines Lebens unter Hausarrest. Eine der zahllosen Geschichten aus jüngerer Zeit ist die von Laura Ingalls Wilder, die mit 65 Jahren ihre Lebensgeschichte aufzuschreiben begann und über zehn Jahre lang an der Buchserie *Little House on the Prairie* arbeitete.[2]

Ich möchte noch einmal betonen, dass die Neuausrichtung in der Lebensmitte und die Phase der Befreiung keine »Krisen« sind und auch nicht aus Krisen entspringen. Natürlich gehen die Veränderungen, die sich in diesen Phasen vollziehen, mit Ängsten, Unbehagen, Entscheidungsnöten oder Verwirrung einher. Das sind aber ganz normale Begleiterscheinungen. Im Großen und Ganzen sind diese Phasen ungemein *positive* Erfahrungen, solange man nicht eine schwere Krankheit, extreme Verlusterlebnisse oder schlimme Entbehrungen zu verkraften hat. Auch die zwei sich daran anschließenden Phasen des reifen Erwachsenenlebens bergen, wie wir im nächsten Kapitel sehen werden, ein ebenso reiches Potenzial für viel versprechende neue Entwicklungen.

---

2 Die darauf basierende Fernsehserie mit Michael Landon lief im deutschsprachigen Raum unter dem Titel *Unsere kleine Farm*. A. d. Ü.

4 Die zweite Lebenshälfte: Phase III und IV

In dieser Welt macht uns nicht das reich, was wir nehmen, sondern das, was wir aufgeben.
HENRY WARD BEECHER, US-AMERIKANISCHER PREDIGER, 1813–1887

Phase III: Resümee

Die dritte der vier Phasen des reifen Erwachsenenalters setzt in der Regel ein, wenn man auf die Siebzig zugeht, kann aber in verschiedenen Formen auch später oder zehn Jahre früher in Erscheinung treten. Sie schließt sich gewöhnlich an die Phasen der Neuausrichtung in der Lebensmitte und der Befreiung an, die ich im vorangegangenen Kapitel dargestellt habe. Ich nenne diese dritte Phase »Resümee«, weil Menschen in ihr insbesondere den Drang verspüren, in ihrem Lebensweg eine umfassendere Bedeutung zu entdecken, und deshalb Rückschau halten, Bilanz ziehen und anderen etwas von sich zu geben versuchen. In der Resümee-Phase beginnen wir, uns selbst als so etwas wie »Hüterinnen und Hüter der Kultur« zu sehen, und möchten, dass der geistige oder vielleicht auch materielle Reichtum, den wir im Leben angesammelt haben, auch anderen zugute kommt. Ich habe bei unzähligen Menschen miterlebt, wie sie in dieser Phase dem stärker werdenden Wunsch folgen, durch ehrenamtliche Arbeit, Einsatz in ihrer Gemeinde und Spendentätigkeit etwas von dem zurückzugeben, was sie selbst im Leben bekommen haben. Diese Impulse ihrer inneren Kraftquelle finden ihren Ausdruck oft darin, dass sie im mündlichen Erzählen oder autobiografischen Schreiben ihr Leben noch einmal in Augenschein nehmen und im Rückblick nachvollziehen. In meiner Ruhestands-Studie ist die Mehrheit der Teilnehmenden über siebzig und achtzig damit befasst, Memoiren zu schreiben, die eigene Geschichte mündlich weiterzugeben, Fotos zusammenzutragen, einen Stammbaum anzulegen oder eine andere Art von Rückschau zu erarbeiten. Ein beeindruckendes Beispiel hierfür ist Katharine Grahams Autobiografie *Wir drucken! Die Chefin der Washington Post erzählt die Geschichte ihres Lebens*. Dies war ihr erstes Buch, und sie schrieb es mit 79 Jahren. (1998 erhielt sie dafür den Pulitzer-Preis.)

Ich glaube, dass sich der Drang zur Beschäftigung mit der eigenen Biografie in dieser Phase sowohl aus dem Bewusstsein der eigenen Sterblichkeit als auch aus einigen der in Kapitel 1 dargestellten hirnphysiologischen Veränderungsprozesse speist. Es ist, wie ich glaube, vor allem auf den parallelen Einsatz beider Hirnhälften zurückzuführen, dass das gesamte Spektrum der faktischen und emotionalen Aspekte einer Lebensgeschichte zum Ausdruck kommen kann. Ich halte es keineswegs für einen Zufall, dass ältere Menschen so gern Geschichten aus ihrem Leben berichten oder es in irgendeiner Form Revue passieren lassen. Zweifellos spielt dabei eine Rolle, dass ihnen mehr Zeit zur Verfügung steht als vorher, denn Schreiben oder auch das Ordnen von Dingen, etwa das Einkleben von Bildern in Fotoalben, nimmt Zeit und Energie in Anspruch, die jüngere Menschen nicht unbedingt erübrigen können, solange sie noch von Kindern und Beruf in Beschlag genommen sind. Ältere Menschen könnten mit ihrer Zeit aber auch viele andere Dinge anfangen. Woher rührt also dieser anscheinend universelle Impuls, Bilanz zu ziehen und im gleichen Zuge den Mitmenschen etwas von sich zu geben?

Wir können diese Frage noch nicht vollständig beantworten, aber Forschungsbefunde lassen vermuten, dass die Gründe zumindest zum Teil in den Hippokampi zu suchen sind, also in jenen paarigen Strukturen, die für Bildung und Abruf von Erinnerungen wesentlich sind und außerdem den »denkenden« Neokortex mit dem »fühlenden« limbischen System verknüpfen helfen. Neuere Studien von Eleanor A. Maguire und Christopher D. Frith vom Institute of Neurology am

Londoner University College haben ergeben, dass die Aktivierung der Hippokampi bei jüngeren und älteren Erwachsenen, wenn sie sich Ereignisse in ihrem Leben in Erinnerung rufen, deutlich unterschiedlich verläuft. Die älteren Erwachsenen setzen dabei sowohl den linken als auch den rechten Hippokampus ein, während bei den jüngeren Erwachsenen vorwiegend der linke aktiv wird. Diese Resultate stehen im Einklang mit Studien zu anderen Hirnregionen, bei denen ältere Menschen ebenfalls stärker dazu neigten, sich beider Hirnhemisphären zu bedienen.

Mein Hypothese ist, dass das Einbeziehen beider Hippokampi beim Abruf von Lebensereignissen die Erinnerung facettenreicher und plastischer werden lässt, weil das Gehirn so auf eine breitere Palette von Instrumenten zurückgreifen kann. Die intuitiven, ganzheitlichen und nichtsprachlichen Fähigkeiten, die typischerweise eher in der rechten Hirnhälfte angesiedelt sind, können bei der Aufgabe des Erinnerungsabrufs eine Bereicherung bedeuten. Vielleicht wird das Erinnern durch den Einsatz beider Hippokampi auch einfach zu einem fesselnderen und angenehmeren Vorgang. Ich glaube, dass das Gehirn es im reifen Alter »genießt«, sich mit autobiografischen Themen zu befassen und dafür sozusagen beide Motoren hochzufahren. Die Beschäftigung mit der eigenen Lebensgeschichte und der umfassendere Prozess des prüfenden Rückblicks ist in meinen Augen für das reife Gehirn so etwas wie ein Leckerbissen – ein Luxus, den es sich gönnt.

In engem Zusammenhang mit dem Drang, Bilanz zu ziehen und im eigenen Leben Ordnung und Struktur zu finden, steht der Wunsch, der Familie, dem sozialen Umfeld oder der ganzen Menschheit in irgendeiner Weise etwas zurückzugeben. Die über 70-Jährigen, die an meiner Ruhestands-Studie teilnehmen, sind fast ausnahmslos in irgendeiner Weise gemeinnützig oder ehrenamtlich aktiv und bleiben es meist bis in die Achtziger hinein. Das liegt nicht einfach daran, dass Menschen in diesem Alter keine bezahlte Arbeit bekommen würden. Wie wir in Kapitel 7 sehen werden, bieten sich älteren

Erwachsenen mehr Möglichkeiten, tätig zu werden, als je zuvor in ihrem Leben, und viele entscheiden sich dafür, unentgeltliche und ehrenamtliche Arbeit zu leisten. Zum Beispiel gaben in einer landesweiten Erhebung, die der Seniorenverband AARP (American Association of Retired People) im Jahr 2003 veröffentlichte, 40 Prozent der über 70-jährigen Teilnehmenden an, dass sie im Rahmen irgendeiner Art von Organisation ehrenamtlich aktiv waren; wenn man Aktivitäten außerhalb von Verbänden und Organisationen hinzunahm, erhöhte sich dieser Anteil auf 80 Prozent.

Menschen in der Resümee-Phase engagieren sich oft für wohltätige Zwecke. In der Ruhestands-Studie antworten sie auf die Frage: »Was gibt Ihnen das Gefühl, dass Ihr Leben Sinn und Ziel hat?« häufig, dass sie etwas tun wollen, das für andere hilfreich ist.

Ein Großonkel meiner Frau, Harold Alfond, Sohn armer russischer Einwanderer, fing praktisch bei null an und brachte es durch harte Arbeit so weit, dass er schließlich im Bundesstaat Maine die Schuhfirma Dexter gründen konnte. Er ist der Erfinder des Fabrikverkaufsladens und Miteigner des Bostoner Baseballteams Red Sox. Als ich ihn interviewte, war er 89 und befand sich eindeutig in der Resümee-Phase. Er hat immer wieder große Geldsummen gespendet und gibt außerdem anderen sein Wissen über die Methoden einer gezielten und effektiven Wohltätigkeit weiter. Er sagte mir, dass »es wichtig ist, anderen zu zeigen, wie man am besten gibt«; mit seiner Art zu geben wolle er »ein Vorbild für meine Kinder, Enkel, Urenkel und für andere Wohltäter« sein. Auch seine vier Kinder engagieren sich alle für wohltätige Zwecke. Zum Zeitpunkt unseres Gesprächs hatte Harold über 100 Millionen Dollar gespendet, die Hälfte davon, seit er 80 geworden war. Er fasste einen in dieser Phase häufigen Gedanken folgendermaßen in Worte: »Ich will, dass dieses Land und die ganze Welt für alle Menschen ein freundlicherer Ort werden.«

Der Prozess des Bilanzierens kann Menschen auch veranlassen, unerfüllt gebliebene Träume wieder aufzugreifen und unbewältigte Konflikte einer Lösung zuzuführen. Der Drang, sich mit solchen Dingen auseinander zu setzen und ins Reine mit ihnen zu kommen, kann in dieser Lebensphase sehr stark sein. In den frühen 1960er Jahren entwickelte Robert Butler, Psychiater, Gerontologe und Pulitzer-Preisträger, das Konzept der »Lebensrückschau« (life review) und setzte es in der Einzel-Psychotherapie ein. Der Prozess der Lebensrückschau, sagte Butler, ist »gekennzeichnet durch das fortschreitende Bewusstwerden früherer Erfahrungen und insbesondere durch das Wiederemporkommen unaufgelöster Konflikte, die man nun noch einmal in Augenschein nehmen und auf neue Weise integrieren kann. Wenn die Reintegration gelingt, kann sie dem eigenen Leben eine neue Sinndimension verleihen.«

Wissenschaftler und Therapeuten, die sich mit älteren Menschen befassen, haben das Rekapitulieren der eigenen Lebensgeschichte mittlerweile zu respektieren gelernt und messen ihm großen Wert bei. Psychologen ist klar geworden, dass der prüfende Rückblick auf das eigene Leben ein normaler Teil des Älterwerdens ist; er kann zu einer schärferen Selbstwahrnehmung und einem klareren Bejahen der eigenen Person führen. Butlers Pionierarbeit war Inspiration für vielfältige Formen der Lebensrückschau, die man heute in Gruppen oder individuell in praktisch jedem kreativen Ausdrucksmedium vornehmen kann, ob mittels Schreiben, Fotografieren oder einer anderen künstlerischen Betätigung. Der entscheidende Punkt dabei ist, dass uns das Resümieren in jeder Form neue Aspekte und Dimensionen unseres Lebens eröffnen kann.

Geschichten zur Resümee-Phase

Es ist niemals zu spät, sich unaufgelösten Konflikten, unerfüllten Träumen und unerledigten Problemen noch einmal zuzuwenden. Manchmal gelingt es sogar, die Träume noch Wirklichkeit werden zu lassen. Dies zeigen die folgenden Geschichten:

Späte Anerkennung für Frank Bourgin. Frank Bourgins unerfüllter Traum lag ihm über 40 Jahre lang auf der Seele. Im Jahr 1945, er war damals Mitte dreißig, lehnte die Universität Chicago seine Doktorarbeit ab. Er verteidigte darin die damals neuartigen Sozialprogramme Franklin D. Roosevelts gegen den Vorwurf, sie verstießen gegen die Verfassung. Um Widerspruch gegen die Ablehnung einzulegen, hätte er sich noch einmal als Vollzeitstudent einschreiben müssen. Frank war aber verheiratet und gerade Vater geworden, sodass ein Weiterstudieren nicht in Frage kam. Er fand eine Stelle in der freien Wirtschaft und deponierte seine Dissertation in einer Stahlkassette. Die Ablehnung wurmte ihn aber die ganze Zeit, weil er sie als ungerechtfertigt empfand. 1987, als der 200. Jahrestag der US-amerikanischen Verfassung gefeiert wurde, entschloss er sich zu einem neuen Anlauf. Er schickte eine Zusammenfassung seiner Dissertation an den Historiker Arthur Schlesinger jr., der gerade ein Buch veröffentlicht hatte, dessen Argumente sich zum Teil mit den Jahrzehnte zuvor von Frank verwendeten deckten.

Einige Wochen später kam ein Brief von Schlesinger. Frank weinte, als er ihn las. Schlesinger pries die Dissertation als eine Pioniertat und als eine »bemerkenswert eigenständige Arbeit«. Er schrieb auch, dass er der politikwissenschaftlichen Fakultät der Universität Chicago nahe legen würde, einen zweiten Blick darauf zu werfen. Die Fakultät ging darauf ein, und im folgenden Jahr rollte Frank auf einem batteriebetriebenen Motorroller über eine Bühne, um mit 77 Jahren den Doktorgrad verliehen zu bekommen.

Verdi: Eine Rückwendung über fünf Jahrzehnte. Viele staunen, dass Giuseppe Verdi 80 Jahre alt war, als er seine gefeierte Oper *Falstaff* komponierte. Warum aber wählte er diesen Stoff und keinen anderen? Eine mögliche Erklärung liegt in der Dynamik der Resümee-Phase. Denn es gab eine alte Kränkung, die seit über 50 Jahren an ihm nagte.

Mit 25 Jahren hatte Verdi eine komische Oper komponiert, *Un Giorno di Regno (König für einen Tag)*. Sie hatte 1840 in der

Mailänder Scala Premiere, fiel aber durch und wurde schon nach dieser ersten Vorstellung abgesetzt. Dieser Fehlschlag war für Verdi besonders bitter, weil er eben erst seine Frau und ein Jahr zuvor seinen kleinen Sohn verloren hatte. Er schwor, nie wieder eine Oper zu schreiben, doch weil ihn der Intendant der Scala beharrlich anspornte, schrieb Verdi schließlich *Nabucco*, die Oper, mit der er den Grundstein für eine jahrzehntelange triumphale Laufbahn legte.

55 Jahre nachdem *König für einen Tag* durchgefallen war, blickte der gefeierte Komponist, während er die Resümee-Phase durchlief, in die Vergangenheit zurück. Einst war er daran gescheitert, eine komische Oper zu schreiben, die vom Publikum angenommen wurde. Nun war es für ihn an der Zeit, einen neuen Anlauf zu unternehmen. Das Ergebnis war *Falstaff*, eine der herrlichsten Opern, die je geschrieben wurden. Sie hatte passenderweise in der Scala Premiere.

Resümee im Kollektiv. Jim Grenquist, der an meiner Ruhestands-Studie teilnahm, erzählte mir, dass in seiner Heimatstadt Malden, Massachusetts, ältere Erwachsene seit zehn Jahren zusammenkamen, um sich gegenseitig aus ihrem Leben zu erzählen. (Die Geschichten haben für mich eine besondere Bedeutung, weil meine Tante Rose Litchman in der Zeit, um die es ging, in Malden lebte.) Die Gruppe bestand zunächst aus sechs Mitgliedern, die in zwei Ortsteilen von Malden aufgewachsen waren, in Linden und Maplewood. Ihnen lagen diese Geschichten am Herzen, in denen sich Kultur und historische Hintergründe der 1930er und 1940er Jahre widerspiegelten, und sie wollten sie bewahren. Sie stellten fest, dass immer neue Erinnerungen wach wurden, wenn sie ihre Lebensgeschichte anderen erzählten, die in derselben Gegend aufgewachsen waren.

Mit den Jahren zog das Projekt immer weitere Kreise, und schließlich steuerten mehr als 500 Menschen ihre Erinnerungen bei. Ein Mitglied der Gruppe, William T. J. »Bill« Dempsey, geboren 1924, erklärte sich bereit, das ständig anwachsende Material der Überlieferungen schriftlich aufzubereiten. Im Laufe der Zeit erschienen mehrere mithilfe der Computertechnologie erstellte Bände. Im Vorwort zum ersten Band findet sich folgende Passage, die Zielrichtung und Bedeutung der Resümee-Phase prägnant zusammenfasst: »Dieses Buch mit unseren Erzählungen davon, wie es war, in Linden aufzuwachsen, ist ein Erinnerungsschatz nicht nur für uns selbst, sondern auch für unsere Kinder und Enkelkinder. Es kann für die vielen wunderbaren Kinder, die heute hier leben, zu einem Teil ihres Erbes werden, auf das sie stolz sein können.«

Phase IV: Da capo

Die Da-capo-Phase setzt im Allgemeinen ein, wenn man auf die Achtzig zugeht, wird während der Achtziger ausgeprägter und erstreckt sich bis ans Lebensende. Die innere Kraftquelle und die Kreativität unseres Gehirns erzeugen Impulse, die uns zur Reflexion anregen und den Wunsch wecken, nicht still zu stehen und uns an dem zu freuen, was war und was ist. Diese Phase ist kein Schwanengesang, sondern besteht vielmehr aus einer Reihe von Variationen auf die vielfältigen Themen, die im Laufe unseres Lebens ans Licht getreten sind.

Auch wenn wir uns mit Krankheit oder körperlichen Einschränkungen abfinden müssen, sind nach wie vor machtvolle Antriebskräfte in uns wirksam wie etwa Bedürfnisse nach Liebe, Miteinander und Selbstbestimmtheit und der Wunsch, der Welt etwas zurückzugeben. In gewissem Sinne umfasst die Da-capo-Phase Aspekte aller drei vorangegangenen Phasen: Wir schauen weiterhin prüfend zurück und fühlen uns von alten Fesseln und Begrenzungen befreit, und vielleicht verspüren wir noch immer den starken Wunsch, Bilanz zu ziehen und die Einsichten, die wir dabei gewinnen, in irgendeiner Weise kreativ zum Ausdruck zu bringen. Diese Impulse und Strebungen können im hohen Alter in überraschenden Formen zutage treten. Möglicherweise entwickelt sich eine völlig neue Sicht auf das Leben. Auch wenn sich Verhalten und Einstellungen in dieser Phase weitgehend in wohlvertrauten Bahnen bewegen, sind wir dennoch auch fähig, in spontaner und beeindruckender Weise aus diesen Bahnen auszubrechen.

Bessie und Sarah Delaney, afroamerikanische Schwestern, die ihr gesamtes Leben miteinander verbracht hatten, schrieben im Alter von 105 und 103 Jahren eine gemeinsame Autobiografie, *The Delaney Sisters: The First Hundred Years* (Die Delaney-Schwestern: Die ersten 100 Jahre), ein gutes Beispiel sowohl für die Resümee- als auch die Da-capo-Phase. Als Bessie zwei Jahre später starb, schrieb Sarah gewissermaßen ein Da-capo-Buch, *On My Own* (Auf mich allein gestellt).

Die Da-capo-Phase ist oft von einer humorvollen Haltung gegenüber der Realität des Todes und den manchmal wenig erquicklichen Aspekten des Älterwerdens geprägt. Nehmen wir den großen Komiker George Burns.

Ich interviewte George Burns für eine Serie von öffentlich-rechtlichen Fernsehspots über das Alter. Als ich ihn fragte, wie er mit seinem fortgeschrittenen Alter zurechtkam, spottete er: »Ich bitte das Publikum jetzt lieber, schon im Voraus zu applaudieren, nur für alle Fälle.« Und er bekam auch weiterhin Applaus, bis er mit 100 Jahren starb, und wusste mit seiner Schlagfertigkeit zu überraschen. Als ich ihn fragte: »Was sagt denn Ihr Arzt dazu, dass Sie rauchen und trinken?«, kam postwendend die Antwort: »Mein Arzt ist tot.«

Thema der Da-capo-Phase ist die Vitalität – wenn nicht immer des Körpers, so doch des Geistes. Mir fallen die Anfangszeilen eines berühmten Gedichts von Dylan Thomas ein:

> *Do not go gentle into that good night,*
> *Old age should burn and rage at close of day;*
> *Rage, rage against the dying of the light.*[3]

---

3 In der Übersetzung von Curt Meyer-Clason:
Geh nicht gelassen in die gute Nacht,
Brenn, Alter, rase, wenn die Dämmerung lauert;
Im Sterbelicht sei doppelt zornentfacht.

Es ist wichtig, sich vor Augen zu halten, dass die wichtigsten Fähigkeiten des Gehirns in der Regel auch im hohen Alter intakt bleiben. Selbstverständlich lassen die geistigen Funktionen in manchen Aspekten nach, aber Lernvorgänge sind immer möglich, und die Vielschichtigkeit der in einem alten Gehirn niedergelegten Erfahrung ist durch nichts zu ersetzen. Es werden weiterhin neue Dendriten, neue Synapsen und selbst komplette neue Nervenzellen gebildet – insbesondere wenn wir uns mit Aktivitäten beschäftigen, die körperlich oder geistig anregend und anspruchsvoll sind.

Nicht nur das Gehirn bleibt belastbar (solange keine chronischen oder degenerativen Erkrankungen im Spiel sind), sondern auch Grundstimmung und innere Verfassung bleiben bei den meisten positiv, selbst bei gravierenden körperlichen Beschwerden. Dies ist ein hervorstechendes Merkmal der Da-capo-Phase: die Kunst des Weitergehens, allen Hindernissen zum Trotz. Auch sehr alte Menschen können durchaus noch intensive Freude am Leben haben, vor allem in den Beziehungen zu Familienmitgliedern und anderen ihnen wichtigen Menschen. Studien der Georgia State University in Atlanta haben dies bestätigt. Die Forscher analysierten unter anderem, inwieweit sich Erwachsene in den mittleren Jahren, ältere und sehr alte Erwachsene in so genannten Bewältigungsstrategien und in der Lebenszufriedenheit unterschieden. Die Teilnehmenden waren gesund, sozial aktiv und lebten eigenständig. In elf von zwölf Bewältigungsressourcen sowie in der allgemeinen Effektivität der Bewältigungsstrategien waren keine bedeutsamen Unterschiede feststellbar. Auch die Messgrößen zur Lebenszufriedenheit bewegten sich in den drei Altersgruppen auf demselben Niveau. Laut diesen Befunden kommen gesunde Menschen im hohen Alter mindestens ebenso gut zurecht wie gesunde jüngere, obgleich die Wahrscheinlichkeit größer ist, dass sie körperliche Beschwerden und Verlusterfahrungen der einen oder anderen Art zu verarbeiten haben. Das relativ hohe Niveau der Lebenszufriedenheit zeigt außerdem, wie viel Robustheit und Kraft auch im hohen Alter noch vorhanden sind.

Dies haben mehrere andere Studien bestätigt – und zwar auch bei Erwachsenen mit schlechtem Gesundheitszustand. Das Fazit lautet: Menschen sind mit zunehmendem Alter immer besser in der Lage, sich an ihre Lebensumstände anzupassen. Ungeachtet ihrer gesundheitlichen Verfassung sind ältere Erwachsene im Allgemeinen besser als jüngere Erwachsene dafür gerüstet, den Widrigkeiten des Älterwerdens ins Auge zu blicken, und zwar im Hinblick sowohl auf die Lebenszufriedenheit als auch auf die Bewältigungsstrategien. Dass das Wohlbefinden im reifen Alter zunimmt oder auf demselben Niveau bleibt – und in der Regel *nicht* stetig abnimmt –, führen einige Wissenschaftler unter anderem darauf zurück, dass wir im Laufe der Jahre mehr positive und weniger negative Emotionen erleben. Wie wir in Kapitel 1 sahen, könnte dieser Forschungsbefund damit zusammenhängen, dass die Amygdalae, die Verarbeitungszentren für Emotionen, »abgeklärter« werden. Zu diesen physiologischen Veränderungen kommt meiner Ansicht nach hinzu, dass die fortwährend im Wandel begriffene innere Kraftquelle auch in dieser Phase auf Weiterentwicklung drängt.

Diese Tendenzen sind selbst bei Hundertjährigen offenkundig. Thomas Perls berichtet in *Living to 100* von seiner Studie mit Menschen, die 100 Jahre und älter sind: »Sie erleben keine allmähliche, sich lange hinziehende Verschlechterung ihres Gesundheitszustandes. Etwa 95 Prozent unserer Hundertjährigen sind bis in ihre Neunziger körperlich gesund und können frei über ihre geistigen Fähigkeiten verfügen; psychische Erkrankungen und Depression sind bei ihnen selten. ... Viel wahrscheinlicher ist, dass Hundertjährige fast das ganze Leben über gesund sind und erst kurz vor dem Tod rasch abbauen.« Das sind gute Neuigkeiten, vor allem weil die Hundertjährigen die am schnellsten wachsende Altersgruppe sind und weil viele Menschen befürchten, ein derart langes Leben würde bedeuten, dass sie vor dem Tod voraussichtlich viele Jahre lang gebrechlich sind.

An einem der Teilnehmer von Perls' Studie wird deutlich,

welche Vitalität auch noch mit 100 Jahren möglich ist. Dirk Struik war Professor am Massachusetts Institute of Technology gewesen. Mit 100 reiste er in die Niederlande, sein Geburtsland, um Vorträge zu halten und Verwandte zu besuchen. Mit 101 veröffentlichte er einen Artikel zu einer neuen Fachrichtung der Mathematik, der Ethnomathematik, und schrieb an seiner Autobiografie. Professor Struik forschte und entwickelte neue Gedanken, stellte althergebrachte Vorstellungen auf den Prüfstand und nahm neue Ideen in sich auf, bis er im Jahr 2000 mit 106 Jahren starb. Er und andere Hundertjährige tun instinktiv das, was die Altersforschung empfiehlt: Wer fortwährend Neues lernt und aktiv bleibt, dessen Geist rostet nicht ein.

Das Leben feiern

Zusammenkünfte und Feiern von Familien und anderen Gruppen, bei denen Menschen in der Da-capo-Phase einbezogen sind, können Wir-Gefühl und Zusammenhalt stärken. Die Begegnung mit Menschen im hohen Alter weckt bei Jüngeren oft Hoffnung und Zuversicht und löst ein fasziniertes Staunen über das Leben aus. Diesen Effekt hatten auch, ehe sie nach vielen Jahren abgesetzt wurden, die Geburtstagsglückwünsche, die der Wetteransager Willard Scott in der Nachrichtensendung *Today Show* Hundertjährigen übermittelte. Seine öffentlichen Gratulationen waren eine fortlaufende Feier des hohen Alters, an der Millionen Zuschauer teilnahmen.

Den ältesten Teilnehmerinnen und Teilnehmern an meinen Studien begegne ich mit Ehrfurcht, Respekt und Neugier. Ich erinnere mich an eine Begebenheit vor gut zehn Jahren. Im Rahmen einer Veranstaltung im Huffington Center on Aging in Houston sollte ich Mildred Horton interviewen, die gerade 100 geworden war. Es hieß, dass ihr der Schalk im Nacken saß. Vor einem Publikum von mehreren hundert Menschen betrat Mildred in einem schicken blaugrauen Kattunkleid mit Gürtel und einer eleganten weißen Strickjacke die Bühne. Sie benutzte einen Gehstuhl, der wie eine stilvolle, kompakte kleine Kutsche aussah. Sie setzte sich in den Sessel mir gegenüber, und ich dankte ihr zunächst, dass sie sich Zeit dafür genommen hatte, mit mir und dem Publikum zu sprechen. Also normalerweise, erwiderte sie, würde sie an diesem Abend ja Karten spielen, und es sei nicht einfach gewesen, ihre vielen Termine zu koordinieren. Aber sie habe das Gefühl gehabt, dass sie uns das doch schuldig sei. Damit hatte sie den scherzhaften Tonfall angeschlagen, der den weiteren Abend bestimmen sollte.

»Ich muss Ihnen eine Frage stellen«, sagte ich, »die Ihnen wohl schon oft gestellt worden ist, aber viele Menschen würden dennoch gern Ihre Antwort hören – wie ist das, wenn man hundert ist?« Wie aus der Pistole geschossen antwortete sie: »Genauso wie mit 99, ich merke überhaupt keinen Unterschied.«

Im Laufe des Interviews sprach sie über ihren Einsatz für andere, der zu jener Zeit insbesondere Kindern und Familien galt, die unter dem Bürgerkrieg in Bosnien litten. Den ganzen Abend lang bezauberte Mildred das Publikum mit einer Art von Witz, Weisheit und trockenem Humor, der ich bei Menschen in dieser Lebensphase oft begegnet bin.

Geschichten zur Da-capo-Phase

Während einer Konferenz zum Thema Alter und Kreativität, die vor einigen Jahren in Santa Fe stattfand, schaute ich mir eine Ausstellung mit Werken älterer Künstlerinnen und Künstler an, die von einer Wettbewerbsjury ausgewählt worden waren. Ein Kollege hatte gesagt, ich solle mir auf keinen Fall die Tonskulpturen von Beatrice Pearse entgehen lassen. Beatrice stand bei ihren Eulenfiguren und sah selbst wie ein Kunstwerk aus, mit einem farbenprächtigen Kittel über einem langen schwarzen Kleid. Sie grüßte mich mit offenem Lächeln und funkelnden Augen.

»Was Sie da in Ihrem Vortrag gesagt haben, hat mir gefallen«, sagte sie.

»Nun, mir ist klar«, erwiderte ich, »dass gerade Sie und Ihre Arbeit mir ein starkes Argument dafür liefern, dass sich im reifen Alter das künstlerische Ausdrucksvermögen entfalten und große Potenziale bergen kann.«

»Ich bin allerdings noch gar nicht lange Künstlerin«, sagte sie entschuldigend. »Ich war mein ganzes Leben lang Rechtsanwaltsgehilfin und habe erst mit 94 angefangen, mit Ton zu arbeiten. Ich weiß gar nicht, was ich mit diesen ersten 94 Jahren angefangen habe!«

Bemerkenswert ist, dass Beatrices Sehkraft so stark eingeschränkt war, dass sie als sehbehindert anerkannt war. Sie erzählte mir von ihrer Kindheit auf einer Farm, wo Anblick und Ruf der Schleiereulen sie fasziniert hatten. Diese Bilder hatten sich ihr ins Gedächtnis eingegraben. Als sie mit 94 aus einer Laune heraus beschloss, einen Versuch mit Töpfern zu machen, hatten es ihr die Konsistenz und Textur von Ton bald angetan. Sie erinnerte sich an die Eulen und stellte fest, dass sie sie vor ihrem inneren Auge deutlich sehen und diese Klarheit auf die Figuren übertragen konnte. Sie fing bald an, ihre Arbeiten auszustellen, und erhielt positive Rückmeldungen und Anerkennung.

Etwa vier Jahre, nachdem ich Beatrice kennen gelernt hatte, erhielt ich einen Brief von ihren Angehörigen. Sie teilten mir mit, dass sie gestorben sei, aber bis eine Woche vor ihrem Tod noch an ihren Figuren gearbeitet habe. Beatrices Geschichte erinnert mich an Beethoven, der einige seiner gewaltigsten Werke komponierte, als er schon taub war. Beatrice büßte ihr Augenlicht weitgehend ein, sah aber die Schleiereulen und andere Tiere auf der Farm klar und deutlich vor sich. Ihre Geschichte zeigt, dass die unvermeidlichen Verlusterfahrungen, die mit dem Älterwerden einhergehen, nicht notwendigerweise in Krise oder Rückzug münden müssen.

Wie Menschen in der Da-capo-Phase allen Widrigkeiten und allem Leid zum Trotz unbeirrt weitergehen und das Leben feiern können, macht auch eine Episode aus meiner Familie deutlich. Meine Mutter, Lillian Cohen, war 84, als mein Vater, mit dem sie fast 60 Jahre verheiratet gewesen war, an der Alzheimer-Krankheit starb. Drei Jahre später entschloss sie sich, in ein Apartment in einer Einrichtung für betreutes Wohnen zu ziehen, und zwar in der Stadt, in der mein Bruder wohnte. Sie wollte ihr altes Klavier mitnehmen, mit dem sie aufgewachsen war, auch wenn sie, seit die Erkrankung meines Vaters sich massiv verschlimmert hatte, nicht mehr zum Spielen gekommen war. Das Klavier wog gut eine halbe Tonne, überstand den Umzug aber unbeschadet.

Ihr Da capo bestand darin, dass sie nach mehr als fünf Jahren wieder mit dem Klavierspielen anfing. Die Nachbarn waren angetan von der Musik, die da durch die Wände drang, und eine der Angestellten in dem Gebäude bat sie, bei ihrer Hochzeit zu spielen. Meine Mutter sagte freudig zu, und die Einladung gab ihr neue Energie.

Einige Zeit später erlitt meine Mutter einen Schlaganfall, nach dem sie nur noch bedingt in der Lage war, ihren gewohnten Aktivitäten nachzugehen, und der ihr einige – aber nicht alle – Erinnerungen raubte, die ihr lieb und teuer gewesen waren. Dennoch blieb sie so aktiv, wie es ihr möglich war. Sie war auch noch vollkommen imstande, die Freuden des Lebens zu genießen. Im selben Monat, als sie ihren Schlaganfall hatte, wurde ihr erstes Urenkelkind geboren, ein Mädchen namens Ruby, und meine Mutter war entzückt. Nicht lange danach kam unsere Sippe zusammen, um den 90. Geburtstag meiner Mutter zu feiern. Es war genau die Art von Familienzusammenkunft, wie sie für die Da-capo-Phase so typisch ist. Wir rückten enger zusammen, tauschten Erinnerungen aus, freuten uns, mit den anderen Zeit verbringen zu dürfen, und erwiesen der Matriarchin der Familie unseren Respekt. Während des Festes hielt meine Mutter eine Stunde lang Ruby in den Armen, und Ruby schien sich dort sehr wohl zu fühlen.

Anna

Anna Franklin war gerade 100 geworden. Sie wohnte in einem Gebäudekomplex mit Sozialwohnungen. Sie hatte gehört, dass ich Psychiater bin, und mich gebeten, sie zu Hause zu besuchen. Ihre Bitte machte mich neugierig, und eines Tages stand ich also vor ihrer Wohnungstür und klopfte an.

Sie kam ohne einen Gehstuhl oder Gehstock zur Tür und begrüßte mich lächelnd. Wir plauderten eine Weile bei Tee und einem Kuchen, den sie gerade gebacken hatte. Dann fragte ich sie, warum sie mich hatte sehen wollen. Ein reizendes, schelmisches Lächeln ging über ihr Gesicht.

»Na ja, ich bin 100 Jahre alt und habe noch nie einen Psychiater gesehen«, sagte sie. »Ehrlich gesagt habe ich mich einfach gefragt, wie Sie so sind. Sagen Sie mir, was Psychiater tun.«

»Erstens fragen sie Sie, ob Ihnen irgendetwas Sorgen macht, und dann bitten sie Sie, ihnen von Ihrem Leben zu erzählen, damit sie Sie besser kennen lernen und Ihnen helfen können. Macht Ihnen irgendetwas Sorgen?«

Anna lächelte wieder und sagte: »Eigentlich nicht. Mit 100 hat man so seine Wehwehchen und muss Medikamente nehmen, aber ich lebe hier eigenständig und komme ganz gut zurecht. Wenn ich mal weggehe, begleitet mich oft meine Enkelin oder eine Freundin. Ich habe das Glück, eine Familie zu haben, die sich liebevoll um mich kümmert.«

Wir redeten über eine Stunde lang über ihr Leben. Sie war zur Zeit der Rassentrennung im Süden aufgewachsen, hatte ihrem Mann geholfen, ein kleines Restaurant zu betreiben, ihre vier Kinder aufgezogen und dann später miterlebt, wie ihre Enkelkinder aufwuchsen, aufs College gingen und ihren Weg im Leben fanden. Das Kochen machte ihr nach wie vor Freude, und sie dachte sich immer wieder neue Rezepte aus. Außerdem nähte und strickte sie gern. Irgendwann holte sie ein großes Fotoalbum von einem der Regale und gab es mir. Sie hatte elf Enkelkinder, 26 Urenkel und drei Ururenkel.

Ich frage sie, ob sie diese außerordentlich weitgespannte Familiengeschichte schriftlich oder auf andere Art festhielt oder ob ihr jemand aus der Familie dabei half. Sie nahm ein weiteres Buch von dem Regal. Auf Betreiben einer Enkelin und mit ihrer Hilfe hatte sie vor zehn Jahren ihre Erinnerungen niedergeschrieben. Außerdem hatte ein Urenkel sie für ein Schulprojekt über mündlich erzählte Geschichte interviewt.

»Und was ist das Nächste?«, fragte ich sie.

Sie ging noch einmal zum selben Regal und zog einen weiteren Band heraus. Es war ein Ringbuch mit der Aufschrift »Anna Franklins beste Rezepte: Die ersten hundert Jahre«.

»Ja, ich habe jede Menge zu tun«, sagte sie. »Es kommen immer wieder neue Rezepte hinzu.«

Bevor ich ging, fragte ich sie, was sie denn von ihrer ersten Begegnung mit einem Psychiater halte. Sie lachte und sagte: »Jetzt weiß ich, dass Sie also doch nicht verrückt sind.« Dann umarmte sie mich herzlich.

Als ich Anna Franklins Apartment verließ, war ich bezaubert von ihrer Vitalität und Freundlichkeit. Sie war die Da-capo-Phase in Person!

Die vier Phasen: Zusammenfassung

Wir haben die vier Phasen des reifen Alters betrachtet: Neuausrichtung in der Lebensmitte, Befreiung, Resümee und Da capo. In diesen Phasen verbinden sich neurologische, kognitive und emotionale Entwicklungslinien, die aus dem beständigen Wirken der inneren Kraftquelle hervorgehen. Ebenso wie die früheren Lebensphasen sind auch unsere reifen Jahre bestimmt vom Streben nach Erkenntnis, von Veränderungsprozessen und neuen Formen des kreativen Ausdrucks. Die Phasen entwickeln sich in lockerer Abfolge und sind meistens, aber nicht immer, zeitlich voneinander abgesetzt; manchmal überschneiden und überlappen sie sich oder treten in Wechselwirkung miteinander. Abfolge, Verlaufsmuster und Auswirkungen der vier Phasen sind bei jedem Menschen individuell ausgeprägt. In den positiven Effekten, die von jeder Phase ausgehen, tritt die unaufhörliche Dynamik und die Belastbarkeit des Gehirns zutage.

Die Zielrichtung und Dynamik der menschlichen Entwicklung erkennen wir bei einem Baby, das lernen will, Gegenstände zu greifen, zu krabbeln und mit anderen zu kommunizieren, oder bei einem Kleinkind, das unbedingt die höchste Treppe erklimmen will und in dessen Phantasie das Bett zum Segelschiff oder Kissen zu einem Festungswall werden. Wir beobachten sie bei Jugendlichen, die unentwegt experimentieren und auf Eigenständigkeit drängen. Wir sehen sie im kreativen Tun von Erwachsenen aller Altersstufen, die im übertragenen oder auch buchstäblichen Sinne Berge bezwingen und nach den Sternen greifen wollen. Wir erkennen sie bei Hundertjährigen, die sich mit ihrer eigenen Art von Kreativität und Mut den äußersten Grenzen der menschlichen Lebensspanne stellen. In all diesen Phasen ist das Wirken der inneren Kraftquelle zu spüren, die in jedem von uns sprudelt und uns antreibt, neue Wege zu erproben, Herausforderungen und Veränderungen in Angriff zu nehmen und kreative Leistungen zu vollbringen. Letzten Endes tragen all diese Aspekte der menschlichen Entwicklung nicht nur zu unserer individuellen Reifung und unserem Wohlergehen bei, sondern auch zum Wohl und zum Überleben unserer ganzen Spezies.

5 Kognition, Gedächtnis und Weisheit

Die Pforten der Weisheit sind niemals verschlossen.

BENJAMIN FRANKLIN

Auf einem Tisch in einem hohen Raum im Staatsmuseum der früheren Sowjetrepublik Georgien steht ein Schädel mit leeren Augenhöhlen. Er hat mehr zu erzählen, als es den Anschein haben mag. Den Anthropologen, die ihn ausgegraben haben, gibt er Kunde davon, wie wichtig in frühmenschlichen Gesellschaften die Älteren waren. Der Schädel ist der älteste Beleg dafür, dass vor etwa 1,8 Millionen Jahren in der Evolution des Menschen eine starke neue Kraft zutage trat: Weisheit.

Die Anthropologen des Museums sprechen von dem Schädel als dem »Alten«, obgleich der Hominide – ein Angehöriger der Spezies *Homo erectus* – bei seinem Tod nach ihrer Schätzung nur etwa 40 Jahre alt war. Alle anderen Schädel, die in derselben Bodenschicht gefunden wurden, sind viel glatter, lassen feinere Gesichtszüge vermuten und haben noch intakte Zähne, was darauf hinweist, dass die Individuen bei ihrem Tod jünger waren. In jener Zeit 40 Jahre alt zu werden dürfte ähnlich selten gewesen sein, wie wenn heute jemand die 100 erreicht. Das Erstaunliche an dem »Alten« ist jedoch: Die Zahnlöcher im Kiefer sind glatt und mit Knochengewebe gefüllt, das über die Lücken wuchs. An diesem Knochenwachstum ist abzulesen, dass der »Alte«, nachdem ihm die Zähne ausgefallen waren, noch mehrere Jahre lang weiterlebte. Zu jener Zeit waren Hominiden wohl genauso oft Beute wie Beutejäger, und so ist die plausibelste Erklärung für diese Auffälligkeit, dass seine Nächsten ihm halfen, also ihm zu essen gaben und für ihn sorgten. Das wiederum bedeutet, dass sie ihn schätzten.

Wir können nicht wissen, was dieser alte Mann seiner Sippe zu geben hatte, aber höchstwahrscheinlich war er für sie aufgrund dessen, was er *wusste*, wertvoll. Die Ursprünge der Sprache werden sich zwar nie verlässlich nachweisen lassen (Laute hinterlassen keine Fossilien), aber einige Anthropologen vermuten aufgrund von Untersuchungen zu Hirngröße und Struktur des Brustkorbs, dass *Homo erectus* und vielleicht sogar der frühere *Homo habilis* in der Lage waren, irgendeine Art von Sprache hervorzubringen. Vielleicht waren letztlich Erfindung und Gebrauch der Sprache der entscheidende Faktor, durch den sich der *Homo erectus* gegenüber anderen Hominiden-Arten durchsetzen konnte. Jedenfalls muss die Möglichkeit, Wissen von einer Generation an die nächste weiterzugeben, ein ungeheurer Vorteil gewesen sein. Folglich wären diejenigen Individuen, die das meiste Wissen angesammelt hatten – also die Ältesten – und es den anderen weitervermitteln konnten, besonders wertvoll für die Gruppe gewesen.

Als das menschliche Wissen im Laufe der Epochen immer umfangreicher wurde und die vorgeschichtlichen Gesellschaften und Kulturen sich immer weiter ausdifferenzierten, wuchs auch der Wert älterer Erwachsener. Deshalb hat die natürliche Auslese beim Menschen eine lange Lebensspanne begünstigt, obwohl die weibliche Fortpflanzungsfähigkeit normalerweise mit Ende vierzig aufhört. Für uns Menschen ist die Fähigkeit, Fertigkeiten, Wissen und Weisheit an andere weiterzugeben und als ein Reservoir zu dienen, auf das die Kultur zurückgreifen kann, ebenso wichtig wie die Fortpflanzungsfähigkeit. Die Komplexität der heutigen globalisierten Welt und die Vielfalt der Fertigkeiten, die wir zur Beherrschung dieser Komplexität benötigen, steigern die Bedeutung nur noch weiter, die ältere Erwachsene für uns haben.

Weisheit und postformales Denken

Was genau ist Weisheit, und wie entwickelt sie sich? Eine gängige Definition lautet, dass Weisheit darin besteht, verfügbares Wissen auf die bestmögliche Weise einzusetzen. Diese auf den praktischen Nutzen konzentrierte Betrachtungsweise hebt darauf ab, dass Weisheit ein bestimmtes Wissen sowie eine umfassende Kenntnis des Kontextes voraussetzt, in dem das Wissen anzuwenden ist. Eine solche Definition ist aber nicht rundum zufriedenstellend. Denn die meisten Menschen verstehen unter Weisheit auch eine Haltung, die das langfristige Allgemeinwohl über das kurzfristige Wohl des Individuums stellt. Einsichten und Handlungen, die uns als weise erscheinen, gründen in der Regel auf früheren Erfahrungen und fassen wahrscheinliche künftige Konsequenzen ins Auge. Die Weisheit blickt, mit anderen Worten, zurück und zugleich nach vorn. Man geht im Allgemeinen auch davon aus, dass in sie vielfältige Aspekte der Intelligenz einfließen wie Vernunft, Intuition, Einfühlungsvermögen und Auffassungsgabe. Sie ist im Grunde Ausdruck der Entwicklungsintelligenz – eine reife Synthese von Denken, emotionaler Intelligenz, Urteilsvermögen, zwischenmenschlichem Gespür und Lebenserfahrung.

Die neuere Psychologie hat eine zentrale Komponente eines fortgeschrittenen Denkstils (oder kognitiven Stils) herausgearbeitet, der auch für die Weisheit grundlegend ist: das postformale Denken. Es kam bereits in Kapitel 2 zur Sprache, weil das postformale Denken einen wesentlichen Beitrag zur Entwicklungsintelligenz leistet. Das formale Denken setzt beim Lösen von Problemen auf die reine Logik und eignet sich am besten für klar definierte Probleme, auf die, wie etwa in der Mathematik und den »exakten« Wissenschaften, eindeutige Verfahrensregeln anwendbar sind. Jean Piaget, einer der Begründer der kognitiven Entwicklungspsychologie, nahm an, dass dieses »reine Denken« in der Jugend und im frühen Erwachsenenalter seinen Höhepunkt erreicht. Er glaubte, dass »Reife« bedeutet, wie ein Wissenschaftler denken zu können.

Heute aber erscheint diese Sichtweise vielen als zu eng. Die wirkliche Welt ist nicht so ordentlich strukturiert wie die Mathematik. Regeln sind nicht immer eindeutig, und Wissen ist nicht immer absolut. Das Konzept des postformalen Denkens umfasst die subtileren, flexibleren und differenzierteren Formen des Denkens, die sich nur über eine längere Zeitspanne hinweg entwickeln können. Das postformale Denken ist von Nutzen, wenn es um schwer definierbare, vieldeutige Probleme geht, für die mehr als eine Lösung möglich ist. Es konzentriert sich weniger auf das Absolute als auf das Relative und ebenso sehr auf das genaue Beschreiben wie auf das Lösen eines Problems. In seinen Bereich fallen die meisten kniffligen ethischen Dilemmata, denen wir uns heute gegenübersehen. Zum Beispiel verlangt die Frage, ob wir embryonale Stammzellen zur Heilung von Krankheiten einsetzen wollen, dass wir konkurrierende Systeme von Wertvorstellungen gegeneinander abwägen, auf dem Spiel stehende Interessen bedenken und auf der Suche nach einem Konsens eine Vielzahl von Lösungen in Betracht ziehen.

In Kapitel 2 habe ich erläutert, dass das postformale Denken drei Arten des Denkens umfasst: relativistisches Denken, dualistisches Denken und systematisches Denken. Sie bilden sich im Laufe unserer kognitiven Entwicklung durch Lernen, Reifen und das Sammeln von Erfahrungen heraus. Das postformale Denken lässt sich als ein Aspekt des übergreifenden Konzepts der Entwicklungsintelligenz auffassen, denn es versetzt uns in die Lage, unser Fühlen und Denken besser zu integrieren. Unsere wachsende Fähigkeit, beim Lösen von Problemen auf ein breites Spektrum mentaler Strategien zurückzugreifen, hängt wahrscheinlich damit zusammen, dass im Zuge der Reifung des Gehirns die beiden Hirnhälften in zunehmendem Maße parallel zum Einsatz kommen.

Bei vielen von uns werden in der zweiten Lebenshälfte Erinnerungen an Momente unserer Jugend wach, in denen wir zwar das Gefühl hatten, über ein umfangreiches Wissen zu verfügen, die einzelnen Elemente aber irgendwie nicht sinnvoll verknüpfen konnten, wenn wir vor einem schwierigen Problem standen. In den mittleren Jahren haben wir dann mehr Überblick und kommen mit manchen Schwierigkeiten, an denen wir früher verzweifelt wären, gut zurecht. Zum Beispiel sind die folgenden Grundtatsachen über Alkohol den meisten Schülern bekannt: Er wirkt auf das zentrale Nervensystem in erster Linie dämpfend, lockert Hemmungen und ruft, wenn man zuviel davon konsumiert, gesundheitliche Probleme hervor. Diese Informationen allein reichen aber selten aus, um junge Menschen dazu zu bewegen, vernünftig mit Alkohol umzugehen (oder ganz die Finger davonzulassen). Welche Wirkungen Alkohol im Einzelnen hat, hängt von einer ganzen Reihe von Variablen ab, etwa davon, inwieweit eine Veranlagung zur Abhängigkeit besteht und wie der individuelle Stoffwechsel beschaffen ist. Wesentlichen Einfluss hat außerdem die Situation, in der der Alkohol konsumiert wird, und im Laufe der Intoxikation stellen sich qualitative Veränderungen der Wirkung ein. Mit den Jahren sammeln wir unsere Erfahrungen mit den Eigenheiten unseres Körpers, mit situativen Einflüssen und mit anderen Feinheiten, sodass wir (falls sich keine regelrechte Abhängigkeit entwickelt hat) im Umgang mit Alkohol zunehmend klügere Entscheidungen zu treffen vermögen. Mit Logik allein kommen wir hier also nicht sehr weit, sondern wir müssen uns auch auf das postformale Denken stützen.

Wie das postformale Denken arbeitet, kann man am Beispiel eines Naturforschers aus dem 19. Jahrhundert zeigen. Dieser Mann reiste im Alter zwischen 22 und 27 Jahren um die Welt, sammelte viele tausend Pflanzen und Tiere und hielt seine Beobachtungen in Dutzenden von Notizbüchern fest. Er entdeckte zwar auch bis dahin unbekannte Arten, bemühte sich aber vor allem darum, die Einzelheiten zu einem Gesamtbild zu ordnen. Er dachte 23 Jahre lang intensiv nach, recherchierte und korrespondierte mit anderen Forschern, ehe die Steinchen des Mosaiks sich auf eine Weise zusammengefügt hatten, die in seinen Augen eine Veröffentlichung zuließ. Im Alter von 50 Jahren veröffentlichte er sein Buch, das sowohl gefeiert als auch verdammt wurde. Der Mann hieß Charles Darwin, und das Buch, dessen Entstehung so viel Zeit in Anspruch genommen hatte, war *Die Entstehung der Arten*.

Postformales Denken und die Phasen des reifen Alters

In Phase I, der Neuausrichtung in der Lebensmitte, kann das sich entfaltende postformale Denken die Ambivalenz, die in diesem Lebensabschnitt häufig vorhanden ist, sowohl schärfer hervortreten lassen als auch zu ihrer Auflösung beitragen. Die Fähigkeiten des postformalen Denkens, mehr als eine Antwort auf eine Frage zu bedenken, sich mit einander widersprechenden Lösungen für die Probleme des Lebens auseinander zu setzen und zu erkennen, wie viel im Leben relativ ist, sind genau die Werkzeuge, die wir in dieser Phase brauchen. Wir sind in der Lage, neue Fragen zu stellen, uns Alternativen zu überlegen, anstatt die erstbeste Lösung zu wählen, und bei Entscheidungen Vernunft und Gefühl besser zu integrieren. Dies sind sozusagen die kognitiven Mechanismen, die dafür sorgen, dass die Neuausrichtung in der Lebensmitte (auch wenn sie uns emotional beanspruchen mag) in aller Regel in konstruktive Ergebnisse mündet. Zugleich wächst aufgrund von Veränderungen unseres psychischen »Binnenklimas«, die unter anderem auch aus dem postformalen Denken hervorgehen, unser Respekt vor Intuition und Gespür.

Das postformale Zusammenspiel von »Kopf« und »Bauch« kann sich auch in der Befreiungsphase als förderlich erweisen, wie die folgenden Geschichten veranschaulichen.

Marilyn Andrews hatte sich immer ausgemalt, wie sie mit 65 in Rente gehen und noch viele ruhige und angenehme Jahre mit ihrem Ehemann verbringen würde. Er starb aber unerwartet, als sie 62 war. Marilyn arbeitete seit mehr als 20 Jahren als Verwaltungsassistentin eines Rechtsanwalts. Als sie 64 war, setzte sich der Anwalt zur Ruhe, und die Kanzlei wurde aufgelöst. Als Witwe ohne Kinder brauchte Marilyn wieder eine Arbeitsstelle. Trotz eines überschwänglichen Empfehlungsschreibens und ihrer unbestreitbaren Fachkenntnisse lehnten mehrere potenzielle Arbeitgeber sie ab, als sie ihnen mitteilte, dass sie 64 war. Sie sagten, sie suchten nach einer Person, die die Stelle zehn bis 15 Jahre lang behalten wolle.

Marilyn hatte sich ihr ganzes Leben lang immer brav und rechtschaffen an die Regeln gehalten. Jetzt aber erkannte sie, dass ihr Alter zum Nachteil für sie ausschlug, obwohl sie viel jünger aussah. »Was wäre, wenn ich bei meinem Alter einfach schummle?«, fragte sie sich. Bei dem Gedanken, sie könne damit durchkommen, musste sie kichern. »Warum eigentlich nicht?«, sagte sie zu sich selbst. »Was ist das Schlimmste, das passieren könnte? Sie könnten mich rausschmeißen.«

Marilyn war wie elektrisiert von ihrem Plan. Sie kaufte sich ein neues Kleid, in dem sie noch jünger aussah, und ging zu einem weiteren Vorstellungsgespräch. Die Arbeitgeber waren wiederum beeindruckt von ihrem Lebenslauf (aus dem ihr Alter nicht ersichtlich war) und ihrer Erfahrung. Als sie Marilyn fragten, wie lange sie bei ihnen zu bleiben gedenke, sagte sie: 15 Jahre, bis sie sich mit 65 zur Ruhe setzen könne. »Ich habe darauf gehört, was mein Kopf mir sagte, bin dann aber wohl doch meinem Bauch gefolgt.« Sie bekam die Stelle und hielt Wort, das heißt, sie arbeitete dort, bis sie 80 war. »Das war wirklich ein Abenteuer!«, sagte sie.

Ich erkenne hier die innere Kraftquelle, die in der Befreiungs-Phase am Werk ist und eine Verbindung mit dem sich entfaltenden postformalen Denken eingeht, das Marilyn anstachelt, ein Wagnis einzugehen und etwas zu tun, das sie sich bis dahin nicht getraut hätte.

Die Geschichte des 78-jährigen Sam Sheldon macht die kognitiven Entwicklungsschritte deutlich, die in der Resümee-Phase ablaufen können. Sam, der an einer meiner Studien teilnahm, sagte mir, dass er gern erzählende Literatur schreiben würde. Er beschloss, seine Fertigkeiten mit dem Schreiben von Memoiren zu trainieren, also mit einer für die Resümee-Phase typischen Textform. »Ich weiß, das ist keine Belletristik«, sagte er lachend, »aber manches von dem, was ich erlebt habe, ist verrückter als das, was in Romanen steht.«

Mitten im Schreiben an seinen Memoiren ereilte ihn ein Herzinfarkt. Er erholte sich verhältnismäßig rasch, begann aber zu überlegen, ob er nicht aus dem Haus, in dem er seit 45 Jahren wohnte, ausziehen sollte. Er sah drei Optionen: ein kleineres Haus; eine Eigentumswohnung in einem Gebäude, in dem Leute verschiedenen Alters wohnten; eine Seniorensiedlung, wo es verschiedene medizinische Versorgungsangebote gab, die er vielleicht einmal brauchen würde. Er grübelte aber über diese Möglichkeiten nicht nur nach, sondern hatte einen glänzenden Einfall: Er arbeitete drei schriftliche Szenarien aus, in denen er schilderte, wie sein künftiges Leben wohl jeweils aussehen könnte. Diese Verbindung von systematischen und intuitiven Problemlösefertigkeiten ist ein ausgezeichnetes Beispiel dafür, was Weisheit bedeutet. Am Ende entschied Sam sich für die Eigentumswohnung, obwohl ihm klar war, dass auch vieles für die Seniorensiedlung sprach, weil sein Gesundheitszustand sich verschlechtern könnte. »Als ich begann, mir jedes Szenario bildhaft auszumalen«, sagte er, »merkte ich, dass mir viel mehr einfiel, wenn ich an das Haus mit den Eigentumswohnungen und die verschiedenen Leute dort dachte, als bei den anderen beiden Optionen.«

Auch in der Resümee-Phase spielen postformales Denken und Weisheit oft eine herausragende Rolle. Bei einem Besuch in einer Einrichtung für betreutes Wohnen lernte ich die 96-jährige Elinor Frank kennen. Sie erzählte mir, dass sich eine Woche zuvor eine Mitbewohnerin über sie geärgert hatte. »Du bist albern«, sagte sie zu Elinor. »Warum benimmst du dich nicht so, wie es deinem Alter entspricht?« Anstatt ihrerseits ärgerlich zu werden, verlegte sich Elinor auf eine Strategie, die für das postformale Denken charakteristisch ist: Sie antwortete auf die Frage mit einer Gegenfrage, die das Thema in einen größeren Zusammenhang stellte: »Warum soll ich mich so benehmen, wie es meinem Alter entspricht?«, sagte sie, mit der typischen Beherztheit der Da-capo-Phase. »Sag mir doch, wie ich mich verhalten soll, wenn ich 80 oder 90 oder 100 bin! Ist es nicht gut, hin und wieder ein wenig unberechenbar zu sein, damit die Leute nicht denken, sie würden dich durch und durch kennen?«

Die Verschaltungen der Weisheit

Das Reifen unserer kognitiven Fähigkeiten und unserer gesamten Entwicklungsintelligenz hängt entscheidend von Veränderungen ab, die sich sozusagen hinter den Kulissen im Gehirn vollziehen. Das Gehirn verliert nie seine Fähigkeit, durch das Bilden von neuen Synapsen, Dendriten und sogar ganzen Neuronen zu lernen. Da die Gehirnhälften außerdem offenbar in der Lage sind, für bestimmte Aufgaben neue Regionen in der jeweils anderen Hemisphäre zu mobilisieren, wird die tatsächlich stattfindende – aber ganz allmähliche – Verlangsamung der Signalübertragung oder der Verlust von Gehirnzellen mehr als wettgemacht. Aber noch ein weiterer Aspekt der Gehirnentwicklung gibt Anlass zum Optimismus.

Wenn man bei einer Hirnsektion einen Schnitt in die Großhirnrinde setzt, erkennt man eine relativ dünne Schicht aus grauem Gewebe, die den weiß erscheinenden Hauptteil des Hirngewebes bedeckt. Die so genannte graue Substanz setzt sich vorwiegend aus den Zellkörpern und Dendriten der Neuronen zusammen. In diesen Milliarden von Gehirnzellen gründet das gesamte Spektrum unserer mentalen Funktionen, unter anderem Wahrnehmung, Sprache, Bewusstsein unserer selbst und Bewegungssteuerung. Die weiße Substanz besteht dagegen größtenteils aus den Axonen oder Nervenfasern, also den langen Fortsätzen der Neuronen, die Signale zu anderen Zellen im Gehirn und im übrigen Körper transportieren. Axone lassen sich mit Breitbandkabeln vergleichen, die Signale über weite Entfernungen übermitteln. Mit anderen Worten, die weiße Substanz ist ein wenig wie das Internet, das alle »Nutzer« – hier: die Zellen und Netzwerke von Zellen in der grauen Substanz – miteinander verschaltet.

Jedes Axon ist mit einer fetthaltigen Substanz namens Myelin ummantelt, welche die Faser elektrisch isoliert und die Signalübertragung erheblich beschleunigt. Die Färbung der weißen Substanz rührt von dem Myelin her. In den ersten 40 Lebensjahren wächst die Myelinschicht kontinuierlich und erreicht um das Alter von 50 herum ihre maximale Dicke. Bis zum Ende des Lebens wird, wenn auch in einem langsameren Tempo, weiterhin Myelin gebildet. Der praktische Nutzen besteht darin, dass sich dadurch die Koordination der vielen Module des Gehirns verbessert, die Gehirnhälften effizienter zusammenarbeiten können und die Signalübertragung im gesamten Gehirn optimiert wird. All dies bereitet den Boden für die flexiblen und nuancierten Prozesse, die für das postformale Denken und die Weisheit der zweiten Lebenshälfte kennzeichnend sind.

Mehrere Studien haben gezeigt, dass viele unserer intellektuellen und kognitiven Fähigkeiten ihren Höhepunkt nicht im frühen Erwachsenenalter, sondern in den mittleren Jahren und später erreichen. Die Psychologen Sherry Willis und K. Warner Schaie haben in der seit 1956 laufenden Seattle-Längsschnittstudie die mentale Entwicklung einer Gruppe von Frauen und Männern verfolgt. Sie stellten fest, dass die Teilnehmenden während der mittleren Jahre in fast jeder kognitiven Dimension höhere Testwerte erzielten als mit 25 Jahren – und dass sprachliche, rechnerische und logische Fähigkeiten zunahmen und das verbale Gedächtnis sich verbesserte.

In meinem Buch über Kreativität im reifen Alter, *The Creative Age* (Das kreative Alter), habe ich zwei Begriffe von Howard Gardner übernommen. Er unterscheidet zwischen Kreativität »im Großen«, aus der beispielsweise bleibende, herausragende Kunstwerke und Erfindungen hervorgehen, und Kreativität »im Kleinen«, die sich in kleinen, innovativen und oft spontanen Handlungen im Alltag äußert – etwa in dem Einfall meiner Schwiegereltern, von dem ich in Kapitel 1 berichtete, sich von einem Pizzadienst mit ausliefern zu lassen. Ich glaube, dass sich auch bei der Weisheit eine ähnliche Unterscheidung treffen lässt. Es gibt Formen der Weisheit »im Großen«, etwa die demokratischen und humanistischen Ideen, die in der US-amerikanischen Verfassung verankert sind, und Formen der Weisheit »im Kleinen« wie etwa die geschickte Schlichtung eines Gerangels auf dem Spielplatz oder der kluge Rat zu Liebesbeziehungen, den man einem in Tränen aufgelösten Teenager gibt. Die folgende Geschichte beschreibt, wie die sich entfaltende Entwicklungsintelligenz von Helen Herndon, einer Teilnehmerin an einer meiner Studien, diese Weisheit »im Kleinen« entstehen ließ.

Helen

Mit 67 wohnte Helen mit einem Mal allein in einem großen Haus. Ihr Mann war nach langem Kampf an Leukämie gestorben, und ihre zwei Kinder waren verheiratet und wohnten viele hundert Kilometer entfernt. Über ein Jahr lang verharrte sie ziellos und lethargisch im Dämmerlicht ihrer Trauer. Sie fühlte sich völlig überfordert von der Verantwortung, ohne die Hilfe ihres Mannes das Haus in Schuss zu halten, hatte aber auch nicht das Selbstvertrauen, nach einer Ausweichlösung zu suchen.

Als jüngstes von fünf Kindern war sie sehr behütet aufgewachsen. »Ich bin anscheinend immer davon ausgegangen, dass ich etwas, das wichtig war, nicht selbst tun konnte«, sagte sie zu mir.

Als aber die Monate vergingen, packte Helen – was sie eigentlich gar nicht von sich kannte – angesichts ihrer eigenen Passivität und Trägheit die Ungeduld. Eines ihrer Kinder schlug ihr vor, sie könne sich einer Witwengruppe anschließen, und Helen griff die Idee auf. Ihre Entscheidung, aktiv zu werden, entsprang einem tiefen Wunsch nach Kontakt, Gemeinschaft und sinnvollem Tun, der sich in ihr regte, und sollte sich als ein wahrhaft weiser Schritt herausstellen.

Vor der Heirat hatte Helen einen Masters-Abschluss in Sonderpädagogik gemacht. Allerdings hatte sie nie unterrichtet, weil sie nach dem Studienende ihren Mann kennen lernte und mit ihm eine Familie gründete. Obwohl ihr Mangel an Selbstvertrauen sie in den folgenden Jahren davon abhielt, sich zumindest eine Teilzeitstelle zu suchen, hielt sie sich über den Stand der sonderpädagogischen Forschung auf dem Laufenden, las Fachliteratur und nahm regelmäßig an Seminaren und Konferenzen über Lesestörungen bei Kindern teil.

Ihre innere Kraftquelle trieb Helen nun dazu an, nach Möglichkeiten zu suchen, wie sie ihre Kenntnisse praktisch verwerten konnte. Zunächst unternahm sie einen entscheidenden Schritt, um ihren Alltag einfacher zu gestalten: Sie verkaufte das Haus und zog in einen Komplex mit Eigentumswohnungen, wo mehrere Frauen aus ihrer Witwengruppe lebten. Sie begann ernsthaft darüber nachzudenken, dass sie Kinder mit Leseschwäche unterrichten könnte, und sprach davon in der Gruppe.

»Das war eine völlig neue Erfahrung für mich«, sagte sie.

Eine Frau, die zu der Gruppe gehörte und deshalb von Helens Qualifikationen wusste, erzählte ihr eines Tages von einer Enkelin und bat sie, sich ein Urteil über deren Leseschwäche zu bilden. Helen traf sich mit dem Mädchen, das sofort Zuneigung zu ihr fasste. Der Unterricht verlief erfolgreich, und durch Mundpropaganda fanden weitere Schüler zu Helen.

Eines Tages hatte sie die zündende Idee, dass es für die Kinder hilfreich sein könnte, einige Unterrichtsstunden in der örtlichen Bibliothek abzuhalten, wo sie von Büchern umgeben waren. Während einer ihrer Nachmittagsstunden fiel Helen einem Reporter der Lokalzeitung auf, und er interviewte sie für einen Artikel über die Bücherei als eine wichtige Anlaufstelle der Gemeinde. Der Artikel mit Foto hatte für Helen einen wertvollen Werbeeffekt. Ihr Selbstvertrauen wuchs, und sie begann bemerkenswertes Geschick im Umgang mit anderen Menschen zu entwickeln. Sie entwarf eine Broschüre über ihre Arbeit und ließ sie in Grundschulen der Gegend auslegen. Erneut war sie selbst überrascht und angetan von der eigenen Energie und Zuversicht. »Ich kannte mich fast nicht wieder«, sagte sie lächelnd.

Helen ist heute eine vielbeschäftigte Privatlehrerin, führt ein erfülltes Leben und ist für die Kinder und Erwachsenen ihres Wohnorts eine Quelle des Wissens und der Weisheit. Sie ist ein wunderbares Beispiel dafür, welche Wandlungen sich in der Befreiungs-Phase vollziehen können, aber auch dafür, wie ein Mensch die eigene sich entfaltende Weisheit nutzen kann, um sich neue Möglichkeiten zu erschließen.

Das Gedächtnis: Fundament der Weisheit

Weisheit ist komplexes Wissen, das zum Besten des Individuums und der Allgemeinheit eingesetzt wird. An weisen Entscheidungen sind meist sowohl Logik als auch Intuition, rechte und linke Gehirnhälfte, Verstand und Gefühl beteiligt. Ich glaube, dass die Verschiebungen und Weiterentwicklungen, die im reifen Alter im Gehirn stattfinden, den Boden für die Weisheit bereiten und dass, wie das Zitat von Benjamin Franklin am Kapitelbeginn andeutet, diese Quelle nie austrocknet.

Ich möchte das Phänomen Weisheit noch etwas genauer betrachten und insbesondere auf den Prozess eingehen, der für die Weisheit und letztlich für alle unsere kognitiven Funktionen grundlegend ist: das Gedächtnis. Denken, Entscheiden und weises Handeln setzen voraus, dass wir vollen Zugriff auf das gewaltige Archiv unseres Gedächtnisses haben – auf alte und neue Erinnerungen, sprachliche und nichtsprachliche Erinnerungen, emotionale und intellektuelle Erinnerungen. Wer je einen an der Alzheimer-Krankheit leidenden Menschen gesehen hat, der weiß, dass mit dem Schwinden des Gedächtnisses unsere Identität erlischt. Nach meiner Erfahrung fürchten viele ältere Erwachsene den Verlust ihres Erinnerungsvermögens mehr als den Tod. Den meisten von uns ist klar, dass ohne das Gedächtnis vom Leben nur ein Schatten bliebe.

Glücklicherweise gibt es einige sehr ermutigende Befunde aus der neurowissenschaftlichen Forschung. Die durchschnittliche Verarbeitungsgeschwindigkeit der Gehirnzellen sinkt zwar mit den Jahren tatsächlich allmählich ab, und bestimmte Unterformen des Gedächtnisses lassen mit der Zeit nach, aber in anderen Aspekten des Gedächtnisses sind keinerlei Einbußen festzustellen. *Es kann keine Rede davon sein*, dass eine allgemeine Schwächung des Gedächtnisses eine unausweichliche Begleiterscheinung des Älterwerdens wäre, und wir können im reifen Alter vieles dafür tun, um unser Gedächtnis zu stabilisieren oder zu verbessern. Wenig bekannt ist außerdem, dass – anders als der Festplatte eines Computers – dem Gehirn, was seine Speicherkapazität für Erinnerungen angeht, keine uns bekannten Grenzen gesetzt sind. Mit anderen Worten, wenn wir alt sind, bedeutet das nicht, dass wir die Gedächtnisspeicher unseres Gehirns »aufgebraucht« hätten.

Um zu verstehen, warum das so ist, müssen wir einen Blick auf die überwältigend komplexen Verschaltungsmuster des Gehirns werfen. Wie wir in Kapitel 1 sahen, besteht das Gehirn aus Milliarden von einzelnen Neuronen, und jedes dieser Neuronen verfügt über Tausende von Dendriten und dendritischen Dornen, über die es mit anderen Neuronen verschaltet ist. Die Zahl der Möglichkeiten, in denen die Neuronen miteinander in Kontakt treten können, ist so unermesslich groß, dass sie das Vorstellungsvermögen übersteigt. Weil Erinnerungen in diesen Mustern von Verknüpfungen verankert sind, gibt es für ihre Speicherung keine grundsätzlichen, sondern nur logistische Beschränkungen. Grenzen setzt uns nur die Lebenszeit, die uns zum Lernen zur Verfügung steht, denn unser Gehirn könnte (solange es gesund ist) die Informationen vieler Lebensspannen aufnehmen.

Stellen Sie sich ein ausverkauftes Fußballstadion vor. In einem Tribünenabschnitt stehen 200 Leute mit Kartons, die auf der einen Seite rot und auf der anderen schwarz sind. Auf die Kommandos eines Anführers hin halten alle ihren Karton hoch, entweder mit der roten oder der schwarzen Seite nach vorn. Wenn sie ausreichend üben und sich aufeinander abstimmen, können diese 200 Leute eine beliebig große Zahl von Wörtern oder Symbolen darstellen – »You never walk alone« ist nur eine von Millionen Möglichkeiten. Dies gibt einen kleinen Eindruck davon, wie das Gedächtnis arbeitet. Die Erfahrungen, die wir sammeln, modifizieren die Verbindungen zwischen Gehirnzellen, sodass sich ein bestimmtes Netzwerk von Neuronen eine riesige Anzahl verschiedener Entladungsmuster »einprägen« kann. In diesen Mustern können ein Buchstabe, ein Gesicht, eine Tonfolge oder der Duft einer frisch aufgeschnittenen Zitrone gespeichert sein. Das Fazit lautet: Unser Gehirn umfasst nicht 200 Neuronen, sondern *Milliarden* von Neuronen, und deshalb ist seine Gedächtniskapazität praktisch unbegrenzt. Diese höchst hoffnungsvolle Erkenntnis über das Älterwerden beginnt gerade erst ins öffentliche Bewusstsein zu dringen.

Auch andere Aspekte des Gedächtnisses verdienen Beachtung. Die meisten Menschen wissen aus Erfahrung, dass man ganz allgemein zwei Formen des Gedächtnisses unterscheiden kann: Kurzzeitgedächtnis und Langzeitgedächtnis. Wir wissen aber mittlerweile, dass das menschliche Erinnerungsvermögen wesentlich komplizierter aufgebaut ist. Das Kurzzeitgedächtnis nennen Wissenschaftler heute meistens »Arbeitsgedächtnis«. Es ist eine Art mentale Arbeitsfläche, auf der wir Informationen verfügbar halten, die wir für die aktuelle Aufgabe brauchen. Hier speichern wir eine Telefonnummer, die wir gleich wählen wollen, oder eine Wegbeschreibung, die wir auf der Straße erfragen. Auch die Bedeutung eines längeren Satzes erfassen wir auf diese Weise: Das Gehirn hält den ersten Satzteil im Arbeitsgedächtnis fest, damit er zur Verarbeitung bereitsteht, sobald das Ende des Satzes erreicht ist. Das Arbeitsgedächtnis kann Bilder wie auch Wörter und Zahlen lagern. Künstler setzen ihr visuelles Arbeitsgedächtnis ein, um Bilder so lange vor dem inneren Auge zu halten, dass sie sie in das jeweils verwendete Medium übertragen können.

Das Fassungsvermögen des Arbeitsgedächtnisses ist nicht besonders groß. Es kann keine umfangreichen Informationsmengen aufnehmen, sodass die betreffenden Elemente meist nur kurz auf der »Arbeitsfläche« verweilen. Damit eine Erinnerung für längere Zeit gespeichert werden kann, muss sie in einen anderen Teil des Gehirns überführt und an Netzwerke von Erinnerungsassoziationen angekoppelt werden, die das Gehirn bei vorherigen Erfahrungen und Lernvorgängen gebildet hat. Dies ist das so genannte Langzeitgedächtnis. Es besteht aus Millionen und Abermillionen Konstellationen von Gehirnzellen, deren Verschaltungen untereinander alles festhalten können, vom Geruch des Klebstoffs, mit dem Sie im Kindergarten hantiert haben, über das Bewegungsmuster des Radfahrens bis hin zum Gesicht eines geliebten Menschen. Der Begriff Langzeitgedächtnis ist allerdings ein wenig irreführend, weil er suggeriert, es handle sich hierbei um einen einzigen großen Speicherort. In Wirklichkeit sind Langzeiterinnerungen aber über das gesamte Gehirn verteilt. Das ist nicht nur ein sehr leistungsfähiges System (weil zum Beispiel visuelle Erinnerungen in den für visuelle Wahrnehmung zuständigen Arealen abgelegt sind), sondern sichert das Gehirn auch gegen verheerende Erinnerungsverluste ab. Würde unser Gehirn, räumlich gesehen, alles auf eine Karte setzen, dann hätte ein Schlaganfall in der betreffenden Region oder eine Schädigung zum Beispiel durch eine Kopfverletzung stets katastrophale Folgen. Da aber die Erinnerungsspeicherung über das gesamte Gehirn verteilt ist, können uns manche Arten von Erinnerungen verloren gehen, während uns andere erhalten bleiben.

Das Langzeitgedächtnis lässt sich grob in zwei Formen unterteilen: das deklarative und das prozedurale Gedächtnis. Im prozeduralen Langzeitgedächtnis speichern wir, wie der Name andeutet, das »Wie« von Vorgehensweisen und Abläufen. Diese Erinnerungen sind vorwiegend nichtsprachlich, und wir erleben sie so, dass »der Körper einfach weiß«, wie er

Rad fahren, einen Ball werfen, ein Instrument spielen oder ein Auto steuern soll.

Auf deklarative Langzeiterinnerungen dagegen können wir bewusst zugreifen und sie in Worten oder zum Beispiel Zeichnungen »artikulieren«. Eine Untergruppe der deklarativen Erinnerungen, die semantischen Erinnerungen, sind Tatsachen über die Welt: Bezeichnungen von Dingen, Sportresultate, mathematische Formeln, Buchstaben – die Liste möglicher Elemente ist endlos. Andere deklarative Erinnerungen sind stärker auf Bilder zentriert und halten Szenen aus unserem Leben fest, meistens mit Bezug auf einen bestimmten Ort und eine bestimmte Zeit: wo wir waren, als wir von den Terroranschlägen des 11. September 2001 hörten, wie es in unserer Grundschule aussah und welche Farbe ein geliebtes Ballkleid hatte. Auch diese »episodische« Form des deklarativen Gedächtnisses ist überwältigend facettenreich. Erinnerungen können zwar nie so detailreich sein wie die Wahrnehmung der aktuellen Realität, doch dafür ist der Speicher mit den Erinnerungen an unser Leben ungeheuer groß. Er ist tatsächlich größer, als wir selbst zu erkennen vermögen, weil er in Form riesiger untereinander verknüpfter Netze von Assoziationen organisiert ist. Die meisten Menschen kennen die Erfahrung, dass ihnen, ausgelöst durch einen Geruch, ein Geräusch oder einen optischen Eindruck, eine bislang vergessen geglaubte Szene aus der Vergangenheit wieder in den Sinn kommt.

Es ist aber wichtig, sich darüber im Klaren zu sein, dass das Gehirn keine fotografisch genaue Aufzeichnung unseres Lebens speichert, auf die wir nach Belieben zugreifen könnten. Das würde seine staunenswerten Speicherkapazitäten dann doch übersteigen und unseren Kopf außerdem mit einer riesigen Menge an nutzlosen Informationen füllen. Wir erinnern uns nur an das, was hervorsticht, ungewöhnlich ist, für uns persönliche Bedeutung hat, unerwartet kommt oder was wir uns gezielt einprägen. Der Großteil unseres Bewusstseinsstroms – also die jeweilige Ausrichtung der Aufmerksamkeit auf Aspekte der Außen- und Innenwelt – geht durch das Gehirn hindurch, ohne dass etwas davon aufbewahrt wird.

Wenn wir die Funktionsweise des Gedächtnisses besser verstehen, hilft uns das, geschickter von ihm Gebrauch zu machen. Beispielsweise können wir uns, weil Erinnern ein assoziatives Phänomen ist, also auf *Verknüpfungen* beruht, Einzelheiten besser in Erinnerung rufen, wenn sie in irgendeinem Zusammenhang mit anderen Dingen stehen, die wir gelernt haben. So ist der Name einer Person gewöhnlich mit anderen sie betreffenden Details verknüpft, also mit ihrem Gesicht, ihrem Beruf oder den Orten, an denen wir ihr üblicherweise begegnen. Wenn Ihnen also der Name einer Person entfallen ist, besteht eine mögliche Strategie darin, sich auf mit dem Namen zusammenhängende Einzelheiten zu konzentrieren und damit neurale Netzwerke zu »kitzeln«, die mit ebendem Netzwerk verknüpft sind, das den Namen speichert. Nehmen wir zum Beispiel an, Sie haben den Namen eines Bekannten vergessen. Nun denken Sie an seine Kinder, an seine Arbeitsstelle oder an Ihre letzte Begegnung mit ihm; damit sprechen Sie neurale Netzwerke an, in denen Informationen über den Bekannten abgelegt sind, unter anderem auch sein Name – und meistens fällt er Ihnen dann nach kurzer Zeit ein. Eng in den Kontext anderer Gedächtniselemente eingebundene Erinnerungen sind besser gegen Zersetzung geschützt als Erinnerungen an spezifische Einzelheiten oder Tatsachen, die nicht mit anderen Erinnerungen verkoppelt sind.

Das Thema Gedächtnis verliert nicht an Faszination und steht im Mittelpunkt vieler derzeitiger Forschungsanstrengungen. Aus einigen neueren Studien geht hervor, dass zwar das Arbeitsgedächtnis und die episodische Variante des deklarativen Gedächtnisses mit der Zeit an Leistungsfähigkeit einbüßen können, das semantische und das prozedurale Gedächtnis aber ziemlich stabil bleiben. Ihnen kann oft nicht einmal das Wüten der Alzheimer-Krankheit etwas anhaben. Das Wesentliche aber ist, dass die Fähigkeit zu lernen nie erlischt. Viele Studien belegen, dass wir unsere Fähigkeit, bereits vorhandene Erinnerungen abzurufen und weiterzuverarbeiten sowie neue Erinnerungen zu bilden, durch mentales Üben fördern können. Uns steht eine breite Palette an einfachen Strategien zur Verfügung. Wir können zum Beispiel Informationen schriftlich festhalten, ständig einen Stift und ein Notizbuch bei uns führen oder uns systematisch Eselsbrücken bauen, um so das relativ störanfällige Arbeitsgedächtnis zu stärken.

Vor allem in der Resümee-Phase festigen viele ältere Erwachsene ihre Gedächtnisfunktionen dadurch, dass sie Dokumente oder Fotos zu ihrem Leben zusammentragen und ordnen oder ihre Erinnerungen aufschreiben. Die Erinnerungen können ihren Niederschlag in vielfältigen Formen finden: in Memoiren, in Sammelalben für alles, was mit der Familiengeschichte zu tun hat, in Ahnentafeln, in Fotoalben oder, was immer gebräuchlicher wird, in Sammlungen von digitalen Fotos und Texten oder auch von digitalen Ton- und Filmaufnahmen. Mein Vater Ben Cohen verwendete dafür ein Sammelalbum.

Als ich einmal – er war damals 77 – mit ihm plauderte, erwähnte er, dass er am Morgen in der Tageszeitung *Boston Globe* etwas über meine Arbeit gelesen habe. Mit funkelnden Augen fragte er mich: »Wusstest du, dass ich auch schon einmal im *Globe* war?«

Ich war überrascht und sagte, dass ich den Artikel gern gesehen hätte.

»Ich kann ihn dir zeigen«, erwiderte er und holte ein dickes Sammelalbum hervor, von dem ich nie etwas mitbekommen hatte. Es stellte sich heraus, dass er gerade damit fertig geworden war, Notizen, Zeitungsausschnitte und Fotos zu seinem Leben zusammenzutragen. Wir blätterten in dem Buch und kamen zu einer Anzeige aus dem *Boston Globe* vom 31. Dezember 1933. Sie zeigte einen gut aussehenden Marinesoldaten unter der Überschrift: »Marine sucht wieder Rekruten, die es zu etwas bringen wollen.« Die Bildunterschrift lautete »Johnny Haultight«, zeigte aber meinen Vater, der damals Marinesoldat war und für diese Werbekampagne den Durchschnittsrekruten darstellte.

Einige Jahre später, als bei meinem Vater die ersten Symptome der Alzheimer-Krankheit auftraten, gewann das Sammelalbum noch an Bedeutung hinzu. Es bot eine Fülle an Material, das seinem allmählich versagenden Gedächtnis immer wieder auf die Sprünge helfen konnte.

Fluide Intelligenz und kristalline Intelligenz

Die verschiedenen Aspekte des Gedächtnisses stehen auch im Zusammenhang mit den wichtigen Konzepten der fluiden Intelligenz und der kristallinen Intelligenz. Fluide Intelligenz meint eine direkt verfügbare Denkfähigkeit – eine Art unmittelbare mentale Wendigkeit, die nicht ausschließlich in früheren Lernvorgängen gründet. Wesentliche Aspekte dieser Intelligenzform sind die Geschwindigkeit, mit der Informationen analysiert werden, sowie Aufmerksamkeit und Kapazität des Arbeitsgedächtnisses. Dies ist die Art von angeborener Intelligenz, die man (was nicht immer gelingt) mit Intelligenztests zu messen versucht. Die kristalline Intelligenz besteht im Gegensatz dazu aus Informationen, die sich im Laufe der Jahre anhäufen und die wir uns in der Schule und im Alltag aneignen. Sie schließt auch die praktische Anwendung von Wissen und Fertigkeiten zur Problemlösung ein.

In vielen Studien hat sich gezeigt, dass die fluide Intelligenz im Alter langsam abnimmt, während die kristalline Intelligenz oft zunimmt oder umfassender wird. In bestimmten Bereichen gewinnen wir das ganze Leben lang an Können und Sachverstand hinzu. Der große Historiker Arnold Toynbee meinte diese kristalline Intelligenz, als er mit 77 Jahren in seiner Autobiografie schrieb: »*Die Belohnung dafür, dass ich mein gegenwärtiges Alter erreicht habe, besteht darin, dass ich dadurch Zeit gewonnen habe, mehr als das auszuführen, was ich mir ursprünglich vorgenommen hatte; die Arbeit eines Historikers ist so beschaffen, dass Zeit eine notwendige Vorbedingung für das Gelingen ist.*«

Jeanne Louise Calment

Am Schluss dieses Kapitels möchte ich einem der bemerkenswertesten alten Menschen des 20. Jahrhunderts meine Reverenz erweisen: Jeanne Louise Calment. Madame Calment wurde 1875 in Frankreich geboren, wurde 122 Jahre alt und ist der älteste Mensch, dessen Lebensdaten zweifelsfrei nachgewiesen sind. An ihr ist zu sehen, dass von einem unaufhaltsamen Verfall der kognitiven Funktionen nicht die Rede sein kann und dass eine häufige Frucht des hohen Alters die Weisheit ist. Sie war bis zu ihrem Ende bei klarem Verstand, obgleich Sehkraft und Gehör etwa im Alter von 115 Jahren rapide abnahmen und sie auf den Rollstuhl angewiesen war. In den französischen Medien nannte man sie die »Doyenne der Menschheit«, und in den 1980er und 1990er Jahren (sie starb am 4. August 1997) wurde in den Zeitungen regelmäßig über sie berichtet. Sie war aufgrund ihrer Schlagfertigkeit und ihres sarkastischen Humors sehr populär. Als man sie einmal zu den Begleiterscheinungen des Älterwerdens befragte, scherzte sie: »Ich habe nur eine Falte, und auf der sitze ich.«

Sie aß und trank, wonach ihr der Sinn stand, und blieb bis zum Ende bei ihrer Gewohnheit, jeden Tag Portwein zu trinken. Ihren früheren Schokoladenkonsum, den sie mit ein Kilo pro Woche angab, hatte sie mittlerweile allerdings reduziert. Die folgenden Zitate, die alle aus Interviews nach ihrem 110. Geburtstag stammen, lassen Madame Calments Charme erahnen:

»Ich bin eine ganz normale Frau.«

»Ich bin tapfer, und ich fürchte mich vor nichts.«

»Ich habe mich immer vergnügt, wo es ging. Ich habe lauter und moralisch einwandfrei gehandelt, ohne dass ich etwas bereuen musste. Ich schätze mich sehr glücklich.«

»Wein – ich bin ganz vernarrt in Wein.«

»Ich habe einen Magen wie ein Strauß.«

»Ich träume, ich denke nach, ich lasse mein Leben an mir vorbeiziehen ... Mir ist nie langweilig.«

Mit 90 hatte sie einen in Frankreich üblichen Vertrag geschlossen und ihre Wohnung gegen Zahlung einer Leibrente an den damals 47-jährigen Rechtsanwalt André-François Raffray verkauft. Raffray verpflichtete sich, ihr bis zum Tod jeden Monat eine bestimmte Summe zu zahlen. Damals entsprach der Wert der Wohnung einer zehnjährigen Zeitspanne mit solchen Rentenzahlungen. Raffray hatte jedoch Pech, denn Madame Calment lebte nicht nur über 30 Jahre weiter, sondern er starb noch vor ihr, mit 77 Jahren. Seine Witwe musste die Zahlungen fortführen. In ihren letzten Jahren lebte Jeanne Calment vorwiegend von diesem Einkommen.

Sie lernte mit 85 Jahren fechten und fuhr noch mit 100 Fahrrad. Bei der Feier zu ihrem 115. Geburtstag verabschiedete sich ein Besucher mit den Worten: »Bis zum nächsten Jahr vielleicht.« Sie gab zurück: »Warum denn nicht? Sie sehen doch nicht schlecht aus.«

Mit 120 gab sie das Rauchen auf. Laut ihrem Arzt gaben dabei weniger gesundheitliche Gründe als vielmehr ihr Stolz den Ausschlag: Ihre Sehkraft hatte so weit abgenommen, dass sie sich nicht mehr gefahrlos selbst eine Zigarette anzünden konnte, und sie wollte auf keinen Fall darauf angewiesen sein, sich von anderen Feuer geben zu lassen. Mit 121 nahm sie, als ein Da capo zu ihrem erfüllten Leben, eine CD auf, *Maîtresse du temps* (Herrin der Zeit), auf der sie zu Rap-Rhythmen aus ihrem Leben erzählt.

Nur wenige von uns werden ein Alter von 120 Jahren erreichen, doch ich denke, wir alle können nach *joie de vivre* streben, die Madame Calment verkörpert. Ihre Lebenshaltung steht in scharfem Kontrast zu den Zerrbildern, Irrtümern und Legenden über das Alter, die in unserer Kultur vorherrschen.

6 Die soziale Intelligenz entfalten und pflegen

Angenehme Gesellschaft ist die erste und wichtigste Voraussetzung, auf der das Glück und, natürlich, auch der Wert unseres Daseins beruhen.

THOMAS JEFFERSON

John und Nina Henderson hatten sich noch immer nicht an ihr »leeres Nest« gewöhnt. Ihr Sohn war verheiratet, hatte drei Kinder und lebte an der Westküste. Die Tochter mit ihren zwei Kindern lebte zwar in der Nähe, aber sie sahen die Enkelkinder nicht so oft, wie sie sich das gewünscht hätten.

Dann ließ die Tochter sich scheiden. Die Hendersons bekamen mit, wie viel Anstrengung es die Tochter kostete, ihren Beruf mit der Erziehung des achtjährigen Jungen und des sechsjährigen Mädchens zu vereinbaren. Als sie eines Tages darüber klagte, dass der Sohn im Fach Mathematik große Schwierigkeiten habe, äußerten sie ganz vorsichtig den Vorschlag, sie könnten bei ihr einziehen, um ihr behilflich zu sein. Sie hatten ohnehin das Gefühl gehabt, dass ihr dreistöckiges Haus zu groß für sie beide war, und die Lösung, die sie vorschlugen, schien für alle Beteiligten von Vorteil zu sein. Zu ihrer Erleichterung stimmte die Tochter begeistert zu.

Mrs. Henderson, eine pensionierte Mathematiklehrerin, gab ihrem Enkel Nachhilfeunterricht, und seine schulischen Leistungen verbesserten sich. Mr. Henderson, ein passionierter Gärtner, brachte viele Stunden damit zu, zusammen mit den Kindern den Gemüsegarten zu bestellen. Die Hendersons sind heute froh, dass sie als drei Generationen unter einem Dach zusammenleben, und die Tochter empfindet die Gegenwart ihrer Eltern als eine unschätzbare Bereicherung.

Solche Haushalte mit drei Generationen sind in den USA recht selten und machten im Jahr 2003 nur 3 Prozent der gesamten Haushalte aus. Ich behaupte nun nicht, dass ein solches Arrangement für alle Menschen das Richtige ist. Viele Eltern wissen die soziale und emotionale Leere, die sich nach dem Auszug der Kinder auftut, zweifellos auf andere Weise zu füllen und *genießen* es sogar, dass sie im Nest nun mehr Platz haben. Ich will hier auf einen allgemeineren Punkt hinaus: Intensiver Kontakt zwischen den Generationen, ob nun innerhalb der Familie oder auch über ihre Grenzen hinaus, kann anregend und für alle sehr lohnend sein. Derartige Interaktionen fördern unsere »soziale Intelligenz«, das heißt unsere Fähigkeit, existierende Beziehungen zu pflegen und neue aufzubauen. Genauso wie die Entwicklungsintelligenz, von der sie ein Teil ist, nimmt die soziale Intelligenz im reifen Alter gewöhnlich zu.

Geschichten wie die der Hendersons habe ich im Laufe der Jahre viele gehört. Oft teilen die Älteren nicht die Wohnung oder ein Haus mit ihren Kindern und deren Familien, sondern ziehen in die Nähe, damit sie sich stärker am Familienleben beteiligen können. Es gibt immer häufiger den Fall, dass Großeltern in Krisensituationen einspringen und ihre Enkelkinder mit aufziehen helfen. Dieser Trend stützt die Vorstellung, dass ältere Erwachsene für unsere Spezies entscheidende Überlebensvorteile bedeuten und dass die Natur uns unter anderem aus diesem Grund mit einer potenziellen Lebensspanne ausgestattet hat, die weit über die Jahre der maximalen Fruchtbarkeit hinausreicht. (Der Mensch ist anscheinend nicht die einzige Säugetierart, auf die das zutrifft. Zum Beispiel haben Studien zu den Delphinarten Großer Tümmler und Grindwal ergeben, dass Gruppenmitglieder, die das fortpflanzungsfähige Alter überschritten haben, ihre Enkelkinder »babysitten«, bewachen und sogar säugen.)

Eine fehlerhafte frühe Theorie

In der Frühzeit der gerontologischen Forschung geriet die Auffassung, dass zwischenmenschliche Kontakte auch in der zweiten Lebenshälfte wichtig sind, in die Kritik. Zwei prominente Forscher von der University of Chicago, Elaine Cumming und William Henry, stellten 1961 ihre »Abkehrtheorie« vor. In *Growing Old: The Process of Disengagement* (Alt werden: Der Prozess des Abrückens) zogen sie in Zweifel, dass Menschen im reifen Alter nur dann glücklich und zufrieden sein können, wenn sie aktiv und am sozialen Leben beteiligt bleiben. Laut Cumming und Henry geht der normale Prozess des Älterwerdens mit einem natürlichen und unvermeidlichen Rückzug einher, »der dazu führt, dass die Interaktion zwischen einer alternden Person und anderen Mitgliedern des sozialen Systems, dem sie angehört, sich abschwächt«.

Man muss Cumming und Henry zugute halten, dass sie sich diese These nicht einfach aus den Fingern gesogen haben. Als seriöse Wissenschaftler leiteten sie ihre Thesen aus empirischen Beobachtungen ab. Das Problem war aber, dass sie nicht unbedingt *gesunde* ältere Erwachsene untersucht hatten und dass sie sich ausschließlich auf ein einziges potenzielles Verhaltensmuster, den sozialen Rückzug, konzentrierten, ohne alle übrigen relevanten Faktoren zu betrachten, etwa das unverkennbare Bedürfnis eines jeden Menschen nach zwischenmenschlichem Kontakt. Spätere Popularisierungen und Fehldeutungen der Theorie verschärften ihren problematischen Einfluss noch, weil sie die Vorstellung vermittelten, es sei normal, dass alte Menschen allein in ihrem Zimmer sitzen und ihnen die Welt draußen gleichgültig ist. Nichts könnte weiter von der Wahrheit entfernt sein!

Andere Forscher spürten, dass die Abkehrtheorie unzulänglich war, führten eigene Studien durch und gelangten zu entgegengesetzten Schlussfolgerungen. Robert Havighurst, der maßgeblich an der Kansas City Study of Adult Life (Studie zum Erwachsenenalter mit Einwohnern von Kansas City) mitwirkte, formulierte eine »Aktivitätstheorie«. Er vertrat die Ansicht, dass die psychischen und sozialen Bedürfnisse im höheren Alter sich von denen im mittleren Alter nicht unterscheiden und dass es weder normal noch naturgegeben ist, wenn ältere Menschen isoliert und zurückgezogen leben. Falls dies geschehe, stünden dahinter oft andere Faktoren, an denen sie nichts ändern könnten, zum Beispiel ein schlechter Gesundheitszustand oder der Tod enger Angehöriger. Die Studien, die in den Jahrzehnten seit Havighursts wegweisenden Arbeiten veröffentlicht wurden, stützen seine Auffassung und sprechen gegen die Abkehrtheorie. Zu den Studien über den Aktivitätsgrad von älteren Menschen zählen beispielsweise Untersuchungen zu Hirnprozessen, in denen nachgewiesen wurde, dass Anregung durch soziale Interaktion mit vorteilhaften hirnphysiologischen Effekten einhergeht. Wissenschaft und Gesellschaft brauchten aber lange Zeit, bis sie die falsche Richtung, die eingeschlagen worden war, korrigiert hatten und zu einem tieferen Verständnis der wahren Bedürfnisse und Potenziale älterer Menschen gelangen konnten.

Ein Beispiel für soziales Engagement

Mit 70 Jahren las Donal McLaughlin in der *Washington Post* einen Artikel, der ihn belustigte und auf eine Idee brachte. Eine ältere Giraffe namens Victor war im Marwell-Park-Zoo südlich von London *in flagranti* gestorben. McLaughlin beschloss, zu Ehren Victors einen Verein zu gründen, der älteren Menschen Mut machen sollte, weiterhin ein aktives Leben zu führen. Er nannte den Klub Victor Invictus Society, nach Victor und dem Gedicht »Invictus« von William Ernest Henley aus dem 19. Jahrhundert, in dem es heißt: »mein Schicksal, das bestimm' ich selbst« und »dank' ich den Göttern, die da sind, für meine Seel', die unbesiegt«. Der Verein hatte das Motto »Gib niemals auf« und zählte schließlich weltweit über 1000 Mitglieder. Sämtliche Erlöse aus Mitgliederbeiträgen gingen als Spenden an den Marwell-Park-Zoo.

Dies geschah 1977. Seitdem hat McLaughlin das Motto seines Klubs konsequent beherzigt. Als er Anfang neunzig war, rief er in seiner Heimatstadt Garrett Park in Maryland die Society of the Porcupine (Gesellschaft des Stachelschweins) ins Leben. Der Architekt und Zeichner (er hatte das Team für den Entwurf des Emblems der Vereinten Nationen geleitet) schuf Mitgliedsausweise, auf denen ein entschlossenes Stachelschwein auf die Schriftzüge »Trample besser nicht auf mir herum« und »Der Federkiel ist stärker als das Schwert« deutet. Die Gesellschaft sollte »den Geist der US-amerikanischen Kleinstadt« verteidigen.

Unter dem Eindruck der Terroranschläge vom 11. September 2001 nahm McLaughlin im Alter von 96 Jahren an der öffentlichen Ausschreibung zum Mahnmal des World Trade Center teil. Sein Entwurf[4] erinnert mit den Mitteln der Landschaftsgärtnerei an die Twin Towers und sieht eine beschauliche Grasfläche vor, auf der zwei Eichen die ehemaligen Grundflächen der Türme markieren und die mit kleinen Hecken und Pflanzengruppen durchsetzt ist. Ich zitiere aus seiner Beschreibung:

> Fußwege ziehen sich in Bögen über das gesamte Areal und führen in etwa 30 Sackgassen und aus ihnen heraus. Jede Sackgasse ist ein Ort der Sammlung oder des stillen Nachdenkens über Zitate, die auf Tafeln eingraviert sind und von bedeutenden Männern und Frauen der Geschichte sowie aus den großen Weltreligionen stammen.

Außerdem schlägt er vor, mit Plaketten, die in zwei Labyrinthen um die Eichen herum aufgereiht sind, an alle Opfer der Anschläge zu erinnern. Überlebende und Angehörige der Opfer sollen Setzlinge derselben Eichenart bekommen und dazu angehalten werden, sie an einem Ort ihrer Wahl einzupflanzen, um so ein lebendiges Mahnmal an den 11. September entstehen zu lassen.

---

4 Im Internet verfügbar unter:
http://www.wtcsitememorial.org/ent/entI=832353.html. A. d. Ü.

McLaughlins Entwurf wurde nicht angenommen, doch das tat seinem Tatendrang keinen Abbruch. Während ich dies schreibe, ist er nach wie vor in Organisationen aktiv und setzt sich für öffentliche Belange ein, zum Beispiel im Kampf gegen geplante Änderungen im US-amerikanischen Sozialversicherungssystem. Kurz vor seinem 98. Geburtstag wurde er gefragt, welchen Rat er seinen Mitmenschen geben könne. Dieser »Hüter der Kultur« gab zur Antwort: »Finde eine Sache, für die sich dein Einsatz lohnt, und hinterlasse mit deinem Leben Spuren, denen andere folgen können.«

Soziale Intelligenz und die vier Phasen des reifen Alters

An Donal McLaughlin ist zu sehen, dass Kontakt zu anderen Menschen und Engagement im reifen Alter ebenso bedeutsam sein können wie in jungen Jahren. Die sich entfaltende soziale Intelligenz ist eine Komponente der Entwicklungsintelligenz, die sich, wie wir gesehen haben, im Laufe der Phasen des reifen Erwachsenenalters immer weiter ausdifferenziert. In der Phase der Neuausrichtung in der Lebensmitte trägt das keimende postformale Denken dazu bei, dass unsere soziale und emotionale Belastbarkeit zunimmt, die Tendenz zu vorschnellen und schroffen Urteilen sich abschwächt und wir zu einer nachsichtigeren Haltung gegenüber anderen finden. In der Befreiungs-Phase können das Abschütteln alter Zwänge und eine größere Zufriedenheit mit uns selbst dazu führen, dass wir unbefangener und offener werden und dass daraus neue Kontakte und Freundschaften entstehen.

Die Kräfte, die in uns während der Resümee-Phase am Werk sind, können uns dazu anspornen, den Blick über unser unmittelbares soziales Umfeld hinaus zu weiten, die eigene Vergangenheit in größere Zusammenhänge einzuordnen und uns in unsere neue Rolle als Quelle von Überlieferung, Sachverstand und Weisheit zu finden. Auch in der Da-capo-Phase, in der es unter anderem darum geht, die Zusammengehörigkeit in der Familie zu stärken und auf die Themen eines langen Lebens neue Variationen zu finden, kommt zwischenmenschlichen Beziehungen eine entscheidende Rolle zu.

Wachsende Entscheidungskompetenz in zwischenmenschlichen Dingen

Der Existenzphilosoph Albert Camus schrieb einst: »Das Leben ist die Summe all deiner Entscheidungen.« In J. K. Rowlings Buch *Harry Potter und die Kammer des Schreckens* rät Aldus Dumbledore, der Direktor der Zaubererschule Hogwarts (diese Romanfigur bietet eine der besten positiven Beschreibungen des Alters in der modernen Jugendliteratur), dem jungen Harry: »Viel mehr als unsere Fähigkeiten sind es unsere Entscheidungen, Harry, die zeigen, wer wir wirklich sind.« Das Reifen der sozialen Intelligenz trägt in jedem Lebensbereich und insbesondere in zwischenmenschlichen Beziehungen dazu bei, dass man klügere Entscheidungen trifft.

Viele werden mit den Jahren kritischer, was Freundschaften angeht. Studien belegen, dass ältere Erwachsene oberflächliche oder unbefriedigende Beziehungen bereitwilliger aufgeben, um mehr Zeit mit Menschen verbringen zu können, an denen ihnen wirklich etwas liegt, bei denen sie sich wohl fühlen und gegenüber denen sie sich so zeigen können, wie sie wirklich sind. Eine 71-jährige Frau sagte zu mir: »Das Leben ist zu kurz, als dass ich Leute ertragen möchte, mit denen ich nicht gern zusammen bin.«

Soziale Intelligenz hilft auch im Umgang mit Konflikten. Ältere Erwachsene nutzen, wie die Forschung gezeigt hat, eine Mischung von Bewältigungs- und Verständigungsstrategien, die eine Stärkung der Impulskontrolle bewirkt, die Einschätzung von konfliktgeladenen Situationen verbessert und dazu führt, dass sie effektivere und befriedigendere Handlungsalternativen wählen. Dies ist einer der Gründe dafür, dass reifes

Alter in vielen Berufsfeldern wie Management, Gerichtswesen, Politik und Diplomatie ein Vorteil ist.

Ich beobachte diesen zunehmend geschickteren Umgang mit Konflikten bei vielen, die an meinen Studien teilnehmen. Die Zeitschriftenredakteurin Abby Stern erzählte mir, Zeit oder Energie hätten, als sie noch ganztags arbeitete, nie ausgereicht, um auf zwischenmenschliche Konflikte in angemessener Weise einzugehen. Der Druck der Produktionstermine verhinderte, dass man Probleme sogleich anging, wenn sie aufkamen, sodass Missstimmung und Groll sich aufstauten und sich später mit einem Knall entluden. Nun, da sie mit 62 nur noch Teilzeit arbeitet, kann sie sich auf Konflikte konzentrieren, sobald sie aufkommen, und verhindern, dass Maulwurfshügel von Ärger und Unmut sich zu brodelnden Vulkanen auswachsen. Sie ist in ihrem Reden und Handeln auch diplomatischer geworden, lässt sich nicht mehr so leicht zu schnellen, unüberlegten Reaktionen hinreißen und denkt insgesamt langfristiger.

»Mit den Jahren ist meine böse Zunge ein wenig zahmer geworden«, sagt sie.

Geschlecht und soziale Rollen

Forscher wie David Gutmann von der Northwestern University in Illinois haben festgestellt, dass Männer mit den Jahren mehr Interesse an zwischenmenschlichen Beziehungen entwickeln, während Frauen, die meist stärker auf die Sphäre von Familie und Freundeskreis ausgerichtet sind, im reifen Alter den Radius ihres sozialen Engagements oft erweitern, sodass es auf Fragen allgemeiner gesellschaftlicher Gerechtigkeit oder auch auf die ganze Menschheit zielt. Männer beginnen laut Gutmann die aggressive Energie ihrer Jugend in andere Bahnen zu lenken, sodass sie in Rollen hineinwachsen, in denen sie stärker um das Lösen von Problemen und um Interessenausgleich bemüht sind. Demgegenüber lernen Frauen, so sagt er, selbstsicherer aufzutreten und ihre Beziehungen zu anderen besser zu steuern. Andere Forscher haben ähnliche Muster beschrieben, zum Beispiel dass Männer eine genauere emotionale Selbstwahrnehmung entwickeln und in zwischenmenschlichen Beziehungen offener sind, während Frauen, sobald die Verantwortung für die Kindererziehung nicht mehr auf ihnen lastet, ihre Aktivitäten auf ein weiteres soziales Umfeld auszudehnen beginnen. Beide Entwicklungstendenzen scheinen sich günstig auf den allgemeinen Gesundheitszustand und die Selbstwertschätzung auszuwirken.

Es wäre zu einfach, dies auf die Formel zu bringen, dass Männer und Frauen im reifen Alter die Rollen tauschen, denn die Realität ist komplexer. Die Geschlechterrollen sind heutzutage ohnehin nicht mehr so scharf voneinander geschieden. Die Veränderungen der mittleren Jahre führen aber dennoch dazu, dass sich die Geschlechterrollen, nachdem sie über Jahrzehnte hinweg von den vorherrschenden gesellschaftlichen Erwartungen geprägt waren, erweitern und einander anzunähern beginnen. Hier sehen wir die soziale Intelligenz (und mit ihr die gesamte Entwicklungsintelligenz) am Werk. Männer werden dadurch, dass sie den Wert sozialer Netzwerke zu schätzen lernen, oft zufriedener und emotional ausgeglichener. Frauen können, da sie nun mehr Zeit und Energie zur Verfügung haben, den Blick über ihr unmittelbares Umfeld hinausrichten und sich aktiver und energischer für gesellschaftliche Belange einsetzen.

Die folgende Geschichte zeigt, wie die Entwicklungsschritte eines Mannes in den mittleren Jahren mit Veränderungen sowohl in der zwischenmenschlichen Sphäre als auch in seiner Geschlechterrolle einhergingen.

Für David Conway war 40 Jahre lang sein Beruf als Chemielehrer an der Highschool die Hauptsache in seinem Leben gewesen. Abends bereitete er seine Stunden vor, korrigierte am Wochenende Klassenarbeiten und gab fast jedes Jahr in den Schulferien Sommerkurse. Sein Eifer brachte ihm zwar den Respekt von Kollegen und Schülern ein, war aber einer der wesentlichen Konfliktpunkte in der Beziehung zu seiner Frau, weil sie stets das Gefühl hatte, dass seine Arbeit ihm wichtiger war als sie und die beiden Söhne.

Als David 61 Jahre alt war, begann ein neuer Schulrektor seine Unterrichtsmethoden in Frage zu stellen. Aufgrund der ständigen Auseinandersetzungen begann David zu überlegen, ob er nicht in Pension gehen solle, obwohl er seinen Beruf liebte und seine studierenden Söhne finanziell unterstützen musste. Er kam zu mir in Psychotherapie, weil die Situation ihn wütend machte und deprimierte. Er litt sehr unter den Spannungen und dem Stress, denen er nun an der Schule ausgesetzt war, machte sich aber große Sorgen, was passieren könnte, wenn er in Pension ging. Nicht zuletzt plagten ihn Bedenken, dass er und seine Frau nicht miteinander auskommen würden, wenn er ständig zu Hause war. Der schwelende Groll vieler Jahre hatte ihre Beziehung abgekühlt; David befürchtete, dass er den Konflikt mit seinem Rektor womöglich einfach gegen einen eskalierenden Konflikt mit seiner Frau eintauschen würde.

Dennoch musste er sich eingestehen, dass eine Pensionierung auch attraktive Aspekte hätte. »Ich sprach mit meinen Söhnen darüber, als sie in den Semesterferien nach Hause kamen«, erzählte er mir, »und sie sagten, es sei höchste Zeit, dass ich an der Situation etwas änderte. Sie sagten, ich solle mir wegen ihres Studiums keine Sorgen machen und als ersten Schritt meine spießigen Klamotten in den Ruhestand schicken und mich für ein neues Leben bereitmachen. Wir verstanden uns besser als jemals zuvor. Ich muss allerdings sagen, dass ich die Idee zwar ein wenig aufregend fand, aber mir nicht vorstellen konnte, wie dieses neue Leben aussehen soll.«

Ich half ihm in unseren Gesprächen, nach einem Weg zu suchen, der seinen scheinbar unvereinbaren Wünschen entsprach. So machte er sich zum Beispiel Sorgen um seine Ehe, war aber auch offen für Ideen, wie sich das Verhältnis zu seiner Frau verbessern ließe. Als ich ihn fragte, was sie beide denn gern zusammen unternähmen, antwortete er: »Essen gehen. Sie ist eine Feinschmeckerin und probiert gern neue Restaurants aus«, fuhr er fort. »Sie fände es toll, wenn sie als Restaurantkritikerin für die Lokalzeitung schreiben könnte.«

»Kochen Sie zu Hause?«

»Nein.«

»Nun ... wie wäre es, wenn Sie damit anfangen?«, fragte ich. »Es tut einem Paar gut, sich neue gemeinsame Aktivitäten zu suchen – das bringt neue Energie in die Beziehung. Und haben Sie denn in der Chemie nicht eigentlich auch die ganze Zeit mit Rezepten zu tun, nur dass Sie sie Formeln nennen? Warum probieren Sie es nicht einmal mit Küchenchemie? Sie würden Ihrer Frau damit zeigen, dass Sie etwas zu schätzen wissen, das ihr in ihrem Leben sehr wichtig ist. Warum fragen Sie sie nicht? Schlimmstenfalls sagt sie: ›Bloß nicht.‹«

Eine Woche später berichtete er, dass seine Frau zwar fassungslos dreingeschaut habe, als er den Vorschlag äußerte, sich aber bereit erklärt habe, einen Versuch zu machen.

David wurde auch klar, dass er die Chemie und das Unterrichten nicht vollständig aufgeben musste. Er konnte Unterrichtsvertretungen machen oder als Nachhilfelehrer arbeiten. Auf diese Weise kam er doch noch unter Menschen und konnte das Ausscheiden aus dem Berufsleben etappenweise gestalten, Geld verdienen und allmählich einen Plan entwickeln, wie er am besten an den nächsten Abschnitt seines Lebens heranging.

Als er seinen Antrag auf Pensionierung einreichte, fühlte er sich wie befreit. Er hatte dadurch, dass er sich in einer für ihn ungewohnten Rolle erprobte, ein neues Kapitel in seiner Ehe aufgeschlagen und außerdem einen Weg gefunden, wie er seiner Leidenschaft für das Unterrichten weiter nachgehen konnte. Seine reifende soziale Intelligenz hatte ihn in die Lage versetzt, seine Rollen und seine zwischenmenschlichen Beziehungen unter einem neuen Blickwinkel zu betrachten und sein Leben so einzurichten, dass er zufriedener war. Wir können hier auch das Wirken der inneren Kraftquelle erkennen. Ich bezweifle, dass David derart tief greifende Veränderungen von seit langem bestehenden Mustern hätte in Angriff nehmen können, wenn sich in ihm nicht eine Reihe von Impulsen geregt hätte, die auf einen Wandel drängten. Aus verschiedenen frustrierenden Situationen heraus entwickelten sich Vorstellungen und Wünsche, etwas Neues zu versuchen, und zwar nicht nur, was seine Kleidung oder das Kochen, sondern auch, was seinen gesamten Lebensentwurf anging. Die Therapie unterstützte diesen Prozess und half, ihn auf Kurs zu halten, doch die Leitsignale entsprangen einer Entwicklungsdynamik, die Davids soziales Leben umkrempelte.

Das soziale Portfolio

Aus Studien, die in den letzten Jahrzehnten mit gesunden älteren Erwachsenen durchgeführt wurden, wissen wir, dass ein aktives Sozialleben in engem Zusammenhang mit geistiger und körperlicher Gesundheit steht und dass Rückzug und Isolation Zeichen für eine Depression oder eine andere Störung sind. Natürlich wissen wir, wenn wir uns die Bedeutung zwischenmenschlicher Beziehungen bewusst machen, damit noch nicht, wie wir sie fördern und pflegen können. Freundschaften zu schließen und zu pflegen kann schwierig werden, wenn wir in unserer Mobilität eingeschränkt, schwerhörig oder sehbehindert sind oder weniger Energie zur Verfügung haben, um sportlichen oder anderen Aktivitäten nachzugehen, durch die wir zuvor in Kontakt mit anderen kamen.

Ich habe im Laufe der Jahre verschiedene Strategien untersucht, mit denen man solche Barrieren überwinden kann. Sie entsprechen im Grunde dem Rat, den Samuel Johnson 1779 – mit 70 Jahren – seinem Freund James Boswell in einem Brief gab: »Wenn du untätig bist, sei nicht allein; wenn du allein bist, sei nicht untätig.« Das ist praktisch angewandte soziale Intelligenz!

Das Modell, das ich entwickelt habe und das ich das »soziale Portfolio« nenne, überträgt diesen Ratschlag auf das 21. Jahrhundert und stützt sich auf neueste Forschungsbefunde zur Aktivitätstheorie und zu förderlichen Einflüssen auf

	Gruppenaktivitäten	individuelle Aktivitäten
hohe Mobilität **viel Energie**	**Gruppe/hohe Mobilität** • bei einer fortlaufenden Tanz- oder Theatergruppe mitmachen • Bildungsreisen mit einer Gruppe für lebenslanges Lernen unternehmen • bei einer kommunalen Initiative mitarbeiten, die sich für soziale Belange einsetzt, etwa durch Nachhilfeunterricht, Kinderbetreuung oder andere Hilfsangebote	**individuell/hohe Mobilität** • sich an einem Vorgartenwettbewerb beteiligen • eine Broschüre oder einen Audioguide für einen Rundgang durch Ihren Ort oder Stadtteil erstellen • Natur- und Landschaftsfotografie oder Reportagefotografie betreiben
geringe Mobilität **wenig Energie**	**Gruppe/geringe Mobilität** • eine Gruppe gründen, die regelmäßig zusammen kocht oder sich Witze erzählt • mit den Kindern und/oder Enkelkindern eine Zeitung erstellen, die über die Geschichte der Familie berichtet • eine Lese- oder Spielrunde gründen, die sich regelmäßig bei Ihnen zu Hause trifft	**individuell/geringe Mobilität** • ein Kochbuch mit den »Geheimrezepten« der Familie zusammenstellen • einen Stammbaum mit einem für Veränderungen und Ergänzungen offenen Kommentar erstellen • »letzte« Briefe oder E-Mails an Enkelkinder verfassen

Das soziale Portfolio

die Leistungsfähigkeit des Gehirns. Meine Empfehlung ähnelt der eines Finanzexperten, der bei der Geldanlage zur Risikostreuung rät: Setzen Sie nicht alles auf eine Karte. Legen Sie Ihr Portfolio so breit gefächert an, dass Verluste in einem Bereich durch Gewinne in einem anderen ausgeglichen werden können. Erwachsene sollten auf ein ausgewogenes soziales Portfolio hinarbeiten, zu dem ein Netz von zwischenmenschlichen Beziehungen sowie gesundheitsfördernde und geistig anspruchsvolle Aktivitäten gehören, die sie bis ins hohe Alter fortführen können. In der Tabelle auf S. 154 stelle ich Ihnen ein vierfach untergliedertes Portfolio vor. In jedem der vier Felder sind Aktivitäten aufgeführt, die aber nur als Beispiele dienen sollen – in der Realität gibt es so viele Möglichkeiten, die Tabelle mit Beispielen aufzufüllen, wie es ältere Erwachsene gibt!

Die Grundidee des Modells ist, dass wir am besten nicht nur individuellen, sondern auch Gruppenaktivitäten nachgehen und dass wir sowohl Aktivitäten ausüben, die einen hohen Energieeinsatz und hohe Mobilität verlangen (wie etwa Sport, Tanzen und Reisen), als auch Aktivitäten, die nur geringe Energie und Mobilität erfordern (wie Schreiben, Lesen oder Musikhören).

Daraus ergeben sich vier Kategorien, die alle gleichermaßen wichtig sind: Gruppenaktivität/hohe Mobilität, Gruppenaktivität/geringe Mobilität, individuelle Aktivität/hohe Mobilität und individuelle Aktivität/geringe Mobilität. Sie können Ihre eigene Tabelle ganz einfach dadurch erstellen, dass Sie in die vier Felder dieses Schemas die Aktivitäten eintragen, denen sie derzeit nachgehen. Das soziale Portfolio hilft Ihnen, zu erkennen, ob Ihre Aktivitäten ungleich verteilt sind und ob Sie beispielsweise Aktivitäten, für die viel Energie und hohe Mobilität notwendig sind, hinzufügen sollten oder ob bei Ihnen in einseitiger Weise Aktivitäten dominieren, bei denen Sie allein sind.

Das soziale Portfolio lässt sich in den folgenden drei Punkten mit einem Geldanlage-Portfolio vergleichen:

- Es sollte breit gestreut und ausgewogen sein, damit sein »Gesamtertrag« stabil bleibt und Wechselfälle gut übersteht.
- Es sollte eine Absicherung gegen Invalidität oder Verlust bieten. Wenn Ihr Gesundheitszustand sich verschlechtert, müssen Sie das »Kapital«, das Sie haben, so investieren, dass Sie nicht viel Energie und nur wenig Mobilität aufwenden müssen. Desgleichen brauchen Sie, wenn Sie Ihren Partner oder einen guten Freund verlieren, individuelle Aktivitäten, auf die Sie sich in einer Übergangszeit stützen können, bis Sie neue Beziehungen aufgebaut haben.
- Wie ein Geldanlagen-Portfolio, so wird auch Ihr soziales Portfolio am ertragreichsten für Sie sein, wenn Sie schon früh im Leben beginnen, »Aktivposten« aufzubauen. Zum Anfangen ist es aber nie zu spät. Wenn Sie sich also fürs Schreiben interessieren, können Sie zunächst einmal einen entsprechenden Kurs belegen, um dann nach Ihrem Ausscheiden oder teilweisen Ausscheiden aus dem Berufsleben, wenn Sie mehr Zeit haben, mit dem Roman zu beginnen, der Ihnen vorschwebt, oder Artikel für die Lokalzeitung zu verfassen. Beziehungen brauchen wie Aktivposten Zeit zum Wachsen, und man muss kontinuierlich in sie »investieren«, damit sie ihr volles Potenzial entfalten können. Freundschaften aus der Schul- und Ausbildungszeit zu pflegen ist etwas Schönes, aber Sie sollten das ganze Leben hindurch fortfahren, neue Freundschaften zu schließen.

Eine kleine Geschichte soll veranschaulichen, dass es nie zu spät ist, mit eingefleischten Gewohnheiten zu brechen und zwischenmenschliche Bindungen aufzubauen, die für unsere Gesundheit so wichtig sind. Die Geschichte handelt von einem wohlhabenden, aber knauserigen Geschäftsmann, der Mitte des 19. Jahrhunderts in London lebte. Er war bekannt, aber nicht beliebt. Ein Bericht aus jener Zeit schildert ihn folgendermaßen: »Die Kälte in seinem Herzen machte seine alten Gesichtszüge starr, seine spitze Nase noch spitzer, sein Gesicht runzlig, seinen Gang steif, seine Augen rot, seine dünnen

Lippen blau, und sie klang aus seiner krächzenden Stimme heraus.« Der emotionale Rückzug des Mannes hatte sich mit den Jahrzehnten so zugespitzt, dass niemand sich erinnern konnte, wie er als fröhlicher junger Mann gewesen war. Er litt unter einer nie diagnostizierten chronischen Depression, die verhinderte, dass sein wahres Wesen und seine seit langem verschüttete soziale Intelligenz zum Vorschein kamen.

Glücklicherweise wurde der alte Mann von einem multidisziplinären Team von Therapeuten aufgesucht – über 100 Jahre bevor in unserer Ära solche ambulanten Angebote aufgebaut wurden. Das Team arbeitete mit einer traumbasierten Form von Psychotherapie, um dem Mann zu helfen, sein Leiden zu begreifen – über 50 Jahre, bevor Freud sein klassisches Werk *Die Traumdeutung* schrieb. Sie verwendeten auch eine Spielart der »Lebensrückschau«, die man heute häufig in der Resümee-Phase einsetzt, und weckten auf diese Weise lange schlummernde Impulse, die darauf drängten, dass Konflikte bereinigt und neue Möglichkeiten erschlossen wurden. Die Bemühungen des Teams trugen bemerkenswert rasch Früchte. Der alte Mann war nun in der Lage, sein soziales Potenzial zu entfalten, vollzog eine dramatische Kehrtwendung und entfaltete einen Elan, der der Qualität sowohl seines eigenen Lebens als auch des Lebens seiner Mitmenschen zugute kam.

Diese Gestalt, die eine wundersame Wandlung durchmachte, ist kein anderer als Ebenezer Scrooge, der berühmte Griesgram aus der 1843 von Charles Dickens verfassten *Weihnachtsgeschichte (A Christmas Carol)*. Das multidisziplinäre Team waren die Geister der vergangenen, gegenwärtigen und zukünftigen Weihnachtsfeste. Die Geschichte ist zwar fiktiv, macht aber deutlich, wie viele Veränderungspotenziale im reifen Alter vorhanden sind, und ist deshalb als Illustration heute so wertvoll wie vor 150 Jahren. Ganz gleich, wie alt wir sind oder welchen widrigen Umständen wir uns gegenübersehen – wenn unser Wissen, unsere Lebenserfahrung und unsere Bereitschaft zum Wandel im Einklang miteinander sind, ist ein Umschwung in unserem Leben möglich.

Es folgen zwei weitere, diesmal wahre Geschichten, die den Entwicklungsverlauf der sozialen Intelligenz im reifen Alter beleuchten sollen.

Arnold

Mit 66 Jahren musste Arnold Rahn gegen seinen Willen seinen Posten als Leiter eines Sportartikelgeschäfts aufgeben. Arnold war nicht bereit, sich zur Ruhe zu setzen, und sah sich nach einer Anstellung in einem anderen Geschäft um. Als man ihm eine schlecht bezahlte Position nach der anderen anbot, wurde er immer aufgebrachter und lehnte sämtliche Angebote ab.

Arnold war immer ein zurückhaltender, besonnener Mann gewesen, begann aber jetzt, da er ungeduldig und reizbar war, seinen zwei Söhnen ungefragt Ratschläge zu geben und daran herumzumäkeln, wie sie ihre Kinder erzogen. Er trank auch mehr, sodass es seinen Söhnen zunehmend widerstrebte, ihn Zeit mit seinen Enkelkindern verbringen zu lassen. Er schaffte es also nicht, sich an seine neue Lage anzupassen, vermochte seine Unbeherrschtheit und seinen Mangel an Selbstachtung nicht auszugleichen und trieb seine Angehörigen regelrecht von sich weg.

Die Angehörigen überlegten gemeinsam, welche Möglichkeiten es gab, mit der Situation umzugehen, und schlugen ihm entsprechende Lösungen vor. Er weigerte sich aber hartnäckig, Hilfe von außen anzunehmen, und lehnte Aktivitäten, die in keinem Zusammenhang mit seinem Beruf standen, rundweg ab. »Ich brauche keine Hilfe«, sagte er. »Ich brauche nur wieder eine richtige Arbeit.«

Zu dem Zeitpunkt, als ich als Psychotherapeut hinzugezogen wurde, war die Geduld der Familie erschöpft, und Arnold war in einem jämmerlichen Zustand. Nachdem ich alle Seiten gehört hatte, kam mir in den Sinn, dass Arnold vielleicht gern an einer Gewerbeschule Kurse in Betriebswirtschaft und Betriebsleitung geben würde. Seine Söhne waren skeptisch. Sie nahmen an, dass er die Idee als unsinnig abtun würde. Außerdem fürchteten sie, dass die Situation sich noch verschlimmern könnte, wenn er sich für eine derartige Position bewarb und abgelehnt wurde. Ich bot ihnen an, dass ich bei einigen Ausbildungsgängen, mit denen ich schon einmal zu tun gehabt hatte, »vorfühlen« könnte. Ich fand einen Dozenten, der gern bereit war, Arnold eine Unterrichtsstunde in seiner Klasse halten zu lassen, damit er den Schülern etwas von seinen Erfahrungen in der realen Geschäftswelt weitergab. Nachdem man ihm ein wenig zugeredet hatte, ließ Arnold sich darauf ein.

Arnolds Unterrichtsstunde kam hervorragend an, und er wurde mehrmals wieder eingeladen. Es zeigte sich, dass die intensive soziale Interaktion beim Unterrichten genau das war, was Arnold brauchte. Seine Stimmung und seine allgemeine Einstellung besserten sich, was sich auch auf das Klima innerhalb der Familie günstig auswirkte. Der durch den erzwungenen Ruhestand ausgelöste innere Aufruhr hatte Arnolds angeborene soziale Intelligenz lahm gelegt. Glücklicherweise fand er aus dem Strudel, der ihn in die Tiefe zog, noch rechtzeitig heraus, ehe seine zwischenmenschlichen Beziehungen ernsthaft Schaden nahmen. Er war klug genug, eine sich bietende Gelegenheit beim Schopf zu packen, und wusste dann in einer für ihn neuen Situation seine Berufserfahrung und seine sozialen Fertigkeiten optimal zu nutzen.

Agnes

Agnes Rafferty war das älteste von sieben Kindern. Als ihre noch junge Mutter an einer Lungenentzündung starb, übernahm Agnes viele mütterliche Pflichten und half ihrem Vater, die jüngsten Kinder aufzuziehen. Trotz dieser Arbeitsbelastung schloss Agnes die Highschool ab. Ihre weitere Ausbildung schob sie aber mehrere Jahre lang auf, um ihrem Vater weiterhin behilflich zu sein. Schließlich ging sie aufs College, schloss einen Masters-Studiengang in englischer Literatur ab und wurde wie ihre Mutter Lehrerin.

Sie war eine begabte und charismatische Englischlehrerin und bekam im Laufe ihrer langen Laufbahn viele Auszeichnungen als beste Lehrkraft. In ihrem Privatleben aber hatte sie es alles andere als leicht. Ihr Ehemann starb an einem Herzinfarkt, als die beiden Söhne noch klein waren, sodass erneut zusätzliche Verantwortung auf ihren Schultern lastete. Auch diesmal behielten ihre feste Entschlossenheit und ihr Wille, dass sie es auch allein schaffen würde, die Oberhand; sie zog ihre Söhne auf und arbeitete gleichzeitig als Lehrerin.

Als sie mit 65 in Pension gehen musste, hatten ihre Söhne mittlerweile ihr Collegestudium absolviert und geheiratet und waren nach Kalifornien gezogen. Agnes fühlte sich in ihrem Umfeld wohl, und ihr war eigentlich nicht danach, kürzer zu treten.

»Ich werde nicht die Hände in den Schoß legen, nur weil ich 65 bin und nicht mehr an der Schule unterrichten darf«, sagte sie.

Ermutigt von zwei früheren Schülerinnen, die mittlerweile als Bibliothekarinnen arbeiteten, rief Agnes eine Veranstaltungsreihe ins Leben, bei der sie aus Büchern vorlas und mit dem Publikum über Literatur sprach. Die Reihe »Nachmittage mit Agnes: Erkundungsreisen in die Literatur des 20. Jahrhunderts« gab ihr Gelegenheit, etwas zu tun, das ihr viel Freude machte: große Werke der Literatur vorzutragen und die Figuren dabei mit schauspielerischen Mitteln zu charakterisieren.

Als sie Mitte siebzig war, erlitt sie einen Schlaganfall. Ihre Artikulation wurde undeutlich, und sie musste einen Gehwagen benutzen. Die Söhne drängten sie, in ihre Nähe zu ziehen, doch sie lehnte ab; sie fühlte sich in ihrer Stadt und ihrem sozialen Umfeld tief verwurzelt. Obwohl sie unter ihrer Situation erkennbar litt, beharrte sie auf ihrer Eigenständigkeit. Sie stellte die Vorlesereihe ein, weil sie nicht im Sitzen lesen wollte und weil ihr die Sprechbehinderung peinlich war. Sie begann sich zurückzuziehen, hatte wenig Appetit und verlor an Gewicht.

Als ihre Angehörigen mich hinzuzogen, konnte ich sehen, dass in Agnes trotz ihrer Depression noch sehr viel Vitalität vorhanden war. Ihre Wohnung war voller Bücher, und als ich vor einem der Regale stand und neugierig die Buchrücken studierte, fragte sie mich, was in der Highschool mein Lieblingsbuch gewesen sei. *Der alte Mann und das Meer* von Hemingway, antwortete ich. Sie sagte, das sei immer auch eines von ihren Lieblingsbüchern gewesen. Dann fügte sie hinzu, sie habe jetzt das Gefühl, dass dieses Meeresungeheuer, mit dem der alte Mann ringt, von ihrem Rücken und ihrem Mund Besitz ergriffen habe.

»Sie können so gut mit Worten umgehen«, sagte ich. »Haben Sie denn auch viel geschrieben?«

»Ich bin im Reden besser als im Schreiben«, erwiderte sie und fuhr fort: »Ich liebe die Literatur und weiß jetzt so viel mehr darüber als damals, als ich zu unterrichten anfing. Ich fand es wunderbar, das mit anderen zu teilen, aber das geht ja jetzt nicht mehr.«

Für mich war deutlich, dass sie in einem Teufelskreis negativer Gedanken gefangen war, der ihre Motivation untergrub, etwas Neues auszuprobieren. Als ich mich von ihr verabschiedete, kam mir eine Idee. Ich wandte mich an die beiden Bibliothekarinnen und schlug ihnen ein wöchentliches Faltblatt vor, das zum Beispiel heißen könnte: »Tipps von Agnes: Entdeckungen in der Literatur des 20. Jahrhunderts«. Agnes könnte darin jedes Mal ein literarisches Werk vorstellen und erläutern, was daran besonders und reizvoll war, sowie eine kurze Leseprobe anfügen.

Die Bibliothekarinnen waren begeistert und fragten Agnes, was sie von der Idee hielt. Um ihr zu helfen, ihre Unsicherheit in Bezug auf das Schreiben zu überwinden, schlug ich ihr folgende Strategie vor: Da sie ja so viel Erfahrung damit habe, frei über Literatur zu sprechen, könne sie sich selbst auf Band aufnehmen und die Aufnahme dann als Grundlage für das Schreiben nehmen. Sie sagte, sie wolle es versuchen.

»Tipps von Agnes« war schon bald darauf ein regelmäßiges Angebot der Bücherei. Agnes stand zwar nicht mehr vor einer Gruppe, aber sie telefonierte und korrespondierte schriftlich mit ihren Lesern. Sie begann, das Netz ihrer zwischenmenschlichen

Beziehungen von neuem zu knüpfen, und fand bald zu der für sie typischen Courage und Eigenständigkeit zurück.

Zusammenfassung

Soziale Intelligenz, differenziertes Wissen und Weisheit sind eng miteinander verknüpfte Errungenschaften, die sich erst im reifen Alter einstellen können. Das älter werdende Gehirn birgt größere Potenziale in sich, als die meisten denken, und die Entwicklung kommt nie zum Stillstand. Unsere Fähigkeiten zu Engagement und Miteinander bleiben auch in späteren Jahren unvermindert erhalten und sind eine wichtige Grundlage unserer körperlichen und geistigen Gesundheit. In den letzten beiden Kapiteln führe ich diese positiven Aspekte des Älterwerdens zusammen und betrachte sie vor dem Hintergrund von zwei zentralen Themenbereichen, nämlich des Rentenalters und der Kreativität. Wie fast alle Aspekte des Alters, so sind auch diese beiden mit Vorurteilen, Missverständnissen und grundlosen Befürchtungen befrachtet.

7 Die Neuerfindung des Ruhestands

Solange ich arbeite, bin ich nie müde;
aber Untätigkeit erschöpft mich total.
Sherlock Holmes in »Das Zeichen der Vier« von Arthur Conan Doyle

Die 71-jährige JunAnn Holmes wurde von einem Rascheln am Fußende ihres Bettes wach. Sie hob den Kopf, um zu sehen, was dort war, und blickte verdutzt in zwei Augenpaare, die sie intensiv anstarrten. Sie brauchte einen Moment, bis ihr einfiel, dass sie nicht in Washington, D. C., war. Sie war vielmehr auf Borneo, und die Augen gehörten zwei rothaarigen Affen, einer Orang-Utan-Mutter und dem Baby, das sie auf dem Arm trug.

JunAnn leistete dort einen freiwilligen Einsatz für die Internationale Orang-Utan-Stiftung, die zu der vom Aussterben bedrohten Affenart Forschungsprojekte durchführt. Die Orang-Utan-Mutter hatte den Fruchtsaft auf dem Tisch neben dem Bett gerochen und die Tür zu JunAnns Hütte aufgeschoben; jetzt machte sie sich gerade mit dem Saftbehälter in der Hand davon. JunAnn lachte leise in sich hinein und schlief wieder ein. Eine weitere Nacht auf Borneo.

JunAnn war einige Jahre zuvor in den »Ruhestand« getreten, und deshalb erzähle ich hier ihre Geschichte. Der Ruhestand ist nicht mehr, was er einmal war. Der Ausdruck »sich zur Ruhe setzen« lässt sich auf das, was ich heute im Leben älterer Erwachsener beobachte, eigentlich kaum mehr anwenden. Denn er klingt nach einem Abrücken von der Welt, einem Einstellen jeglicher Aktivität, so als würde ein Mensch stillgelegt und eingemottet.

So wie viele hunderttausend ältere Menschen wollte JunAnn von einem »Ruhestand« und allem, was damit verbunden ist, nichts wissen. Ich hatte sie vier Jahre vor der beschriebenen Szene kennen gelernt, im Rahmen einer breit angelegten Studie mit dem Titel »Ruhestand im 21. Jahrhundert«. JunAnn war in mehreren Pflegefamilien aufgewachsen, weil ihre eigene Familie während der Weltwirtschaftskrise in den 1920er und 1930er Jahren nicht für sie sorgen konnte. Trotz dieser zersplitterten Kindheit schloss sie nach der Highschool ein Collegestudium mit dem Hauptfach Sonderpädagogik ab. Sie unterrichtete allerdings nie. Stattdessen arbeitete sie in einigen Firmen als Bürokraft, bevor sie zu einer Fluglinie ging, wo sie im Ticketverkauf und im Kundendienst tätig war. Wann immer sie konnte, gab sie Kindern mit Lernschwächen kostenlosen Nachhilfeunterricht. Sie war nie verheiratet und hatte selbst keine Kinder, doch die Kinder fühlten sich wohl bei ihr, vor allem wenn sie ihnen mit ihrer warmen, angenehmen Stimme etwas vorlas.

In ihren Fünfzigern begann sie im Nationalzoo in Washington ehrenamtliche Arbeit zu leisten. Sie interessierte sich insbesondere für die Menschenaffen und die Elefanten – und diese schienen ihre Neugier zu erwidern. Eines Tages hörte sie einen Vortrag von Biruté Mary Galdikas über Orang-Utans und war fasziniert von der Arbeit der Professorin. Einer inneren Stimme folgend, die ihr sagte: »Wenn nicht jetzt, wann denn dann?«, trat JunAnn der Orang-Utan-Stiftung bei. Zunächst ging sie nur zu Zusammenkünften und las Informationsmaterial, doch dann entschloss sie sich, tiefer einzusteigen. Sie erklärte sich bereit, die Arbeit von Galdikas durch ehrenamtlichen Einsatz zu unterstützen. Während der nächsten zwölf Jahre reiste sie viele Male nach Borneo und gewann tieferen Einblick in das Verhalten der Orang-Utans, insbesondere in die Beziehung zwischen Müttern und ihren Jungen. Sie engagierte sich in starkem Maße bei der Pflege und Versorgung verwaister Orang-Utans und sagt, dass diese ganze Erfahrung eine der beglückendsten ihres Lebens war.

Ebenso wie die Affen im Zoo schienen sich auch die wilden Orang-Utans in JunAnns Nähe sehr wohl zu fühlen. Die ganz jungen Waisen, die man wie ein Menschenbaby im Arm halten muss, blieben gern bei ihr. Die älteren Orang-Utans sprangen vom Baum auf JunAnn herab, wenn sie sie vorbeikommen sahen. Da sie in Pflegefamilien aufgewachsen war, konnte sie sich in die mutterlosen, eng mit uns Menschen verwandten Primaten sehr gut einfühlen.

Für JunAnn war das »sich zur Ruhe setzen« ein neuer Anfang und kein Endpunkt. Sie gehört zu den Menschen, bei denen die Befreiungs-Phase das Bewusstsein der eigenen Identität festigt, Lebensentwürfe klären hilft und die nötige Selbstgewissheit gibt, dass sie in ihrer Welt etwas verändern können. Viele Menschen wie JunAnn sind auf der ganzen Welt im Begriff, den Ruhestand neu zu erfinden.

Bevor ich fortfahre, möchte ich aber etwas klarstellen. Wenn ich hier den Blick vor allem auf Menschen wie JunAnn richte, die im »Ruhestand« hochaktiv sind, will ich damit nicht sagen, dass alle älteren Menschen derart aktiv sein müssten. Manche Menschen, vor allem wenn sie jahrzehntelang hart gearbeitet haben, wollen gar nicht derart rührig sein, zumindest für eine Weile nicht. Manche Soziologen und Gerontologen sprechen von einem »Imperativ der Geschäftigkeit«, durch den sich manche ältere Menschen gedrängt sehen, zu sagen, sie hätten nach wie vor jede Menge zu tun; damit versuchen sie zu rechtfertigen, dass sie nun mehr freie Zeit haben. David J. Ekerdt, Leiter des Gerontologie-Zentrums an der Universität Kansas, hat den Ausdruck »Imperativ der Geschäftigkeit« 1986 in einem Fachartikel geprägt. Er weist darauf hin, dass man es, wie mit allem, so auch mit Aktivitäten, die viel Energieeinsatz verlangen, übertreiben kann und dass damit eine Abwertung ruhigerer Aktivitäten einhergeht.

Manche Menschen ziehen es vor, einfach müßig zu sein.

»Ich finde es schrecklich, wenn Leute sagen: ›Jetzt gehe ich aufs College und ich mache Bungeejumping und habe tollen Sex, bis ich 80 bin‹«, sagt Virginia Ironside, die im Londoner *Independent* eine Ratgeberkolumne hat und ein Buch über die Freuden des Wenigtuns im Alter schreibt. »Jetzt ist die Zeit, kürzer zu treten und es gemächlich angehen zu lassen. Denn ich habe doch, bildlich gesprochen, Bungeejumping schon bis zum Umfallen gemacht.«

Ich kann Ms. Ironsides Standpunkt durchaus nachvollziehen und bewundere die Kampfeslust, mit der sie ihn vertritt. Ihr und anderen möchte ich sagen: Nur zu! Wenn Sie sich nach dem Ausscheiden aus dem Berufsleben einfach entspannen und nichts Bestimmtes tun wollen, dann machen Sie das unbedingt – Sie haben es sich verdient! Mir fällt allerdings auf, dass Ms. Ironside trotz ihres erklärten Wunsches, »es gemächlich angehen zu lassen«, gerade (im Alter von 60 Jahren) das Buch *No, I Don't Want to Join a Book Club* (Nein, ich will nicht einer Lesegruppe beitreten) fertig geschrieben hat, in dem sie im Einzelnen erläutert, warum sie nicht zu den so genannten »Super-Rentnern« gehören will. Das ist nicht unbedingt das, was man von einer Frau erwartet, die nur noch »herumtrödeln« will, wie sie sagt.

Ich glaube dennoch, dass an ihren Argumenten einiges dran ist. Niemand sollte sich unter Druck setzen lassen, aktiver zu sein, als er eigentlich will. Nach meiner Erfahrung wollen aber nur wenige ältere Menschen ihre Ruhe haben. Vielmehr lerne ich immer wieder welche kennen, die auf *mehr* Aktivität, *mehr* Engagement und *mehr* Anregung aus sind. Sie folgen keinem äußeren Zwang, sondern Impulsen, die in uns allen den Wunsch wecken, zu lernen, in Kontakt zu anderen zu treten, Sinn in unserem Tun zu entdecken und der Welt etwas zurückzugeben.

Das Erscheinungsbild des Rentenalters wandelt sich, weil ältere Menschen ihrer Intuition folgen und sich nicht damit zufrieden geben, herumzusitzen und miteinander Schafkopf zu spielen (wobei solche Spiele durchaus dazu beitragen, dass sie geistig rege bleiben). Im 20. Jahrhundert sank das durchschnittliche Renteneintrittsalter jahrzehntelang langsam ab, bis sich dieser Trend in den 1980er Jahren umkehrte und das Eintrittsalter seitdem ansteigt. Der Anteil älterer Männer an der arbeitenden Bevölkerung ist in den USA stabil geblieben, doch der entsprechende Anteil älterer Frauen nimmt mittlerweile massiv zu. Während der letzten Jahre wurden viele gesetzliche und privatwirtschaftliche Rahmenbedingungen abgeändert, die ein frühes Ausscheiden aus dem Berufsleben begünstigt hatten. Die Leistungen der Sozialversicherungen und auch von Betriebsrenten nehmen nicht länger an Umfang zu. Außerdem sind sowohl die staatlichen als auch die privaten Rentenversicherungen »altersneutraler« geworden, das heißt, sie setzen schwächere oder gar keine Anreize mehr, in einem bestimmten Alter, etwa mit 62 oder 65, aus dem Berufsleben auszuscheiden.

Mit anderen Worten, die Trennlinie zwischen Berufsleben und »Ruhestand« wandert weiter nach oben und verwischt sich dabei außerdem, weil immer mehr Menschen sich für Optionen eines schrittweisen Abschieds vom Berufsleben entscheiden, bei denen sie Teilzeit arbeiten und dabei noch etwas für ihre Rente tun können. Manche scheiden streng genommen auch nie aus dem Berufsleben aus. Sie fahren bis an ihr Lebensende fort, zu schreiben, zu unterrichten, beratend tätig zu sein oder vor Publikum aufzutreten, und zwar nicht, weil sie müssen, sondern weil sie das *wollen*.

Auch in sozialer und psychologischer Hinsicht wird der Ruhestand heute neu definiert. Einerseits hält sich zwar nach wie vor hartnäckig die Vorstellung, im Alter gehe es nur noch »bergab«, doch andererseits wird immer deutlicher, dass die zweite Lebenshälfte oft schöner, befriedigender und erfüllter sein kann als die erste.

Meine Studie zum Ruhestand im 21. Jahrhundert

Während ich dies schreibe, befindet sich die Studie zum modernen Ruhestand, mit der ich 2000 begonnen habe, in ihrem fünften Jahr. Bis heute haben mehr als 100 Erwachsene im Alter von über 60 Jahren an ihr teilgenommen. Alle waren, als sie in die Studie einstiegen, ganz oder teilweise aus dem

Berufsleben ausgeschieden oder in ihrem letzten Berufsjahr. Die Teilnehmenden bilden, was Geschlecht, ethnische Zugehörigkeit und Einkommensniveau angeht, einen recht repräsentativen Querschnitt durch die US-amerikanische Gesamtbevölkerung.

Ich versuche mir von jedem der Teilnehmer ein umfassendes Bild zu machen: davon, was ihnen wichtig ist im Leben, wie sie sich selbst und das Ende ihres Berufslebens sehen, was sie mit ihrem Leben jetzt anfangen und wie sie mit den Entwicklungsschritten des reifen Alters zurechtkommen. Ich will aber nicht nur einen Schnappschuss machen, sondern mitverfolgen, wie sich die Dinge über die Zeit hinweg verändern. Das ist nur mit Serien von Interviews möglich, die ich alle selbst durchführe. Das ist zwar sehr arbeitsaufwendig, aber auch unglaublich aufschlussreich und eine dankbare Aufgabe. Ich habe nicht nur Freude daran, mit den Teilnehmern bekannt zu werden, sondern ich lerne auch ständig von ihnen. Als wissenschaftlicher Interviewer habe ich eine Sonderstellung. Denn ich kann ihnen Fragen stellen, vor denen Freunde oder Verwandte möglicherweise zurückschrecken würden, zum Beispiel: »Welche Ängste sind für Sie mit dem Älterwerden verbunden?« oder »Was bedeutet für Sie der Verlust Ihres Partners?«

Es gibt eine Reihe von Fragen, die ich allen stelle, sowie viele Fragen, bei denen keine Antwortkategorien vorgegeben sind, sodass die Teilnehmer sozusagen die Leerstellen nach Belieben ausfüllen können. Der Wert dieser offenen und nicht vorgegebenen Fragen liegt darin, dass man mit ihnen manchmal zu ungeahnten Einsichten vorstößt. Die folgende Anekdote macht das deutlich.

Mary Leahy wirkte abgehetzt, als sie zu spät in meiner Praxis eintraf. Sie erzählte mir von den Verspätungen, die es an jenem Morgen in der U-Bahn gegeben hatte. Anstatt sie zu bremsen, damit wir »zur Sache kamen«, das heißt zu den Themen meiner Studie, ließ ich sie reden. Sie erwähnte, dass sie beim Warten eine Broschüre eingesteckt hatte, einen »Metro

Pocket Guide« (U-Bahn-Taschenführer), der die Sehenswürdigkeiten und Attraktionen vorstellt, die in der Nähe der verschiedenen U-Bahn-Stationen liegen. Sie habe gar nicht gewusst, sagte sie, dass es entlang der U-Bahn-Linie, mit der sie schon so oft gefahren sei, derart viel zu sehen und zu tun gebe. Dann hielt sie inne. »Langweile ich Sie?«, fragte sie.

»Überhaupt nicht«, antwortete ich. »Sie haben mich da gerade auf etwas hingewiesen, von dem, wie ich meine, mehr Leute erfahren sollten.«

Auch ich hatte bis dahin noch nie von diesen Metro-Führern gehört und hielt das für eine gute Idee, die von Interesse sein konnte für ältere (und auch jüngere) Erwachsene, die mit öffentlichen Verkehrmitteln fuhren, sei es nun mit U-Bahn, Bus oder Zug.

»Viele Menschen nutzen ja ebenso wie Sie den öffentlichen Nahverkehr«, sagte ich. »Dieser Taschenführer ist eine großartige Sache. Ich finde, überall, wo es öffentliche Verkehrsmittel gibt, sollte man etwas in dieser Art anbieten – ich werde diese Idee im Gespräch mit Leuten überall im Land weitergeben. Danke, dass Sie mir davon erzählt haben!«

So etwas kann sich nur in einem Interview ergeben, das viel Raum für nicht vorstrukturierte Interaktion lässt. Die Interviews umfassen bislang mehr als 1000 Stunden und geben einen einzigartigen und vielsagenden Überblick darüber, wie sich das Rentenalter in den USA des 21. Jahrhunderts darstellt.

Einige vorläufige Ergebnisse

Das Bild vom »Ruhestand«, das sich aus meiner Studie ergibt, steht in scharfem Kontrast zu herrschenden Vorurteilen und Klischees. Das Wort »Ruhestand« verfehlt ganz einfach die Lebenswirklichkeit der meisten Menschen, die ich interviewt habe. Es ist falsch zu behaupten, mit ihnen gehe es »bergab«. Viele (wenn auch sicher nicht alle) erklimmen vielmehr neue

Berge und befinden sich keineswegs auf dem Abstieg ins Tal. Sie sind von einem neu erwachten Abenteuergeist erfüllt, den ich auf die in vorherigen Kapiteln erläuterte innere Kraftquelle zurückführe. In jeder der vier potenziellen Phasen des reifen Erwachsenenalters finden Menschen ihre jeweils individuellen Wege, die Entwicklungschancen von Umbruchssituationen für sich zu nutzen, etwa wenn sie aus dem Erwerbsleben ausscheiden, wenn die Kinder aus dem Haus gehen oder auch wenn der Partner oder gute Freunde sterben oder schwer krank werden.

Wir haben noch keinen geeigneten Begriff, der das Wort »Ruhestand« ersetzen könnte. »Goldener Herbst« trifft nicht ganz zu und klingt auch recht kitschig, weckt aber immerhin Assoziationen von Kostbarkeit und Belohnung. Der Ausdruck, der »Ruhestand« schließlich ersetzen wird – ich bin sicher, dass dieser sprachliche Umschlag sich früher oder später vollzieht –, wird sicherlich die Realitäten widerspiegeln, die ich in meiner Studie vorgefunden habe. Sie ist natürlich nicht die einzige Studie zum Rentenalter, und ich möchte anmerken, dass andere Studien meine Resultate und Schlussfolgerungen bekräftigen. Zum Beispiel waren in meiner Studie 37 Prozent der Teilnehmer im »Ruhestandsalter« nur teilweise aus dem Berufsleben ausgeschieden. Dies entspricht in etwa den Ergebnissen der von Phyllis Moen geleiteten Retirement and Well-Being Study (Studie zum Wohlbefinden im Ruhestand) an der Cornell University. Das Alter der Befragten lag zwischen 50 und 72 Jahren (in meiner Studie dagegen zwischen 60 und 90 Jahren). 44 Prozent der Teilnehmer arbeiteten weiterhin Teilzeit und gingen entweder einer neuen unternehmerischen Tätigkeit nach oder arbeiteten jeweils nur für begrenzte Zeitabschnitte. Interessant ist, dass mehr als die Hälfte der von mir interviewten bis zu 75-jährigen Männer und Frauen angaben, dass sie gern Teilzeit arbeiten würden, wenn es eine geeignete Stelle für sie gebe. Das bedeutet zwar auch, dass die andere Hälfte *nicht* daran interessiert war, ins Arbeitsleben zurückzukehren. Aber es scheint klar zu sein, dass viele ältere Erwachsene im Rentenalter eigentlich nicht zufrieden damit sind, keiner geregelten Arbeit nachgehen zu können.

Ein Aspekt der traditionellen Vorstellung vom »Ruhestand« hat nach wie vor Gültigkeit, nämlich dass man im Allgemeinen mehr Zeit zur Verfügung hat. Teilnehmer meiner Studie sagen, sie hätten, da sie nicht mehr ganztags arbeiten oder täglich für Kinder sorgen müssten, nun Zeit dafür, sich in einer dahin nicht gekannten Weise über ihr Leben Gedanken zu machen. Viele ältere Erwachsene beginnen, wenn sie nicht mehr so unter Druck und Stress stehen, neue Möglichkeiten zu erkunden und mit neuen Aktivitäten zu experimentieren. Sie berichten von einem Gefühl der Selbstbestimmtheit, das sich einstellt, wenn man über seine Zeit freier verfügen kann und »sein eigener Chef ist«.

Die Studie hat überraschende und hilfreiche Resultate erbracht. Nach und nach finden diese »Lektionen«, die ich im Folgenden eingehend erläutern werde, breite Beachtung und werden von Einzelpersonen, Unternehmen, Kommunalpolitikern und anderen Entscheidungsträgern bei ihren Planungen für das Rentenalter berücksichtigt. Wir haben noch einen weiten Weg vor uns, bis wir die Potenziale der zweiten Lebenshälfte wirklich zu nutzen lernen, die Hindernisse abbauen, die älteren Erwachsenen eine gelingende Lebensgestaltung erschweren, die Isolation lindern, unter der sie oft leiden, und das Älterwerden nicht mehr unter negativen Vorzeichen betrachten, sondern die positiven Aspekte in den Vordergrund treten lassen, die ich bei den Teilnehmern meiner Studie immer wieder beobachten kann.

▶ Lektion 1: Die Notwendigkeit der Planung

Die meisten Menschen sind, wenn sie ganz oder teilweise aus dem Berufsleben ausscheiden, auf diese bedeutsame Übergangssituation überhaupt nicht vorbereitet. Ich denke hier nicht an die finanzielle Planung, um die sich heutzutage zum Glück recht viele Menschen schon früh kümmern. Ich meine vielmehr Überlegungen, wie Ihr Sozialleben aussehen wird, welche Ziele Sie sich setzen wollen und wie Sie die zusätzliche Zeit, die Sie zur Verfügung haben werden, am besten nutzen können. Auch in diesem Punkt hat meine Studie ähnliche Ergebnisse erbracht wie die erwähnte Studie der Cornell University, in der die Teilnehmer, falls sie überhaupt Pläne machten, typischerweise nur an die Finanzen und nicht an die Nutzung der verfügbaren Zeit dachten. Weniger als 10 Prozent meiner Studienteilnehmer hatten sich über die Finanzplanung hinaus in irgendeiner Weise vorzubereiten versucht. Sie sagten aber fast alle, dass Hinweise zum Aufbau eines ausgewogenen sozialen Portfolios, von dem im 6. Kapitel die Rede war, sicherlich sehr hilfreich für sie gewesen wären.

Nahe liegend wäre eigentlich, dass man solche Ratschläge am Arbeitsplatz noch vor dem Ausscheiden aus dem Berufsleben erhält, aber von den 100 Spitzenunternehmen der USA hat nur eine Handvoll ein einigermaßen ausgereiftes Programm für Arbeitnehmer, die auf die Rente zugehen. Da es also an Planung und Vorbereitung mangelt, ergreifen nur wenige die Gelegenheit, ihren Horizont rechtzeitig mit für sie neuartigen Freizeitaktivitäten, Weiterbildung oder bürgerschaftlichem Engagement zu erweitern. Für Programme zur Gesundheitsförderung geben Unternehmen viel Geld aus. Eigentlich würde es der Intention dieser Bemühungen auch entsprechen, wenn Arbeitnehmer Hilfestellung beim Ausscheiden aus dem Berufsleben erhielten.

Wenn ich von Planung spreche, meine ich damit nicht, dass Sie unbedingt ein bis ins Kleinste ausgearbeitetes, bis ans Lebensende gültiges Konzept von Schritten, Aktivitäten und Zielen brauchen. Vielleicht sind manche Menschen tatsächlich in der Lage, ihre Optionen bis ins Detail abzustecken, doch die anderen werden bei ihrer Planung lieber vieles offen lassen. Manche wollen sich zunächst einmal ganz in die Erfahrung des Umbruchs hineinbegeben, ehe sie nach neuen Wegen Ausschau halten. Ihr »Plan« besteht dann darin, offen für Entdeckungen zu sein, getreu dem Motto: »Wir wissen gar nicht, was wir alles nicht wissen.« Man kann das Ausscheiden aus dem Berufsleben vielleicht damit vergleichen, dass man ein Collegestudium aufnimmt, das ebenfalls ein Prozess mit offenem Ende sein kann. Auf dem College sondieren wir erst einmal, welche Optionen es innerhalb des Studiums gibt, und kommen in Berührung mit ungewohnten Vorstellungen und Ideen. An vielen Colleges ist man sich bewusst, dass es durchaus einen Sinn haben kann, wenn Studierende sich zunächst noch nicht festlegen und verschiedenste Kurse ausprobieren, und verlangt deshalb erst im zweiten oder dritten Jahr, dass sie ein Hauptfach wählen. Den Übergang ins Rentenalter können Sie auf ähnliche Weise angehen und zunächst dies und jenes prüfen und ausprobieren, um herauszufinden, was Ihnen am meisten entspricht. In dieser Periode aktiven Erkundens wird sich dann ein klar umrissener Plan für Ihren »Ruhestand« herauskristallisieren – oder auch nicht.

▶ Lektion 2: Die Notwendigkeit einer Vermittlung vor Ort

Dass so viele Menschen auf die Zeit nach dem Berufsleben ungenügend vorbereitet sind, hängt auch damit zusammen, dass Kommunen ihren älteren Bürgerinnen und Bürgern nur sehr wenig Orientierungshilfe bieten, um herauszufinden, wo sie ihre Fertigkeiten in geeigneter Weise einsetzen können. Ich kenne viele Menschen, deren außerordentliche Kenntnisse und Fähigkeiten brachliegen, weil sie nicht wissen, wo es dafür Bedarf gibt. Eine Anzeigenrubrik der Art »Ehrenamtliche Hilfe gesucht« ist noch nicht gebräuchlich. Ich finde, dass Kommunalpolitiker und andere Entscheidungsträger die Möglichkeit haben und auch verantwortlich dafür sind, diesen Vermittlungsprozess zu unterstützen. Davon würden alle Beteiligten profitieren. Vielleicht werden bald entsprechende Websites mit regionalen Hinweisen auf ehrenamtliche Tätigkeiten entstehen, sobald mehr ältere Erwachsene mit dem Internet vertraut sind.

▶ **Lektion 3: Der Wert eines ausgewogenen sozialen Portfolios**

Mir ist aufgefallen, wie unausgewogen viele ältere Erwachsene ihr Leben gestalten. Manche verbringen den allergrößten Teil ihrer Zeit allein – ihnen würden Gruppenaktivitäten gut tun. Andere sind fast pausenlos aktiv und rührig – sie würden davon profitieren, wenn sie auch einige weniger energieintensive Aktivitäten pflegen. Ein ausgewogenes soziales Portfolio der Art, wie ich es im 6. Kapitel beschrieben habe, findet sich nur bei recht wenigen Menschen. Einer von ihnen war eine 79-jährige Frau, die sich nicht nur einem Bridgeclub angeschlossen hatte, um sich geistig zu fordern und unter Leute zu kommen (eine Aktivität im Sitzen, die wenig körperliche Energie beansprucht), sondern auch Kurse für lebenslanges Lernen belegte, zu denen Gruppenreisen gehörten (eine energieintensive Aktivität).

Politische Entscheidungsträger und die Leiter von Institutionen und Organisationen in der Erwachsenenbildung sollten sich über diesen Punkt Gedanken machen, denn hier wird ein Bedarf für Beratung, Anleitung und Unterstützung deutlich. Das Ziel, ältere Mitbürgerinnen und Mitbürger »einzubeziehen«, wird oft zu eng definiert. Zum Beispiel sollte ein Kursprogramm in der Erwachsenenbildung nicht nur aus Vortragsreihen bestehen, sondern auch energieintensivere Aktivitäten anbieten. Vor allem aber sollten Menschen, die dazu neigen, einen bestimmten Typus von Aktivität überzubetonen, dazu angeregt werden, auch einmal etwas anderes auszuprobieren. Der passionierte Vogelbeobachter, der stets ausgedehnte Spaziergänge unternimmt, könnte zum Beispiel Anreize erhalten, auch weniger energieintensive Aktivitäten in sein Leben zu integrieren. Wenn Sie individuelle und Gruppenaktivitäten sowie energieintensive und ruhige Aktivitäten miteinander mischen, ist das für Gehirn und Körper anregender, als wenn Sie sich nur auf einen einzigen Typus von Aktivitäten konzentrieren.

▶ Lektion 4: Zunahme der Aktivitäten

Während der ersten drei Jahre der Studie zeichnete ich bei jedem Interview auf, wie vielen Aktivitäten die Teilnehmenden jeweils nachgingen. Zu meiner Überraschung – und in völligem Widerspruch zu der im 6. Kapitel vorgestellten »Abkehrtheorie« – ging der Trend dahin, dass sich das Aktivitätsniveau im Laufe der Jahre *steigerte*. Tatsächlich berichtete der Großteil der Teilnehmer im dritten Studienjahr von den meisten zwischenmenschlichen Kontakten. Viele gaben auch an, dass von den drei untersuchten Jahren dieses dritte Jahr das »beste« gewesen sei.

Der Trend mag teilweise auf die Teilnahme an meiner Studie zurückzuführen sein. Denn diese Personen sind möglicherweise aktiver geworden, als sie es sonst gewesen wären, weil ich sie dazu anregte, über ihre Erfahrungen zu reflektieren und sich zu überlegen, welche Optionen sich ihnen boten. Man darf einen solchen möglichen Nebeneffekt der Studie nicht vernachlässigen, aber er erklärt sicherlich nicht alles. Schließlich nahmen meine Interviews im Leben der Teilnehmer nur einen winzigen Ausschnitt in Anspruch, und es ist höchst unwahrscheinlich, dass der beobachtete Anstieg des Aktivitätsniveaus auf eine solche relativ begrenzte Intervention zurückgeht. (Falls unsere Gespräche tatsächlich einen Einfluss auf Wesen und Intensität der Aktivitäten ausübten, wäre das ein Beleg dafür, dass Angebote, die ältere Menschen in ihren Überlegungen zu ehrenamtlicher oder bezahlter Arbeit unterstützen, tatsächlich von großem Nutzen sein können.)

Ich glaube, dass die entscheidenden Impulse nicht so sehr aus der Studie kamen, sondern aus der inneren Kraftquelle der Teilnehmer, die sie dazu anspornte, nach Kontakt mit anderen Menschen und geistiger Anregung zu streben. Mir fällt ein Ehepaar Mitte sechzig ein, das ich interviewte. Sie hielten an ihrem Wohnort Ausschau nach ungewöhnlichen Aktivitäten und stießen auf Kurse, in denen das örtliche Polizeirevier interessierten Bürgerinnen und Bürgern eine praxisnahe Einführung in Pflichten, Probleme und typische Begebenheiten der Polizeiarbeit gab. Dazu gehörte zum Beispiel, dass sie einmal einen Tag lang in einem Streifenwagen mitfuhren, um die Arbeit eines Polizeibeamten konkret mitzuerleben. Derartige Aktivitäten waren für das Ehepaar sehr belebend. Es machte ihnen Freude, Leute kennen zu lernen, Dinge aus ungewohnter Perspektive zu betrachten und sich selbst geistig und körperlich zu fordern.

▶ **Lektion 5: Der Wert langfristiger und regelmäßiger Aktivitäten**

Ich habe immer wieder festgestellt, dass das Fortführen einer Aktivität über einen längeren Zeitraum hinweg wichtiger ist als die Art der Aktivität selbst. Mit anderen Worten, ein Lesezirkel, der sich monate- oder jahrelang regelmäßig trifft, trägt zum Wohlbefinden einer Person erheblich mehr bei, als wenn sich dieselbe Anzahl von Aktivitäten etwa auf Kinobesuche, Ausflüge oder das Hören von Vorträgen verteilt. Aktivitäten, die sich über einen längeren Zeitraum erstrecken oder sich wiederholen, eignen sich besser dazu, Bekanntschaften und Freundschaften zu schließen. Zu einem ausgewogenen sozialen Portfolio gehören also sowohl Aktivitäten, die einem wenig Energie abverlangen, als auch gemeinsame Aktivitäten, die öfter stattfinden und sich über eine längere Zeitspanne erstrecken. Diese Erkenntnis ist allerdings zu vielen älteren Erwachsenen und zu Personen, die Bildungsangebote und Aktivitätsprogramme für Senioren gestalten, noch nicht durchgedrungen.

Wie wertvoll sich wiederholende Aktivitäten sind, wird an einem Teilnehmer meiner Studie deutlich, der ein ausgesprochener Opernliebhaber ist. Er ging oft in die Oper, musste aber feststellen, dass er dabei niemanden kennen lernte. Also gründete er einen Opernclub und lud regelmäßig zu Abenden bei sich zu Hause ein, bei denen Opernfreunde gemeinsam zu

Abend essen, Videos von Opernaufführungen anschauen und in den Pausen zwischen den Akten miteinander diskutieren konnten. So wurde die Oper in seinem Leben zu einer wichtigen Schnittstelle für soziale Kontakte.

▶ Lektion 6: Strategien, die das Schließen von Freundschaften erleichtern

Dieser Punkt hängt eng mit dem letztgenannten zusammen. Ältere Menschen tun sich oft schwer, neue Bekanntschaften und insbesondere enge Freundschaften zu schließen und Menschen zu finden, bei denen sie sich wohl fühlen und denen sie Probleme, Ängste und auch schöne Erlebnisse anvertrauen können. Die Forschung zeigt, dass es die geistige Gesundheit und Widerstandskraft entscheidend fördert, wenn man mindestens eine solche Vertrauensbeziehung hat – noch besser sind mehrere.

Viele ältere Erwachsene berichten mir, dass ihnen Gelegenheiten fehlen, neue Bekanntschaften zu machen. Manchmal liegt das daran, dass sie einfach nicht intensiv genug suchen. Selbst in kleineren Gemeinden gibt es meist Vereine, Bildungsangebote und Räumlichkeiten, wo man sehr gut Kontakte knüpfen kann. Es kann aber auch sein, dass solche Orte und Angebote schwer zu finden sind, weil weder in der Zeitung noch in einer anderen allgemein zugänglichen Form auf sie hingewiesen wird. Deshalb geht diese Lektion nicht nur ältere Erwachsene an, sondern insbesondere auch die Leiter von Seniorenzentren, lokale Behörden, die sich um bedürftige ältere Menschen kümmern, und andere Institutionen, die sich der Förderung von Gesundheit und Wohlbefinden im reifen Alter widmen.

Meinen älteren Leserinnen und Lesern möchte ich mit dem Hinweis Mut machen, dass das Knüpfen von Kontakten zum Selbstläufer werden kann. Denn je mehr neue Leute Sie kennen lernen, desto mehr weitere Kontakte werden sich daraus ergeben! Wenn Sie sich einer bestimmten Gruppe anschließen, hören Sie dort vielleicht von anderen Angeboten und Gruppen, die Sie interessieren könnten. Ich habe diese Art von Wechselwirkungen schon oft beobachten können. So erweiterte eine Frau, die bis Mitte sechzig als Schülerlotsin gearbeitet hatte, im Rentenalter Schritt für Schritt ihr soziales Portfolio. Zunächst schloss sie sich einer Shoppingcenter-Walking-Gruppe an, die sich regelmäßig traf, um ihre Runden durch ein Einkaufszentrum zu drehen. Von einem Sponsor bekamen die Teilnehmer dabei jedes Mal eine Gratis-Kinokarte. Dann hörten die Frau und ihr Ehemann von einem Wohnmobil-Club, der an Wochenenden Camping-Touren in landschaftlich reizvolle Gegenden unternahm. Das Ehepaar schließt sich nun von April bis Oktober meistens einmal im Monat einer solchen Tour an. Die Freundeskreise, die sich über diese Gruppen gebildet haben, treffen sich wöchentlich reihum bei einem Mitglied zu Hause, um miteinander zu Abend zu essen und Gesellschaftsspiele und Karten zu spielen. Das Ehepaar ist natürlich nicht ständig auf Achse, sondern hat noch reichlich Zeit, sich Ruhe zu gönnen und die Füße hochzulegen. Doch es hat sich dadurch, dass es einem Hinweis nachging, der sich aus der ersten Gruppenaktivität im Einkaufszentrum ergab, ein fein ausgewogenes soziales Portfolio aufgebaut.

▶ **Lektion 7: Die Wichtigkeit des »Zurückgebens«**

Die Frage, die meine Interviewpartner am meisten zum Nachdenken anregt, lautet: »Was gibt Ihnen das Gefühl, dass Ihr Leben Sinn und Ziel hat?« Ungeachtet der Einkommensverhältnisse, der ethnischen Zugehörigkeit und des kulturellen Milieus lautet die Antwort oft: »Meinen Teil beitragen und anderen helfen.« Dies ist Ausdruck einer altruistischen und edlen menschlichen Regung, zum Allgemeinwohl beitragen zu wollen. Wie ich in Kapitel 4 zur Resümee-Phase ausgeführt habe, wird der Wunsch, der Welt aus Dankbarkeit etwas zurückzugeben, besonders in späteren Jahren in uns wach, wenn unsere Wertvorstellungen sich wandeln, weil wir in wachsendem Maße mit der eigenen Sterblichkeit und den Herausforderungen des Älterwerdens konfrontiert sind. Nicht alle setzen diesen Wunsch dann auch in die Tat um, was oft daran liegt, dass sie nicht wissen, wo sie ihre Hilfe anbieten können. Die Kommunalpolitik wäre gut beraten, wenn sie älteren Menschen diesen Schritt erleichtern würde. Der Wunsch ist jedenfalls vorhanden und birgt für die Gesellschaft riesige ungenutzte Potenziale.

In meiner Studie zeigten sich diejenigen Teilnehmer mit ihrer Situation nach dem Ende des Berufslebens am zufriedensten, die Möglichkeiten gefunden hatten, sinnvolle ehrenamtliche Arbeit zu leisten oder der Allgemeinheit auf andere Weise »etwas zurückzugeben«. Das höchste Risiko von Unzufriedenheit bestand dagegen bei denjenigen, die im Beruf das Gefühl gehabt hatten, dass sie mit ihrem Handeln etwas bewegen konnten, und sich nun schwer taten, dieses Gefühl wiederzufinden. Sie hätten sicherlich von Beratungsangeboten profitiert, die auf den Ruhestand vorbereiten. Wie ich aber angedeutet habe, gibt es solche Angebote in den meisten Kommunen und großen Unternehmen noch nicht.

Ein Beispiel dafür, wie positiv sich eine umsichtige Planung auswirken kann, ist die Geschichte einer pensionierten Lehrerin, die an einer meiner Studien teilnahm. Sie hatte sehr gern unterrichtet und sich nebenher ehrenamtlich in ihrem nationalen Berufsverband engagiert. Nach ihrer Pensionierung wurde sie Vorstandsmitglied dieser Organisation. »Ich wäre wohl mindestens noch fünf Jahre im Beruf geblieben, wenn ich nicht die Möglichkeit gehabt hätte, diese Funktion zu übernehmen«, sagte sie. »Das war, wie sich gezeigt hat, eine sehr vernünftige Entscheidung, und ich empfinde diese neue Tätigkeit als eine sehr dankbare Aufgabe.«

Einige Kommunen beginnen mittlerweile nach Möglichkeiten zu suchen, wie man die Talente von Menschen im Rentenalter für die Allgemeinheit nutzbar machen kann. Ich habe beispielsweise bei einem innovativen Projekt im Bezirk Montgomery in Maryland mitgearbeitet, das sich Senior Leadership Montgomery nennt (in etwa: Senioren an der Spitze). Für das Kursprogramm werden jeweils etwa 25 Teilnehmer ausgewählt. Die Zielgruppe ist recht breit definiert: Bewerben können sich alle über 55 Jahre, ob sie noch im Berufsleben stehen oder nicht, sofern sie nur »bereit sind, ihr Wissen und ihre Talente mit Gleichgesinnten zu teilen, die etwas verändern wollen«. Die ausgewählten Senioren führen unter anderem Aktionsprojekte durch, die auf einen spezifischen Bedarf in der Kommune ausgerichtet sind und mit denen Schulen, Bibliotheken, Gerichte oder Freizeitangebote unterstützt werden.

Natürlich gelingt es manchen Menschen auch, sich die Möglichkeit zu gemeinnützigem Tun selbst zu schaffen. So war zum Beispiel Charles Vetter bei der U. S. Information Agency[5] Experte für die frühere Sowjetunion gewesen. Russische Geschichte, Politik und Kultur lagen ihm sehr am Herzen, und er wollte sein Wissen anderen vermitteln, weil er hoffte, dass die amerikanisch-russischen Beziehungen sich durch eine größere Vertrautheit mit dem alten Widersacher verbessern ließen. Er hatte einen faszinierenden Einfall und dachte sich die Figur des pensionierten sowjetischen Regierungsbeamten Alexander Petrowitsch Surow aus. Er übte einen russischen Akzent ein und ersann für seine Figur eine detaillierte Biografie, auf die er bei seinen Auftritten zurückgreifen konnte. Wenn er auf die Bühne trat, erklärte er mit russischem Akzent, er springe für Dr. Charles Vetter ein, der in letzter Minute habe absagen müssen. Dann ergötzte er das Publikum mit fesselnden Anekdoten des angeblichen »Insiders«, mit Kommentaren zu aktuellen Ereignissen aus einer russischen Perspektive und mit Episoden aus dem Kalten Krieg. Er hielt sich auf dem Laufenden, indem er viel las und Vorträge in nahe gelegenen

---

5 Ein weltweites Netz von Kulturinstituten, in einigen Aspekten vergleichbar mit den deutschen Goethe-Instituten. A. d. Ü.

»Denkfabriken« wie dem Woodrow Wilson International Center for Scholars in Washington, D. C., besuchte. Er gab sich immer erst am Ende der Vorstellung zu erkennen, und das Publikum war jedes Mal überrascht und entzückt. In dem Jahr, als er 80 wurde, absolvierte er über 125 Auftritte und stellte dabei entweder Herrn Surow dar oder hielt als er selbst vor Studenten und Bürgergruppen Vorträge zu anderen Themen. Dies ist ein staunenswertes Beispiel dafür, wie jemand sich im »Ruhestand« ein neues soziales Netzwerk aufbauen und im fortgeschrittenen Alter einen Weg finden kann, seinen Drang, der Gesellschaft etwas zurückzugeben, in die Tat umzusetzen.

▶ Lektion 8: Die Wichtigkeit lebenslangen Lernens

Meine Daten zeigen auch sehr deutlich, wie wichtig den meisten Menschen im Rentenalter das lebenslange Lernen ist, ob es nun durch regelrechten Unterricht, durch den Besuch von Vorträgen, bei Bildungsreisen oder Seminaren, in Vereinen oder in anderen Gruppen erfolgt. Dass die Teilnehmer meiner Studien diesen Wunsch häufiger äußerten als umsetzten, hat vor allem finanzielle Gründe. Denn viele ältere Erwachsene wollen sich zwar geistig fit halten, doch sie können es sich nicht unbedingt leisten, entsprechende Angebote auch wahrzunehmen. Dies ist eine weitere Lektion, die unsere Gesellschaft beherzigen sollte. Kommunen sollten dafür Sorge tragen, dass es mehr erschwingliche und kostenlose Bildungsangebote für ältere Erwachsene gibt. Denn auch ältere Menschen zahlen weiterhin Steuern für die Bildung, erhalten dafür aber bislang kaum eine Gegenleistung.

Ebenso wie andere Untersuchungen zeigt auch meine Studie, dass Lernaktivitäten, die das Kompetenzerleben fördern, Gesundheit und Eigenständigkeit im reifen Alter unterstützen. Bildungsangebote für die gesamte Bevölkerung zur Verfügung zu stellen ist deshalb nicht nur lobenswert, sondern durchaus auch zweckmäßig, weil man damit Risikofaktoren entgegenwirkt, die dazu beitragen, dass ältere Menschen in Kliniken und Pflegeheimen versorgt werden müssen.

Eine Teilnehmerin an meiner Studie zum Ruhestand entwickelte, um trotz eines geringen Einkommens ihren Bildungshunger zu stillen, ihre eigenen Strategien. Die 62-jährige ehemalige Sekretärin wusste den Vorteil zu nutzen, dass sie in der Bundeshauptstadt Washington lebte. Sie erkundigte sich bei den Botschaften verschiedener Länder nach öffentlichen Kulturveranstaltungen, die keinen Eintritt kosteten. So hatte sie immer etwas, das sie unternehmen konnte! Um kulturelle Angebote zu finden, müssen Sie aber nicht in einer Hauptstadt wohnen. Schulen, Hochschulen, Museen, Bibliotheken und andere Bildungseinrichtungen bieten viele Veranstaltungen und Kurse an, für die man wenig oder gar nichts zahlen muss – auch wenn sie selten so publik gemacht werden, wie das wohl wünschenswert wäre.

Auch auf Gemeindeebene wäre oft mehr möglich. Man könnte beispielsweise Inhaber von Dauerkarten und Abonnements für Sport- und Kulturveranstaltungen dazu anhalten, ungenutzte Karten an Seniorenzentren weiterzugeben. An manchen Theatern im deutschsprachigen Raum ist es bereits üblich, dass Senioren freien Eintritt zu Generalproben haben. Man könnte ihnen zum Beispiel auch anbieten, gegen freien Eintritt als Platzanweiser zu arbeiten. Eine weitere Idee wäre, in Anlehnung an den oben erwähnten U-Bahn-Taschenführer für die Stadt Washington Broschüren zu erstellen, in denen kulturelle, historische und landschaftliche Sehenswürdigkeiten sowie Freizeitangebote einer Region verzeichnet sind.

Der Quotient der Ruhestands-Bereitschaft

Den Teilnehmern meiner Studie lege ich den folgenden Fragebogen vor, anhand dessen sich der Quotient der Ruhestands-Bereitschaft bestimmen lässt. Er reicht vom Punktwert 0 (überhaupt nicht bereit) bis zum Wert 12 (so bereit, wie man überhaupt nur sein kann). Nehmen Sie sich ein wenig Zeit, über die Fragen und die angefügten, kursiv gesetzten Erläuterungen nachzudenken. Wenn Sie sich über diese Fragen bislang noch wenig Gedanken gemacht haben oder wenn Ihnen nur wenige gute Antworten einfallen, sind Sie auf den Ruhestand wahrscheinlich noch nicht recht vorbereitet.

1. Warum denken Sie derzeit über das Ausscheiden aus dem Berufsleben nach?
(Ein Punkt: Ihre Gedanken leuchten Ihnen ein, wenn Sie sie niederschreiben und sich dann selbst laut vorlesen; oder eine Person, die Sie gut kennt und deren Urteil Sie vertrauen, findet Ihre Antwort plausibel und klar. Null Punkte: Wenn Ihnen Ihre Argumentation unklar vorkommt oder wenn Sie sich einfach unsicher sind.)
Hintergrund: Die Entscheidung, aus dem Berufsleben auszusteigen, sollte auf soliden Gründen beruhen und nicht aus einem momentanen Impuls und unzureichender Planung hervorgehen.

2. Wollen Sie Ihr Berufsleben wirklich beenden?
(Ein Punkt, wenn ja. Null Punkte, wenn nein.)
Hintergrund: Diese scheinbar einfache Frage liefert ausgezeichnete Hinweise darauf, wie Sie den Übergang in den Ruhestand bewältigen werden. Sie zielt auf Ihre tiefsten Motive und Wünsche und nicht nur auf Ihre Vorstellungen davon, was Sie tun »sollten« und was andere von Ihnen erwarten.

3. **Was sagen Ihre Angehörigen und Freunde dazu, dass Sie in Rente oder Pension gehen wollen?**

(Ein Punkt, wenn Sie denken, dass das der richtige Schritt für Sie ist.)

Hintergrund: Wenn Sie überlegen, ob Sie sich demnächst aus dem Berufsleben zurückziehen sollen, können Rückmeldungen einer Person, die Sie gut kennt, von unschätzbarem Wert sein. Denkt sie, dass es eine gute Entscheidung wäre? Hat sie das Gefühl, dass Sie es sich gut überlegt haben und ausreichend vorbereitet sind?

4. **Haben Sie sich überlegt, ob Sie ganz oder nur teilweise aus dem Berufsleben ausscheiden wollen? Haben Sie sich Gedanken über Teilzeitarbeit oder befristete Arbeit gemacht oder vielleicht auch über ein eigenes kleines Unternehmen oder Gewerbe, das nicht Ihre ganze Zeit in Anspruch nimmt?**

   (Die Betonung liegt hier auf dem »Sich-Gedanken-Machen«.)

(Ein Punkt: Ja, Sie haben sich über derartige Optionen Gedanken gemacht, selbst wenn Sie sich bereits dafür entschieden haben, ganz und nicht nur teilweise aufzuhören.)

Hintergrund: Falls Sie sich nicht völlig sicher sind, ob Sie aufhören wollen, oder sich um Ihre finanzielle Absicherung Sorgen machen, ist es wichtig, einen abgestuften Übergang in den Ruhestand in Erwägung zu ziehen.

5. Sind Sie für die verbleibenden Jahre finanziell ausreichend abgesichert, und werden Sie Ihren heutigen Lebensstil beibehalten können?

(Ein Punkt: Ja auf beide Teilfragen. Null Punkte: Nein auf eine der beiden Teilfragen.)

Hintergrund: Wenn Sie mit Nein antworten, ist auf jeden Fall weitere finanzielle Planung erforderlich.

6. Haben Sie ein Beratungs- oder Kursangebot zur Vorbereitung auf den Ruhestand wahrgenommen oder ein Seminar zur finanziellen Planung besucht?

(Ein Punkt, wenn ja. Null Punkte, wenn nein.)

Hintergrund: Derartige Angebote können eine Hilfe sein, Ihre Ausgaben zu planen, Ihr künftiges Einkommen abzusehen und den möglichen künftigen Bedarf abzuschätzen. Die Zahl der finanziellen Optionen ist verwirrend und eine unabhängige Beratung daher von großem Wert.

7. Was gibt Ihnen das Gefühl, dass Ihr Leben Sinn und Ziel hat?

(Ein Punkt: Wenn Sie Ihre Gedanken niederschreiben und sich dann selbst laut vorlesen, haben Sie das Gefühl, in angemessener Weise beschrieben zu haben, was Ihrem Leben Sinn und Ziel gibt. Null Punkte: Wenn Ihnen Ihre Argumentation unklar vorkommt oder wenn Sie sich einfach unsicher sind.)

Hintergrund: Wenn jemand sich nicht im Klaren ist, welche Werte für ihn zentral und welche Aspekte für ihn die sinntragenden sind, wird er den Ruhestand wahrscheinlich als wenig zufriedenstellend erleben.

8. **Welche Arten von Aktivitäten und Erfahrungen empfinden Sie als wichtig und beglückend?**

(Ein Punkt: Wenn Sie Ihre Gedanken niederschreiben und sich dann selbst laut vorlesen, erscheint Ihnen der Zusammenhang zwischen Ihren Planungen und diesen Aktivitäten und Erfahrungen plausibel; oder jemand, der Sie gut kennt und dessen Urteil Sie vertrauen, findet Ihre Antwort einleuchtend und klar.)

Hintergrund: Dies ist eine Konkretisierung von Frage 7. Mit Ihren Antworten geben Sie zu erkennen, wie gut Sie sich selbst kennen und inwieweit Ihre Planungen darauf abgestimmt sind, dass Sie tatsächlich das erreichen, was Ihnen am Herzen liegt.

9. **Haben Sie ein Beratungs- oder Kursangebot zur Vorbereitung auf den Ruhestand wahrgenommen oder ein Seminar zur Planung Ihres künftigen Soziallebens (also von Gruppenaktivitäten oder bürgerschaftlichem Engagement) besucht?**

(Ein Punkt, wenn ja. Null Punkte, wenn nein.)

Hintergrund: Angehende Rentner und Pensionäre planen oft nicht ausreichend, wie sie ihre Zeit konkret verbringen werden. Nachlässige und ungenügende Vorbereitung in diesem Punkt kann in Frustration und Enttäuschungen münden.

10. Haben Sie irgendwelche außerberuflichen Interessen aufgebaut, seien es Hobbys, ehrenamtliche Tätigkeiten oder das Erlernen neuer Fertigkeiten?
(Ein Punkt, wenn ja. Null Punkte, wenn nein.)
Hintergrund: Neue Interessen zu verfolgen kann die Lebenszufriedenheit erhöhen. Wenn man sich auf Wagnisse und Herausforderungen einlässt, werden das Vertrauen in die eigenen Fähigkeiten und das Gefühl der Selbstbestimmung gestärkt, was mit günstigen gesundheitlichen Wirkungen verbunden ist.

11. Haben Sie neue Aktivitäten geplant, bei denen Sie regelmäßig in Kontakt mit anderen kommen und die Ihnen Gelegenheit bieten, Freundschaften zu schließen?
(Ein Punkt, wenn ja. Null Punkte, wenn nein.)
Hintergrund: Neue Freunde zu finden ist nach dem Ausscheiden aus dem Berufsleben oft schwieriger, und Einsamkeit kann mit einer Reihe von psychischen und körperlichen Störungen einhergehen.

12. Wird es Ihnen im Ruhestand genügen, unentgeltliche oder ehrenamtliche Tätigkeit nur in einem gewissen Umfang auszuüben?
(Ein Punkt, wenn ja. Null Punkte, wenn nein.)
Hintergrund: Menschen, die ein befriedigendes Berufsleben hinter sich haben, fällt der Übergang in den Ruhestand möglicherweise schwer, wenn sie sich nicht im Voraus Gedanken über Möglichkeiten gemacht haben, wie sie auch weiterhin mit ihrem Tun etwas bewegen können. Für sie kann ein stufenweiser Übergang sinnvoll

sein, damit sie, während sie sich nach und nach in den Ruhestand hineinfinden, weiterhin einen Teil ihrer Zeit mit der Arbeit verbringen, die ihrem Leben bislang Sinn gab.

Auswertung

12 Punkte:	Sie erfüllen alle Voraussetzungen dafür, dass Sie einen wunderbaren Ruhestand erleben werden.
10–11 Punkte:	Der Ruhestand wird für Sie wahrscheinlich eine höchst zufrieden stellende Zeit werden.
8–9 Punkte:	Der Ruhestand könnte für Sie mit Problemen verbunden sein, die aber wohl leicht zu beheben sind.
6–7 Punkte:	Die Vorstellung, dass Sie in den Ruhestand gehen, scheint ambivalente Empfindungen bei Ihnen auszulösen. Sie sollten entschlossen daran arbeiten, Ihre Situation weiter zu klären.
3–5 Punkte:	Sie müssen sich unter Umständen auf größere Probleme gefasst machen. Der Ruhestand kann für Sie vermutlich nur dann zu einem gelingenden Lebensabschnitt werden, wenn Sie sich intensiv um eine Kurskorrektur bemühen.
0–2 Punkte:	Die Gefahr ist groß, dass Sie im Ruhestand unausgefüllt und unzufrieden sind. Sie müssen alles daran setzen, ein Scheitern zu verhindern.

Was Sie im reifen Alter für Ihre geistige Fitness und Ihre Gesundheit tun können

Menschen, die von meiner Studie zum Ruhestand hören, fragen oft, was sie in diesem Lebensabschnitt für ihre geistige und körperliche Gesundheit tun können. Natürlich gibt es viele Dinge, die Sie tun können, aber da wir Menschen eine Vorliebe für die Zahl Zehn zu haben scheinen, wenn es um Tipps, Argumente und Ranglisten geht, präsentiere ich Ihnen hier eine Favoritenliste der zehn Strategien, mit denen man meiner Meinung nach die geistige und körperliche Gesundheit im reifen Alter am besten fördern kann. Ich bin nicht Moses, der mit den zehn Geboten vom Berg Sinai herabsteigt, aber meine Vorschläge gründen immerhin auf einem Berg von wissenschaftlichen Daten, unter anderem auf neuesten Befunden der Neurowissenschaften.

1. *Gesellschaftsspiele spielen und Kreuzworträtsel lösen.* Mit Worten zu spielen wie etwa bei Scrabble oder bei Kreuzworträtseln hat besonders günstige Wirkungen, wobei generell jegliche Art von Spiel, die uns kognitiv fordert oder bei der wir uns Fakten in Erinnerung rufen müssen, von Nutzen ist. Studien zeigen, dass wir in der Lage sind, unseren Wortschatz das ganze Leben lang zu erweitern. Allgemeiner gesprochen fördern Karten- und andere Spiele, die Gedächtnisleistungen und strategisches Denken verlangen, die geistige Beweglichkeit und lassen neue Synapsen entstehen.

2. *Eine Gruppe gründen, in der Sie zusammen kochen und sich über Bücher austauschen oder Videos anschauen.* Angeregte Gespräche und Diskussionen in einer entspannten und angenehmen Atmosphäre liefern Ihnen Stoff zum Nachdenken und fördern die geistige Fitness.

3. *An Ihnen bislang unbekannte Orte reisen, ob sie nun ganz in der Nähe oder weit in der Ferne liegen.* Denken Sie sich interessante Orte aus, an denen Sie noch nicht waren, und suchen Sie sie allein, mit Freunden oder mit Angehörigen auf. Das kann

eine Ausstellung in einem Museum Ihres Wohnorts sein oder auch ein fernes Land. Überlegen Sie, ob Sie Ihre Erlebnisse nicht in irgendeiner Form aufzeichnen könnten – schriftlich, auf Band, mit Zeichnungen, Fotos oder Videokamera.

4. *An einem Kurs zu einem Thema teilnehmen, mit dem Sie nicht vertraut sind.* Lebenslanges Lernen heißt, in Ihrer Entwicklung nicht stillzustehen. In Fortbildungsprogrammen sind die Teilnehmer heutzutage vom Alter her zunehmend gemischt, und die Gelegenheiten, Wissen zu erwerben und Kontakte zu knüpfen, sind vielfältig. Eine besonders günstige Kombination von Lernen und Begegnung bieten Bildungsreisen.

5. *In der Hobby- und Bastelabteilung eines Buchladens nach neuen Ideen forschen.* Wenn Sie nicht recht wissen, wo Ihre Interessen eigentlich liegen, kann das Blättern in Büchern über Hobbys, Handarbeiten und Basteln Sie auf neue Ideen bringen oder an Lieblingsbeschäftigungen erinnern, für die Sie bislang nie Zeit gefunden haben.

6. *Ehrenamtliche Arbeit leisten.* Gemeinnützige und ehrenamtliche Arbeit ist eine Möglichkeit, besondere Fertigkeiten nutzbar zu machen oder zu erlernen, etwas für die Allgemeinheit zu tun und dabei unter Menschen zu sein. Oft bietet sie die Chance, Experimente zu wagen und mit Menschen aller Altersstufen zusammenzuarbeiten. In den USA leistet über ein Viertel der Menschen Anfang achtzig noch ehrenamtliche oder gemeinnützige Arbeit. Dieses bürgerschaftliche Engagement ist für sie selbst wie auch für die Gesellschaft von hohem Wert.

Denken Sie daran, dass Sie Möglichkeiten der ehrenamtlichen Arbeit heute zum Teil auch über das Internet finden können. Es gibt Websites zu allen nur denkbaren Wissensgebieten. Viele von ihnen haben so genannte Chatrooms, in denen kundigere Mitglieder Fragen von weniger erfahrenen beantworten. Falls Sie über Sachkenntnis auf einem speziellen Gebiet verfügen, könnten Sie in einem solchen Chatroom sehr gefragt sein. Ein Beispiel für ein ohne finanzielle Interessen betriebenes Internetprojekt ist Wikipedia (www.wikipedia.de), eine Enzyklopädie, bei der jeder Einträge verfassen oder die vorhandenen Einträge bearbeiten kann. Viele tausend Menschen wie du und ich, die sich mit einem speziellen Thema besonders gut auskennen, schreiben für Wikipedia Artikel, korrigieren sachliche oder sprachliche Fehler oder helfen auf andere Weise mit, die Qualität dieser fabelhaften neuen Wissensquelle zu verbessern.

7. *Überlegen, ob Sie nicht irgendwo Teilzeit arbeiten könnten.* Viele Menschen im »Ruhestand« arbeiten weiterhin Teilzeit oder für begrenzte Zeitabschnitte, entweder wegen des Geldes oder weil sie unter Leute kommen wollen oder beides. Ältere Arbeitnehmer finden in unserer Dienstleistungsgesellschaft, in der Erfahrung und Gewissenhaftigkeit oft von Vorteil sein können, zunehmend Anerkennung. In Deutschland können Sie zum Beispiel bei den Seniorenbüros oder Freiwilligenagenturen, die es in vielen Städten gibt, nach entsprechenden Angeboten fragen.

8. *Korrespondenz mit Angehörigen und Freunden pflegen.* Regelmäßig Briefe oder E-Mails an Angehörige oder Freunde zu schreiben stärkt nicht nur Ihr Netz von zwischenmenschlichen Beziehungen, sondern ist auch ein ausgezeichnetes Training für Ihr Gehirn. Denken Sie daran, dass es in unserem digitalen Zeitalter für viele etwas Besonderes ist, einen »echten« Brief per Post zu erhalten. Allerdings dürfte die Chance, dass Sie von Ihren viel beschäftigten Kindern und insbesondere von Ihren Enkelkindern Antwort bekommen, bei E-Mails größer sein als bei einem »echten« Brief.

9. *Ein Traumtagebuch führen.* Über Träume und Tagträume finden wir am leichtesten Zugang zu unserer Kreativität. Sie können sie aufschreiben oder auch malen. Träume können uns den Weg zu unseren innersten Gedanken und Wünschen weisen und helfen, unsere schöpferischen Potenziale freizusetzen. Halten Sie das Tagebuch neben Ihrem Bett bereit, denn Träume verblassen nach dem Aufwachen rasch. Sie können auch auf Band sprechen. Es ist nicht notwendig, jeden Traum aufzuschreiben oder einen Traum in sämtlichen Einzelheiten

zu schildern (oft sind Träume so detailreich, dass es sehr anstrengend sein kann, alles in Worte zu fassen). Halten Sie fest, was Ihnen besonders interessant, bizarr oder bedeutsam erscheint. Sie müssen Ihre Träume auch nicht deuten. Oft sind Träume nichts weiter als Träume – sie müssen nicht immer eine bestimmte »Botschaft« enthalten. Sie können zwar durchaus auf unbewusste Regungen, Konflikte und Gefühle hinweisen, aber manchmal kommt in ihnen vielleicht auch nur zum Ausdruck, wie das Gehirn die ganzen Bilder, Emotionen und Gedanken des Tages durcheinander wirbelt und in der logikfernen, zufälligen und surrealen Form des Traums verarbeitet.

Sie erinnern sich vielleicht an James Dunton aus Kapitel 3, den Computertechniker, der in seinen mittleren Jahren zunehmend unzufrieden mit seinem Berufsleben wurde. Er hatte eine Reihe von verstörenden Träumen, in denen von defekten Elektrogeräten ausgelöste Brände und andere Katastrophen Büros voller Computer verwüsteten. Die Träume, so kam es ihm vor, versuchten ihm zu sagen, dass seine psychische Gesundheit in Gefahr war, falls er wie bisher weiterarbeitete und weiterlebte. Er sattelte um, begann als Dozent zu arbeiten und erkannte im Rückblick, dass er die richtige Entscheidung getroffen hatte.

10. *Die eigene Lebensgeschichte oder die Geschichte Ihrer Familie aufzeichnen.* Die eigene Biografie aufzuzeichnen ist nicht nur etwas für berühmte Persönlichkeiten. Wenn Sie einen Familienstammbaum erstellen, die Geschichte der Familie dokumentieren oder Ihre Memoiren verfassen, kann das für Ihre Angehörigen oder Freunde ein kostbares Geschenk sein. Es kann auch der Beginn einer Entdeckungsreise sein, die Sie zu Ihren lebensgeschichtlichen und psychischen Wurzeln führt. Überlegen Sie, ob es möglicherweise auch sinnvoll wäre, Ihre Erinnerungen auf einem Cassetten- oder Digital-Recorder festzuhalten. Diese Methode hat den Vorteil, dass nicht nur Ihre Worte gespeichert werden, sondern auch Ihre Stimme. Holen Sie sich Hilfe, wenn das Verschriftlichen der Tonaufnahmen Sie zu viel Zeit kostet oder Ihre Kräfte übersteigt. Vielleicht wer-

den Sie verwundert sein, wie bereitwillig Freunde oder Angehörige Ihnen helfen, Ihre Erinnerungen festzuhalten.

Auch die Ahnenforschung kann eine erstaunlich kommunikative Aktivität sein. Viele kommen mit Hilfe des Internets lange vergessenen (oder nie gekannten) Verwandtschaftsbeziehungen auf die Spur. Heute sind erstaunlich viele Quellen leicht zugänglich, die man für die Ahnenforschung braucht; Unterlagen von Volkszählungen, Grablisten von Friedhöfen, Passagierlisten von Schiffen, Geburts- und Todesurkunden und viele weitere Dokumente sind per Mausklick abrufbar. Es kann sehr aufregend sein, die eigene Abstammung zu erkunden und zum Beispiel Verbindung zu mehr oder weniger entfernten Verwandten aufzunehmen, von denen Sie bislang nichts wussten.

Diese Liste von zehn Strategien ist nur ein Anfang. Sie versammelt einige Vorschläge, die sich meiner Ansicht nach besonders gut dazu eignen, den Geist anzuregen, die Kreativität zu wecken und in Kontakt mit anderen zu treten. Die Liste ließe sich endlos fortführen. Das Wichtige ist, dass Sie irgendwo beginnen – wie Aristoteles sagte: »Der Anfang ist die Hälfte des Ganzen.«

Zusammenfassung

Die Trennlinie zwischen Berufsleben und »Ruhestand« verschwimmt zusehends, weil viele ältere Erwachsene in Stufen aus dem Berufsleben ausscheiden und weiterhin Teilzeit oder jeweils nur für begrenzte Zeitabschnitte arbeiten. Das Leben der Menschen, die nicht mehr ganztags arbeiten, ist heute vielfältiger, aktiver und engagierter als in früheren Zeiten. Immer mehr Leuten wird klar, dass dieser Lebensabschnitt keineswegs »bergab« führt, sondern voller Möglichkeiten steckt, zu größerer Zufriedenheit zu finden, die eigenen Fertigkeiten zu erweitern und Träume und Wünsche zu verwirklichen.

Leider sind viele auf den Übergang in den »Ruhestand« weder finanziell noch psychisch vorbereitet. Fast alle Teilnehmer meiner Studie sagen, dass sie von einem guten Beratungsangebot zur Vorbereitung auf diesen Übergang sicherlich profitiert hätten. Derartige Angebote sind aber nach wie vor die Ausnahme. Wir brauchen mehr Initiativen wie etwa die Workshops zur Ruhestandsplanung, die das von Ronald Manheimer geleitete Center for Creative Retirement (Zentrum für kreativen Ruhestand) für North Carolina veranstaltet.

In den meisten Gemeinden fehlt eine Infrastruktur, die angehenden Rentnern und Pensionären Hilfestellung dabei gibt, sich im Voraus mit dem vollständigen oder teilweisen Ausscheiden aus dem Berufsleben auseinander zu setzen. Es gibt nur wenige Vermittlungsstellen für ältere Menschen, die bezahlte Stellen suchen oder ehrenamtliche Arbeit leisten wollen. Möglichkeiten für gemeinnützige und ehrenamtliche Arbeit sind manchmal im Überfluss vorhanden, doch es fehlt meist an einer Struktur, die diesen Möglichkeiten hilfswillige Menschen mit wertvollen Fähigkeiten zuweisen könnte. Die Folge ist, dass das riesige Reservoir der Fähigkeiten älterer Menschen weitgehend ungenutzt bleibt.

Wenn Sie selbst oder Ihnen nahe stehende Menschen aus dem Berufsleben ausscheiden oder kurz davor stehen, sollten Sie sich folgende Kernpunkte in Erinnerung rufen:

- Halten Sie nach Aktivitäten Ausschau, bei denen Sie regelmäßig mit anderen in Kontakt kommen. Manche Menschen sind im Ruhestand zwar sehr beschäftigt, fühlen sich aber dennoch einsam, weil sie ihre Zeit mit Aktivitäten füllen, die zeitlich eng begrenzt oder nicht mit Kontakten verbunden sind und ihnen keine Gelegenheit geben, Freundschaften zu schließen.
- Versuchen Sie, im Laufe der Zeit ein soziales Portfolio aufzubauen, in dem ein Gleichgewicht zwischen Aktivitäten besteht, für die Sie viel beziehungsweise wenig Energie aufwenden müssen, und zwischen individuellen und Gruppenaktivitäten.

- Suchen Sie sich Aktivitäten, die Ihnen geistig und körperlich etwas abverlangen.
- Tun Sie alles, was Ihnen möglich ist, um körperlich fit zu bleiben. Den Körper gesund zu erhalten ist ein ausgezeichnetes Mittel, auch geistig in Schwung zu bleiben!

Ich möchte mit einem Zitat der mit dem Pulitzer-Preis ausgezeichneten Romanautorin Ellen Glasgow schließen, das die Themen dieses Kapitels zusammenfasst.

In den letzten Jahren habe ich eine faszinierende Entdeckung gemacht ... nämlich dass wir, ehe wir über sechzig sind, dem Geheimnis, wie wir leben sollen, nie wirklich auf die Spur kommen können. Erst dann können wir beginnen, zu leben, nicht einfach nur mit dem leidenschaftlichen Teil unserer selbst, sondern mit unserem ganzen Wesen.

8 Kreativität und Älterwerden

*In der Kreativität kommt auf wundersame Weise
die ungezügelte Energie des Kindes mit ihrem scheinbaren
Gegensatz und Feind zusammen: mit dem Ordnungssinn,
den die disziplinierte Intelligenz des Erwachsenen
ihr auferlegt.*

NORMAN PODHORETZ

Am 21. Februar 1983 lief in den USA die letzte Folge von *M*A*S*H*, einer 1972 begonnenen Fernsehserie über ein Feldlazarett im Koreakrieg, und erreichte die bis heute höchste Zuschauerquote einer Fernsehserie in den USA. Alan Alda, der Star der Serie, hatte bei vielen Folgen auch das Drehbuch verfasst oder Regie geführt. Alda erhielt im Verlauf der Serie den Fernsehpreis Emmy für Schauspiel, Drehbuch und Regie – was außer ihm bislang niemand erreicht hat.

Alda war 47 Jahre alt, als die letzte Folge gesendet wurde, und hätte sich ohne Weiteres zur Ruhe setzen können. Statt dessen beschritt er neue Wege, arbeitete eine Zeitlang mit Woody Allen zusammen und ließ sich in dessen und in anderen Filmen gegen den Typ besetzen, den er in *M*A*S*H* verkörpert hatte. Einige Filme waren finanzielle Misserfolge, und manchmal urteilte die Kritik sehr streng über Aldas Leistungen als Schauspieler oder Regisseur. Dennoch machte er unverdrossen weiter. Manche Angebote nahm er allein deshalb an, weil das Thema ihn persönlich faszinierte; so moderierte er beispielsweise die Wissenschafts-Dokumentarreihe *Scientific American Frontiers*, die von PBS (Public Broadcasting Service, ein öffentlich-rechtliches Fernseh-Network) ausgestrahlt wurde.

Wenn dieses Buch in Druck geht, wird der 1936 geborene Alan Alda 70 Jahre alt sein. Er fährt fort, den Radius seiner kreativen Möglichkeiten auszuweiten. Im Jahr 2004 wurde er für seine Rolle als Senator Brewster in *Aviator* für einen Oscar, 2005 für seine Rolle in David Mamets Broadwaystück *Glengarry Glen Ross* für den Theaterpreis Tony nominiert. Im Gespräch über das Stück lässt Alda erkennen, wie seine Kreativität ihn nach wie vor antreibt, ausgetretene Pfade zu verlassen. In einem Interview mit der Zeitschrift *New Yorker* sagte er kürzlich: »In Mamets Dialogen schießt das Unbewusste im Zickzack hin und her. Da kann sich keiner hinstellen und einfach nur seinen Part herunterspielen. So wie ein Kammermusik-Ensemble jeden Abend ein völlig anderes Konzert geben kann, so nimmt auch dieses Stück jedes Mal andere Färbungen und Aromen an. Es ist aufregend, innerhalb der technischen Grenzen zu bleiben, die es vorgibt, und dabei dennoch auf ein ganzes Universum von Variationen zu stoßen.«

Die meisten von uns halten Weisheit für etwas, das sich erst mit den Jahren entfalten kann, doch von der Kreativität haben viele ein umgekehrtes Bild: Sie halten sie für ein Geschenk der Jugend, das uns im Laufe der Jahrzehnte immer seltener zuteil wird. Auch dies ist eine Legende über das Älterwerden, die sich hartnäckig hält, obwohl überwältigend viele Indizien gegen sie sprechen. Unser kreatives Potenzial ist auf allen Altersstufen vorhanden und kann, wie das Zitat von Norman Podhoretz am Beginn dieses Kapitels nahe legt, mit zunehmendem Alter an Intensität und Facettenreichtum gewinnen.

In meinem letzten Buch, *The Creative Age* (Das kreative Alter), habe ich dokumentiert, welche Tiefe und Differenziertheit Kreativität und kreativer Ausdruck in der zweiten Lebenshälfte erreichen können. Im vorliegenden Buch habe ich Ihnen viele Beispiele für die Kreativität reifer Erwachsener vorgestellt, von der findigen Lösung meiner Schwiegereltern, sich im Schneetreiben von einem Pizzadienst selbst mit ausliefern zu lassen, über die wunderbaren Ideen Donal McLaughlins für ein Mahnmal zum 11. September 2001 bis hin zu dem Rezeptbuch »Die ersten hundert Jahre«, mit dessen Zusammenstellung die 100-jährige Anna Franklin beschäftigt war.

Die Kreativität in der zweiten Lebenshälfte speist sich aus

den Antrieben und Impulsen der inneren Kraftquelle. Wenn ich von Kreativität spreche, meine ich damit nicht nur Ausdrucksformen wie Schreiben, Malen, Bildhauerei oder Komposition. Ich glaube, dass wir alle auf unsere eigene Weise kreativ sein können, ob wir nun Künstler oder Fließbandarbeiter, Pianisten oder Klempner sind. Kreativität kann sich in jedem Lebensbereich entfalten, in den abstraktesten Wissenschaftsdisziplinen ebenso wie in den feinsten Nuancen zwischenmenschlicher Beziehungen. Kreativität heißt, dass wir etwas schaffen, das es in dieser Form zuvor nicht gegeben hat – und solche Neuschöpfungen sind in jeder Sphäre möglich.

Man kann Kreativität natürlich auf vielerlei Weise definieren. Der Psychologe Howard Gardner von der Harvard University unterscheidet zwischen Kreativität »im Großen« und Kreativität »im Kleinen«. Mit Kreativität »im Großen« sind außerordentliche Leistungen in Kunst, Wissenschaft und Technik gemeint. Diese Formen von Kreativität lösen oft Umwälzungen einer ganzen Denkweise aus und sind, wie etwa Einsteins Relativitätstheorie, der Kubismus Picassos oder Edisons Erfindungen auf dem Gebiet der Elektrizität, Meilensteine der Entwicklung.

Die Kreativität »im Kleinen« wurzelt in der Vielfalt der Aktivitäten und Leistungen unseres Alltags. »Jeder Mensch hat bestimmte Gebiete, auf die sich sein Interesse in besonderem Maße richtet«, schreibt Gardner. »Vielleicht ist es etwas, das er am Arbeitsplatz tut – die Art und Weise, wie er Memos schreibt, oder sein handwerkliches Geschick bei der Arbeit in einer Fabrik oder auch, wie er eine Unterrichtsstunde gestaltet oder etwas verkauft. Wenn er eine Weile daran arbeitet, kann er ziemlich gut darin werden – so gut, dass niemand um ihn herum es besser kann als er.«

Ein häufiges Betätigungsfeld für Kreativität »im Kleinen« ist das Gärtnern. Die 86-jährige Denise Driscoll, eine Teilnehmerin meiner Ruhestands-Studie, war stolz darauf, dass sie exotische Samen in den obskursten Gartenkatalogen aufzuspüren wusste. Sie verwendete dieses »Rohmaterial« dann für ihren Garten, den sie fortwährend umgestaltete, um immer wieder neue optische Wirkungen zu erzielen.

Manchmal kann Kreativität, die sich »im Kleinen« abspielt, auch in Kreativität »im Großen« umschlagen. Maria Ana Smith, die im 19. Jahrhundert in Australien lebte, war eine geschätzte Obstgärtnerin. Wie Denise Driscoll, so hielt auch Maria Ana Smith gern Ausschau nach dem Ungewöhnlichen, um dann auf neuartige Weise von ihm Gebrauch zu machen. Im Alter von 69 Jahren fiel ihr eines Tages ein Sämling auf, der aus einem Haufen weggeworfener Holzäpfel wuchs. Er schien anders als andere Sämlinge zu sein, und so setzte sie ihn um und zog ihn groß. Die Pflanze, so stellte sich heraus, war eine natürliche Mutation – eine so genannte Spielart –, die offenbar einige günstige Eigenschaften aufwies. Mit Ablegern des Setzlings konnte Smith ihren Ertrag steigern, und sie begann auch, Ableger zu verkaufen. Die Apfelsorte heißt Granny Smith (Oma Smith) und ist heute weltbekannt.

Ein anderer Aspekt der Kreativität ist mir durch einen Traum klar geworden. Das Genie Albert Einsteins und seine elegante Gleichung $E = mc^2$, die die Äquivalenz von Energie (E) und Masse (m) beschreibt (c steht für die Lichtgeschwindigkeit), haben mich schon immer fasziniert. In meinem Traum verschoben sich die Symbole und bildeten eine Kreativitäts-Gleichung: $c = mE^2$. Das C steht hier für Kreativität (creativity), m für die »Masse« des Wissens, über die ein Mensch verfügt, und E für seine Erfahrung. Diese imaginäre Gleichung besagt also, dass unsere Kreativität gleich der Masse unseres Wissens multipliziert mit den Effekten unserer Erfahrung ist; die Erfahrung hat dabei zwei Dimensionen, nämlich die innere (psychische und emotionale Erfahrung) und die äußere (mit den Jahren wachsende Lebenserfahrung, Auffassungsgabe und Weitsicht). Dies kann man so deuten, dass Kreativität eine Funktion sowohl des Wissens als auch der Erfahrung ist, die ja beide mit den Jahren zunehmen.

Kategorien der Kreativität im reifen Alter

Ich habe festgestellt, dass in der Kreativität der zweiten Lebenshälfte die folgenden drei Grundmuster zu erkennen sind:
- beginnende Kreativität
- fortdauernde oder sich wandelnde Kreativität
- mit Verlusterfahrungen zusammenhängende Kreativität

Beginnende Kreativität

Manche Menschen fangen im Alter von etwa 65 Jahren an, ihr kreatives Potenzial zum ersten Mal in bedeutsamem Umfang zu erschließen. Auf die Idee, dass es tatsächlich sehr viele solche »Spätzünder« gibt, kam ich durch eine Retrospektive zu einem halben Jahrhundert so genannter naiver Kunst, die ich in der Washingtoner Corcoran-Kunstgalerie sah. Ausgestellt waren die Werke der besten afroamerikanischen »folk artists« zwischen 1930 und 1980. Als ich die Kurzbiografien der Künstlerinnen und Künstler las, fiel mir auf, dass 16 von ihnen – also 80 Prozent – über 65 Jahre alt gewesen waren, als sie mit dem Malen begonnen oder eine erkennbare künstlerische Reife erreicht hatten. Sage und schreibe *30 Prozent* waren 80 Jahre oder älter gewesen.

Nach dem Besuch der Ausstellung nahm ich mir die naive Kunst in den USA etwas genauer vor und stellte fest, dass sie, quer durch alle ethnischen Gruppen unserer Gesellschaft, von Erwachsenen im höheren Alter dominiert wird. Viele dieser Menschen hatten ihren künstlerischen Interessen erst nachgehen können, als sie von anderen Verpflichtungen frei waren. Ihre Fähigkeiten kamen, so schien es mir, deshalb zum Vorschein, weil sich diese neue Unabhängigkeit von äußeren Verpflichtungen mit dem inneren Freiraum zum Experimentieren und Ausprobieren verband, der sich in der Befreiungs-Phase auftut. Wenn also ein ganzer Sektor kreativen Schaffens derart von älteren Menschen dominiert werden kann, dann liefert uns das einen wichtigen und konkreten Hinweis darauf, wie groß das kreative Potenzial des reifen Alters tatsächlich ist.

Ein Beispiel für das Hervortreten der Kreativität im reifen Alter ist meine Tante Esther Grushka. Sie hatte ihr Leben der Familie und ihrem Ehemann gewidmet, mit dem sie eine Kette von Einzelhandelsgeschäften betrieb. Als sie die Sechzig überschritten hatte, regte sich in ihr der Wunsch, sich mit dem zu beschäftigen, was sonst noch in ihr steckte. In der Schulzeit hatten Lehrer ihr gesagt, sie habe künstlerisches Talent, doch sie war dieser Spur nie nachgegangen. Als nun die Kinder groß waren und ihr Mann den Umfang der geschäftlichen Aktivitäten verringerte, begann Esther zu zeichnen und zu malen. Eines Tages sah ich, als ich meine Eltern besuchte, mit Erstaunen ein Porträt von mir an der Wohnzimmerwand hängen. Tante Esther hatte als Vorlage ein Foto von meinem Highschool-Abschluss verwendet. Ich hatte das Foto immer schrecklich gefunden, doch Esthers Pinselstrich verwandelte es in etwas, das mir gut gefiel. In den folgenden 20 Jahren malte Esther weiter; ihre Bilder werden zwar nie in einer Galerie hängen, aber für sie selbst war das Malen eine Quelle der Freude und Zufriedenheit.

Fortdauernde oder sich wandelnde Kreativität

Manche Menschen finden schon früh im Leben eine kreative Ausdrucksform, die sie dann weiterverfolgen, und begründen auf diesem Talent ihre berufliche Laufbahn. In der zweiten Lebenshälfte, wenn sie die verschiedenen Phasen des Älterwerdens durchlaufen, können sich ihnen neue kreative Energien oder auch neue Ausdrucksmöglichkeiten auftun.

Dies trifft sicherlich auf Herbert Block alias »Herblock« zu, dessen politische Karikaturen mehr als 70 Jahre lang von vielen Zeitungen überall in den USA abgedruckt wurden. Seine erste Karikatur veröffentlichte er in seinen Zwanzigern, die letzte keine zwei Monate vor seinem Tod mit 91 Jahren. Er war Anfang sechzig, als er das nach und nach ans Licht kommende Watergate-Fiasko aufs Korn nahm. Selbstbewusst widersprach er den Herausgebern der *Washington Post*, für die er in erster Linie arbeitete und die sich in den ersten Monaten der Untersuchung, auch wenn sie das mittlerweile anders darstellen mögen, hinter Präsident Nixon stellten. Im Laufe der Zeit schloss sich die *Washington Post* natürlich dem Standpunkt an, den Block schon zu Anfang der Affäre vertreten hatte. Ich sehe das als ein Beispiel für eine Kreativität, die durch die Entwicklungsintelligenz der reifen Jahre gestärkt und in ihrem Aktionsradius erweitert wird.

Block schließt seine Autobiografie mit einem Satz, der die beständige Kraft der Kreativität treffend beschreibt: »Es gibt immer eine neue Seite, die man aufschlagen kann, ein unbeschriebenes Blatt Papier, eine wartende leere Fläche, die Chance, am nächsten Tag einen neuen Anlauf zu nehmen.«

Manche Menschen erleben auch, wie sich im Durchleben der vier Phasen des reifen Alters die Schwerpunkte ihrer Kreativität verlagern: Die Neuausrichtung in der Lebensmitte kann uns Impulse geben, eine neue Richtung einzuschlagen, so wie etwa bei Alan Alda, der in späteren Stadien seiner Karriere mit seinen Schauspielrollen zu experimentieren begann. In der Befreiungs-Phase wird uns klar, dass uns eigentlich nichts mehr davon abhalten kann, auf die Verwirklichung bestimmter Vorstellungen und Wünsche hinzuarbeiten. In der Resümee-Phase kann sich der Drang regen, für unbewältigte Problempunkte neue Lösungen zu suchen oder sich eine Form zu wählen, in der man die eigene Biografie aufarbeitet. Auch in der Da-capo-Phase kann die Erweiterung und Vertiefung der Perspektive auf das Leben dazu führen, dass sich die Schwerpunkte der Kreativität verlagern.

Der große Mathematiker und Philosoph Bertrand Russell zum Beispiel war in jungen und mittleren Jahren vorwiegend auf die Mathematik konzentriert. Im Alter von 42 Jahren veröffentlichte er zusammen mit Alfred North Whitehead die *Principia Mathematica*, die nach wie vor ein Meisterwerk der mathematischen Logik und Synthese sind. Mit den Jahren aber verlagerte sich sein Interesse auf existenziellere Themen, insbesondere auf die Philosophie und die vielen gesellschaftlichen Missstände unserer Epoche. Mit 73 publizierte er seine berühmte *Philosophie des Abendlandes* und engagierte sich bis zu seinem Tod mit 98 Jahren leidenschaftlich für den Frieden und andere gesellschaftliche Anliegen. Am Ende seiner ein Jahr vor seinem Tod erschienenen Autobiografie heißt es:

Ich lebte in der Verfolgung einer Vision, persönlich wie sozial. Sich um das zu sorgen, was edel, schön und gütig ist; Momenten der Einsicht nachzugeben, um Weisheiten mitzuteilen, wenn andermal die Welt ihr Recht fordert, das war die persönliche Vision. Die soziale Vision: sich vorzustellen, welche Gesellschaft zu schaffen wäre, eine Gesellschaft nämlich, in der Individuen in Freiheit heranwachsen und wo Haß, Neid und Gier aussterben, weil man ihnen keine Nahrung gibt.

Ein Beispiel dafür, wie sich auch auf der Ebene der Kreativität »im Kleinen« Verschiebungen vollziehen können, ist der Lebensweg eines Bekannten von mir, Art Reynolds. Sein Arbeitsgebiet war die Entwicklung von Computersoftware, und er verdiente gut und erhielt viel Anerkennung. Als er aber 60 wurde, begann er zu spüren, wie seine innere Kraftquelle auf Veränderung drängte. »Meine Arbeit war immer nur auf andere ausgerichtet – auf das, was *sie* wollten«, sagte er zu mir.

Er beschloss, sich aus dem Berufsleben teilweise zurückzuziehen und seinem Interesse an Fotografie und dem damals noch neuen Gebiet der Computergrafik nachzugehen. Dabei konnte er seine Leidenschaft für Bildkunst mit seinem technischen Können verbinden. Er schuf eindrucksvolle Bilder und wurde anderthalb Jahre, nachdem er diesen Weg eingeschlagen hatte, eingeladen, die Bilder in einer örtlichen Galerie innerhalb einer Ausstellung zu Avantgarde-Fotografie zu zeigen.

Mit Verlusterfahrungen zusammenhängende Kreativität

Das Älterwerden kann mit verschiedenen Verlusterfahrungen einhergehen, die wir zu verkraften haben. Kreative Betätigung kann eine Hilfe sein, uns mit solchen Erfahrungen auseinander zu setzen und sie vielleicht auch zu überwinden. Oft wird ein Verlust sogar zum direkten Auslöser schöpferischen Tuns. Unter Umständen entdecken wir dabei Talente oder Fertigkeiten ins uns, von denen wir bislang gar nichts wussten oder die wir unterschätzt hatten.

Dies lässt sich an Leben und Werk von William Carlos Williams zeigen. Er war sowohl ein großer Dichter als auch ein renommierter Kinderarzt. Ab Ende sechzig erlitt er eine Serie von Schlaganfällen, die zu Lähmungen führten, die geistigen Fähigkeiten aber unversehrt ließen. Da er nicht mehr als Arzt praktizieren konnte, wurde er depressiv. Er musste in einer Klinik behandelt werden und brauchte mehrere Jahre, um sich von dem Trauma zu erholen. Danach aber, er war nun schon über 70, brach in ihm eine wahre Flut von kreativer Energie hervor. Mit 79 veröffentlichte er den Gedichtband *Pictures from Brueghel*, für den er den Pulitzer-Preis erhielt. Er schrieb einmal vom »hohen Alter, das etwas hinzufügt, während es etwas wegnimmt«, und genau dafür sind seine letzten Lebensjahre ein ausgezeichnetes Beispiel.

Etwas Ähnliches habe ich auch selbst erlebt. Wie ich in Kapitel 3 bereits berichtete, wurde bei mir, als ich Ende vierzig war, irrtümlich eine amyotrophische Lateralsklerose diagnostiziert. In einem verzweifelten Versuch, mit meinen übermächtigen Emotionen zurechtzukommen, begann ich Spiele für ältere Erwachsene zu erfinden. Die Bedrohung durch eine angeblich herannahende massive Verlusterfahrung (sowie der Umstand, dass ich mich in der Phase der Neuausrichtung in der Lebensmitte befand) rief in mir Fähigkeiten wach, von deren Existenz ich nichts gewusst hatte, und führte mich auf einen Weg, auf dem sich meine kreativen Potenziale auf eine völlig neue Weise zu entfalten begannen.

Positive gesundheitliche Auswirkungen von kreativer Betätigung

Kreativität in reifen Jahren ist nicht bloß von akademischem Interesse oder ein hübscher, aber ohne Weiteres entbehrlicher »Zierat«. Viele psychologische und physiologische Untersuchungen haben gezeigt, dass Kreativität gut für die Gesundheit ist. Übrigens ist es nicht so, dass kreativ tätige Menschen einfach von vornherein gesünder wären. Vielmehr wirken kreatives Tun und Denken über die vielen verschiedenen Verflechtungen, die zwischen Gehirn und dem übrigen Körper bestehen, direkt auf unseren Gesundheitszustand ein. Das Gehirn ist über das Nerven-, das Hormon- und das Immunsystem eng mit dem ganzen Körper verbunden. Wenn es anregende Impulse empfängt, senkt dies das Stressniveau und fördert eine ausgewogenere emotionale Reaktion, die im Körper vorteilhafte Veränderungen in Gang setzt. Laut einigen vorläufigen Forschungsbefunden begünstigt fortgesetztes kreatives Tun den Erholungsprozess nach Infektionen und Verletzungen und dämpft bei chronischen Erkrankungen wie Arthritis Schmerzen und andere Beschwerden. Dementsprechend expandiert auch der Bereich von Therapieformen wie Tanz- und Bewegungstherapie, Musiktherapie, Maltherapie, Dramatherapie oder therapeutisches Schreiben, die eine kreativ-künstlerische Betätigung in den Mittelpunkt stellen.

Ich selbst begann 2001 auf diesem Gebiet zu forschen, als wir, unterstützt durch Fördermittel der Stiftung National Endowment for the Arts und von sechs anderen Geldgebern, an drei verschiedenen Forschungsstätten eine forschungsmethodisch anspruchsvolle landesweite Studie in Angriff nahmen, in der wir die Effekte kommunaler Kulturangebote auf die körperliche und geistige Verfassung von Seniorinnen und Senioren untersuchen. Wir vergleichen in Washington, D. C., Brooklyn und San Francisco jeweils den körperlichen und geistigen Gesundheitszustand und die soziale Einbindung von 150 älteren Erwachsenen, die an einem Kulturangebot teilnehmen (ich nenne sie im Folgenden die »Kursgruppe«), und von 150 Erwachsenen, die an keinem derartigen Programm teilnehmen (und somit die Kontrollgruppe bilden). Alle Teilnehmenden sind 65 oder älter; zu Beginn der Studie lebten die meisten von ihnen eigenständig, und die beiden Gruppen waren von ihrem Gesundheitszustand und ihrer Leistungsfähigkeit her vergleichbar.

Die Erwachsenen in der Kontrollgruppe konnten nach Belieben sozialen Aktivitäten nachgehen, Kurse besuchen oder sich ihren gewohnten Tätigkeiten widmen, auch wenn diese mit Kultur und Kunst zu tun hatten. (Allerdings entwickelte sich in der Kontrollgruppe bei keiner Person eine intensive und konstante Teilnahme an einem Kulturangebot.) Wir versuchten so klar wie möglich herauszuarbeiten, ob Unterschiede zwischen den beiden Gruppen tatsächlich auf das kreative Tun innerhalb des Kulturangebots zurückzuführen waren und nicht auf die bloße Tatsache, dass sich die Teilnehmer regelmäßig in eine strukturierte soziale Situation begaben.

Die Kursgruppe fand zwei Jahre lang, jeweils 35 Wochen im Jahr, einmal wöchentlich statt, ähnlich wie bei einem Collegekurs. Hinzu kamen Hausaufgaben sowie Konzertaufführungen oder das Ausrichten von Ausstellungen. Zum Beispiel war die Kursgruppe in Washington, D. C., ein Chor, der nicht nur wöchentlich übte, sondern im Jahr auch etwa zehn Konzerte gab.

Wir erfassten bei jeder Person mit Hilfe umfangreicher Fragebogen Gesundheitszustand und soziale Einbindung, und zwar zu Beginn der Studie, nach einem Jahr und nach zwei Jahren. Unsere Hypothese war, dass der Gesundheitszustand der Kursgruppen sich in geringerem Maße verschlechtern würde als der der Kontrollgruppen. Wir waren angenehm überrascht, als die ersten Resultate unsere Erwartungen noch übertrafen. Bei vielen Teilnehmern der Kursgruppen war der Gesundheitszustand *stabil geblieben* – das heißt, sie erlitten keine Einbußen –, und bei manchen hatte er sich sogar *verbessert*. Und das in einer Gruppe mit einem Altersdurchschnitt von 80 Jahren, der über der derzeitigen allgemeinen Lebenserwartung liegt!

Ich nenne im Folgenden die Hauptergebnisse aus der ersten der drei Teilstudien, die in Washington, D. C., unter der künstlerischen Leitung Jeanne Kellys von der Levine School of Music durchgeführt wurde. (In Brooklyn werden unter der Leitung von Susan Perlstein – im Rahmen eines Kulturprogramms der Organisation Elders Share the Arts – und in San Francisco unter der Leitung von Jeff Chapline – am Center for Elders and Youth in the Arts – nach demselben Verfahren jeweils eine Kurs- und eine Kontrollgruppe miteinander verglichen.) Sämtliche Resultate waren statistisch signifikant, bilden also mit hoher Wahrscheinlichkeit reale Unterschiede zwischen Kurs- und Kontrollgruppe ab. Bei den Mitgliedern der Kursgruppe war, im Vergleich mit der Kontrollgruppe, Folgendes zu beobachten:

- Ihr Gesundheitszustand war nach einem Jahr besser.
- Sie gingen weniger oft zum Arzt (wobei beide Gruppen öfter zum Arzt gingen als im Jahr zuvor).
- Sie nahmen weniger Medikamente.
- Sie waren weniger depressiv.
- Sie waren weniger einsam.
- Sie waren zuversichtlicher und positiver gestimmt.
- Sie waren sozial aktiver.

Diese vorläufigen, aber bemerkenswerten Ergebnisse sind bei Wissenschaftlern wie auch bei Laien auf großes Interesse gestoßen. Es besteht kein Zweifel, dass die Kulturangebote tatsächlich einen gesundheitsfördernden und vorbeugenden Effekt haben, der wiederum Senioren in ihrer Eigenständigkeit unterstützt, sodass sie weiterhin in ihrer gewohnten Umgebung leben können.

Wie sind die Ergebnisse der Studie zu erklären?

Die Resultate unserer Studie lassen sich auf drei zentrale Faktoren oder Mechanismen zurückführen.

1. *Kompetenzerleben.* Eine wichtige Gruppe von Forschungsarbeiten zum Älterwerden hat ergeben, dass ältere Menschen, die Aktivitäten nachgehen, bei denen sich ein Gefühl der Selbstbestimmtheit und Könnerschaft einstellen kann, gesünder sind als andere, die keine solchen Erfahrungen machen. Interessanterweise wird dieser Effekt mit zunehmendem Alter noch ausgeprägter. Bei den Teilnehmern der Kursgruppen stellte sich dieses Gefühl von Kompetenz und Könnerschaft in zunehmendem Maße ein. Jedes wöchentliche Treffen gab ihnen Auftrieb, wie sich an den folgenden Zitaten ablesen lässt:

»Ich hatte vorher keine Ahnung, dass ich so gut Noten lesen kann, und ich werde sogar besser darin!«

»Meine Frau findet den Schmuck schön, den ich hier für sie mache – unserer Ehe tut das sehr gut.«

»Es ist ja schwer zu glauben, dass ich so gut schreiben kann.«

»Zu der Kunstausstellung, bei der auch drei Arbeiten von mir gezeigt wurden, kamen einige Freundinnen von mir; ich fühlte mich richtig toll.«

»Mein Enkel sagte: ›Oma, du bist eine Dichterin, die nicht weiß, dass sie eine ist.‹«

Wenn man auf einem bestimmten Gebiet Könnerschaft erreicht, kann sich das damit einhergehende Kompetenzerleben auch auf andere Lebensbereiche übertragen, sodass man beispielsweise mehr Selbstbewusstsein und Risikobereitschaft entwickelt oder mehr Energie findet, Neues auszuprobieren. Dies ist eine mögliche Erklärung dafür, dass in der Kursgruppe das Sozialleben der einzelnen Teilnehmer nach einem Jahr aktiver geworden war, während in der Kontrollgruppe die Gesamtaktivität *zurückging.*

Das Erleben von Selbstbestimmtheit und Könnerschaft

kann die körperliche Gesundheit auch auf ganz direktem Wege fördern. In der Psychoneuroimmunologie, in der sich psychologische und immunologische Forschungsansätze miteinander verbinden, hat man herausgefunden, dass die mit dem Kontrollerleben einhergehenden positiven Empfindungen das Immunsystem ankurbeln. Genauer gesagt scheint ein Zustand des Wohlbefindens die Produktion von wichtigen Zellen des Immunsystems anzuregen, zum Beispiel von weißen Blutkörperchen und von so genannten natürlichen Killerzellen, die Tumorzellen und infizierte Körperzellen angreifen.

2. *Soziale Einbindung.* Der zweite wesentliche Faktor, auf den die positiven Resultate unserer Studie zurückgehen, ist das soziale Eingebundensein, das durch strukturierte kulturelle Aktivitäten gefördert wird. Auch hier lassen sich Befunde aus der Psychoneuroimmunologie anführen, laut denen zwischenmenschliche Kontakte, das Schließen und Pflegen enger Freundschaften und die Beteiligung an verschiedenartigen Interaktionszusammenhängen allesamt mit einem besseren Gesundheitszustand und einer höheren Lebenserwartung einhergehen. So hat man zum Beispiel zeigen können, dass ein aktives Sozialleben in der zweiten Lebenshälfte mit einem niedrigeren Blutdruck verknüpft ist. Bei Menschen, die über tragfähige Beziehungen verfügen, ist das Stressniveau niedriger, was dazu beiträgt, dass die Funktionsfähigkeit des Immunsystems erhalten bleibt.

Eine der eindrücklichsten Beobachtungen in den Kursgruppen war, in welch starkem Maße sich die Mitglieder bei Schwierigkeiten oder Verlusterfahrungen gegenseitig unterstützten. Als zum Beispiel eine der Frauen aus der Schreibgruppe in Brooklyn ins Krankenhaus musste, bekam sie von mehreren Mitgliedern der Gruppe Besuch, die ihr die Hausaufgaben vorbeibrachten, mit ihr über das sprachen, was sie geschrieben hatte, und es in die Gruppe mitnahmen, damit sie noch weitere Rückmeldungen dazu erhielt.

»Das hat wirklich die Lebensgeister in mir geweckt«, sagte sie. »Ich bin sicher, dass ich dadurch wieder schneller auf die

Beine gekommen bin. Ich konnte es nicht abwarten, bis ich wieder richtig mitmachen und wieder einen Essay mitbringen und mit der ganzen Gruppe darüber reden konnte.«

3. *Der anregende Effekt von Kulturangeboten.* Jede gesundheitsfördernde Aktivität muss sich, damit sie nachhaltige Wirkung zeigt, über einen längeren Zeitraum erstrecken. Das kann zum Problem werden, wenn die Aktivität langweilig (wie das Gehen auf einem Laufband) oder mit unangenehmen Empfindungen verbunden ist (etwa mit quälendem Hunger, wenn man eine Diät macht, oder mit Schmerzen nach sportlicher Betätigung). Bei kulturellen Aktivitäten fällt es glücklicherweise meistens nicht schwer, sie fortzuführen, denn sie sind fast immer interessant, anregend und angenehm. Weil sie zudem Gelegenheit zum Erleben von Könnerschaft und Kompetenz bieten und zwischenmenschliche Kontakte fördern, fördern sie die Gesundheit auf mehreren Ebenen zugleich. Sie sind auch leichter zu realisieren als viele andere Optionen, denn in den meisten Gemeinden sind die für derartige Angebote nötigen Grundvoraussetzungen bereits gegeben.

Bei kulturellen Angeboten ist es also relativ leicht, eine stetige Teilnahme zu erreichen. Wie wir in Kapitel 7 gesehen haben, übt eine Aktivität, die sich über einen längeren Zeitraum erstreckt oder sich wiederholt, auf die Gesundheit einen günstigeren Einfluss aus als mehrere Aktivitäten, bei denen jede von ihnen für sich allein steht und mit den anderen nichts zu tun hat. Unsere Kreativitätsstudie bestätigte dies. In der Kontrollgruppe waren viele ebenso »beschäftigt« wie in der Kursgruppe. Doch die bloße Aneinanderreihung vieler unterschiedlicher Aktivitäten, die wenig Gelegenheit zum Erfahren von Könnerschaft und Kompetenz oder zum Schließen von Freundschaften boten, schlug sich nicht in positiven gesundheitlichen Effekten nieder. Nicht das Aktivitätsniveau, sondern die *Art* der Aktivität gab den Ausschlag.

An einem Gespräch, das ich mit einer Teilnehmerin der Washingtoner Kursgruppe führte, lässt sich das anschaulich machen. Margaret Spencer war 94, als sie im Rahmen der

Studie in einem Chor mitzusingen begann. Sie zögerte, sich dem Chor anzuschließen, weil sie nicht wusste, ob sie schnell genug Noten lesen konnte. Andere redeten ihr aber zu, und so fasste sie sich ein Herz.

»Ich staunte, dass ich singen konnte, und zwar besser, als ich je gedacht hätte, *und* dass ich mithalten konnte«, sagte sie zu mir. »Ich werde mit der Zeit sogar besser! Ich bin 94 und schließe neue Freundschaften. Ich will das unbedingt weitermachen.«

Ich fasse zusammen: Jedes Programm zur Gesundheitsförderung sollte Gelegenheiten bieten, Erfahrungen von Könnerschaft und Kompetenz zu machen, die soziale Einbindung und den Aufbau neuer Kontakte fördern sowie die betreffenden Angebote so angenehm und interessant gestalten, dass eine stetige Teilnahme sich wie selbstverständlich ergibt.

Unsere Studie verdeutlicht wie auch dieses ganze Buch, dass es uns gut tut, wenn wir unsere Lebensgestaltung aktiv und bewusst angehen. Wenn wir wollen, können wir gerade auch im reifen Alter Neues lernen, Entwicklungsschritte wagen, Liebe geben und empfangen und zu einer tiefen Zufriedenheit finden. Wir müssen nicht resignieren, wenn wir mit Schwierigkeiten konfrontiert sind, und uns auch nicht mit den Legenden abfinden, die über das Älterwerden nach wie vor in Umlauf sind. Die Natur gibt uns das geistige Potenzial an die Hand, das wir brauchen, um etwas für unsere Gesundheit und unsere zwischenmenschlichen Beziehungen zu tun und unser Wohlbefinden zu steigern. Ich hoffe, dieses Buch und die Geschichten, die ich darin erzählt habe, machen Ihnen Mut, auf diesem Weg noch heute einen Schritt vorwärts zu gehen.

Existieren heißt sich verändern;
sich verändern heißt reifen;
reifen heißt sich selbst endlos erschaffen.
Henri Bergson

Anhang

Anmerkungen

Vorwort von Manfred Spitzer
Lahdenperä, M., V. Lummaa, S. Helle, M. Tremblay und A. F. Russel. Fitness benefits of prolonged post-reproductive life-span in women. *Nature* (2004) 428: 178–181.
McComb, K., C. Moss, S. M. Durant, L. Baker und S. Sayialel. Matriarchs as repositories of social knowledge in African elephants. *Science* (2001) 292: 491–494.

Einführung
Von der Konzentration auf Probleme des Älterwerdens zur Konzentration auf Potenziale
Cohen, G. D. 2000. *The Creative Age: Awakening Human Potential in the Second Half of Life*. New York: Avon.

Das Konzept des gelingenden Alterns
Rowe, J. W., und R. L. Kahn. 1998. *Successful Aging*. New York: Pantheon Books.

Entwicklungstendenzen im Gesundheitszustand älterer US-Bürgerinnen und -Bürger
Pastor, P. N., D. M. Makuc, C. Reuben und H. Xia. 2002. *Chartbook on Trends in the Health of Americans*. Hyattsville, MD: National Center for Health Statistics. Verfügbar unter: http://www.cdc.gov/nchs/data/hus/hus02.pdf

Kapitel 1
Die Stärken des Gehirns im reifen Alter
Negative Wirkungen von Stress auf Gehirnstrukturen und Neurogenese
Gould, E., und P. Tanapat. Stress and hippocampal neurogenesis. *Biological Psychiatry* (1999) 46(11): 1472–1479.

Bilaterale Verarbeitung: das HAROLD-Modell
Cabeza, R. Hemispheric asymmetry reduction in older adults: The HAROLD model. *Psychology and Aging* (2002) 17(1): 85–100.

Cabeza, R., N. D. Anderson, J. K. Locantore und A. R. McIntosh. Aging gracefully: Compensatory brain activity in high-performing older adults. *Neuroimage* (2002) 17(3): 1394–1402.
Hazlett, E. A., M. S. Buchsbaum, R. C. Mohs, J. Spiegel-Cohen, T. C. Wei, R. Azueta, M. M. Haznedar, M. B. Singer, L. Shihabuddin, C. Luu-Hsia und P. D. Harvey. Age-related shift in brain region activity during successful memory performance. *Neurobiology of Aging* (1998) 19(5): 437–445.
Pujol, J., A. Lopez-Sala, J. Deus, N. Cardoner, N. Sebastian-Galles, G. Conesa und A. Capdevila. The lateral asymmetry of the human brain studied by volumetric magnetic resonance imaging. *Neuroimage* (2002) 17(2): 670–679.
Reuter-Lorenz, P. A., J. Jonides, E. E. Smith, A. Hartley, A. Miller, C. Marshuetz und R. A. Koeppe. Age differences in the frontal lateralization of verbal and spatial working memory revealed by PET. *Cognitive Neuroscience* (2000) 12(1): 174–187.

Einbindung neuer Hirnareale im reifen Alter
Gunning-Dixon, F. M., R. C. Gur, A. C. Perkins, L. Schroeder, T. Turner, B. I. Turetsky, R. M. Chan, J. W. Loughead, D. C. Alsop, J. Maldjian und R. E. Gur. Age-related differences in brain activation during emotional face processing. *Neurobiology of Aging* (2003) 24(2): 285–295.
Langenecker, S. A., und K. A. Nielson. Frontal recruitment during response inhibition in older adults replicated with MRI. *Neuroimage* (2003) 20(2): 1384–1392.

Umstrukturierung des Gehirns im reifen Alter
Biegler, R., A. McGregor, J. R. Krebs und S. D. Healy. A larger hippocampus is associated with longer-lasting spatial memory. *Proceedings of the National Academy of Sciences of the United States of America* (2001) 98(12): 6941–6944.
Geinisman, Y., J. F. Disterhoft, H. J. G. Gundersen, M. D. McEchron, I. S. Persina, J. M. Power, E. A. Van der Zee und M. D. West. Remodeling of hippocampal synapses after hippocampus-dependent associative learning. *Journal of Comparative Neurology* (2000) 417(1): 49–59.
Maguire, E. A., R. S. Frackowiak und C. D. Frith. Recalling routes around London: Activation of the right hippocampus in taxi drivers. *Journal of Neuroscience* (1997) 17(18): 7103–7110.
Maguire, E. A., D. G. Gadian, I. S. Johnsrude, C. D. Good, J. Ashburner, R. S. J. Frackowiak und C. D. Frith. Navigation-related structural change in the hippocampi of taxi drivers. *Proceedings of the National Academy of Sciences of the United States of America* (2000) 97(8): 4398–4403.
Maguire, E. A., H. J. Spiers, C. D. Good, T. Hartley, R. S. Frackowiak und N. Burgess. Navigation expertise and the human hippocampus: A structural brain imaging analysis. *Hippocampus* (2003) 13(2): 250–259.

Gesundheitszustand des Herz-Kreislauf-Systems und Plastizität des Kortex im reifen Alter

Colcombe, S. J., A. F. Kramer, K. I. Erickson, P. Scalf, E. McAuley, N. J. Cohen, A. Webb, G. J. Jerome, D. X. Marquez und S. Elavsky. Cardiovascular fitness, cortical plasticity, and aging. *Proceedings of the National Academy of Sciences of the United States of America* (2004) 101(9): 3316–3321.

Colcombe, S. J., A. F. Kramer, E. McAuley, K. I. Erickson und P. Scalf. Neurocognitive aging and cardiovascular fitness: Recent findings and future directions. *Journal of Molecular Neuroscience* (2004) 24(1): 9–14.

Umwelteinflüsse auf die Plastizität des älteren Gehirns

Kolb, B., und I. Q. Whishaw. Brain plasticity and behavior. *Annual Review of Psychology* (1998) 49: 43–64.

Kramer, A. F., L. Bherer, S. J. Colcombe, W. Dong und W. T. Greenough. Environmental influences on cognitive and brain plasticity during aging. *Journal of Gerontology: Medical Sciences* (2004) 59A(9): 940–957.

Rossini, P. M., und G. Dal Forno. Integrated technology for evaluation of brain function and neural plasticity. *Physical Medicine and Rehabilitation Clinics of North America* (2004) 15(1): 263–306.

Schutzwirkung von Gesellschaftsspielen und Freizeitaktivitäten gegen Demenz

Coyle, J. T. Use it or lose it: Do effortful mental activities protect against dementia? *New England Journal of Medicine* (2003) 348(2 5): 2489–2490.

Verghese, J., R. B. Lipton, M. J. Katz, C. B. Hall, C. A. Derby, G. Kuslansky, A. F. Ambrose, M. Sliwinski und H. Buschke. Leisure activities and the risk of dementia in the elderly. *New England Journal of Medicine* (2003) 348(25): 2508–2516.

Neurogenese und Alterungsprozess

Alvarez-Buylla, A., und J. M. García-Verdugo. Neurogenesis in adult subventricular zone. *Journal of Neuroscience* (2002) 22(3): 629–634.

Derrick, B. E., A. D. York und J. L. Martinez Jr. Increased granule cell neurogenesis in the adult dentate gyrus following mossy fiber stimulation sufficient to induce long-term potentiation. *Brain Research* (2000) 857 (1–2): 300–307.

Gould, E., und C. G. Gross. Neurogenesis in adult mammals: Some progress and problems. *Journal of Neuroscience* (2002) 22(3): 619–623.

Kempermann, G., L. Wiskott und F. H. Gage. Functional significance of adult neurogenesis. *Current Opinion in Neurobiology* (2004) 14 (2): 186–191.

Kintner, C. Neurogenesis in embryos and in adult neural stem cells. *Journal of Neuroscience* (2002) 22(3): 639–643.

Nottebohm, F. Why are some neurons replaced in adult brain? *Journal of Neuroscience* (2002) 22(3): 624–628.

Rakic, P. Adult neurogenesis in mammals: An identity crisis. *Journal of Neuroscience* (2002) 22(3): 614–618.
Santarelli, L., M. Saxe, C. Gross, A. Surget, F. Battaglia, S. Dulawa, N. Weisstaub, J. Lee, R. Duman, O. Arancio, C. Belzung und R. Hen. Requirement of hippocampal neurogenesis for the behavioral effects of antidepressants. *Science* (2003) 301(5634): 805–809.
Taupin, P., und F. H. Gage. Mini-review: Adult neurogenesis and neural stem cells of the central nervous system in mammals. *Journal of Neuroscience Research* (2002) 69: 745–749.

Steigerung kognitiver Funktionen durch körperliche Aktivität im reifen Alter

Dik, M., D. J. Deeg, M. Visser und C. Jonker. Early life physical activity and cognition at old age. *Journal of Clinical and Experimental Neuropsychology* (2003) 25(5): 643–653.
Laurin, D., R. Verreault, J. Lindsay, K. MacPherson und K. Rockwood. Physical activity and risk of cognitive impairment and dementia in elderly persons. *Archives of Neurology* (2001) 58(3): 498–504.
Yaffe, K., D. Barnes, M. Nevitt, L. Y. Lui und K. Covinsky. A prospective study of physical activity and cognitive decline in elderly women: Women who walk. *Archives of Internal Medicine* (2001) 161(14): 1703–1708.

Plastizität des Gehirns durch Rehabilitationsmaßnahmen bei Schlaganfallpatienten

Fraser, C., M. Power, S. Hamdy, J. Rothwell, D. Hobday, I. Hollander, P. Tyrell, A. Hobson, S. Williams und D. Thompson. Driving plasticity in human adult motor cortex is associated with improved motor function after brain injury. *Neuron* (2002) 34(5): 831–840.
Horner, P. J., und F. Gage. Regeneration in the adult and aging brain. *Archives of Neurology* (2002) 59: 1717–1720.
Johansson, B. B. Brain plasticity in health and disease. *Keio Journal of Medicine* (2004) 53(4): 231–246.
Nudo, R. J. Adaptive plasticity in motor cortex: Implications for rehabilitation after brain injury. *Journal of Rehabilitation Medicine* (2003) 41S: 7–10.
Papathanasiou, I., S. R. Filipovic, R. Whurr und M. Jahanshahi. Plasticity of motor cortex excitability induced by rehabilitation therapy for writing. *Neurology* (2003) 61(7): 881–882.

Synapsen und Plastizität des Gehirns

LeDoux, J. 2002. *Synaptic Self: How Our Brains Become Who We Are.* New York: Viking. (Dt. *Das Netz der Persönlichkeit – Wie unser Selbst entsteht.* Düsseldorf: Walter, 2003.)

Nakamura, H., S. Kobayashi, Y. Ohashi und S. Ando. Age-changes of brain synapses and synaptic plasticity in response to an enriched environment. *Journal of Neuroscience Research* (1999) 56(3): 307–315.
Trachtenberg, J. T., B. E. Chen, G. W. Knott, G. Feng, J. R. Sanes, E. Welker und K. Svoboda. Long-term in vivo imaging of experience-dependent synaptic plasticity in adult cortex. *Nature* (2002) 420 (6917): 788–794.

Kapitel 2
Entwicklungsintelligenz

College-Absolventen über 30 und 40
Bradburn, E. M., R. Berger, X. Li, K. Peter und K. Rooney. A descriptive summary of 1999–2000 bachelor's degree recipients one year later: With an analysis of time to degree. *Education Statistics Quarterly* (2003) 5(3): 96–158.

Psychische Entwicklung im Lebenszyklus
Baltes, P. B., U. M. Staudinger und U. Lindenberger. Lifespan psychology: Theory and application to intellectual functioning. *Annual Review of Psychology* (1999) 50: 471–507.
Colarusso, C. A., und R. A. Nemiroff. 1981. *Adult Development*. New York: Plenum Press.
Erikson, E. H. 1980. *Identity and the Life Cycle*. New York: W. W. Norton. (Dt. *Identität und Lebenszyklus. 3 Aufsätze*. Frankfurt/Main: Suhrkamp, 1981.)
Jones, C. J., und W. Meredith. Developmental paths of psychological health from early adolescence to later adulthood. *Psychology and Aging* (2000) 15(2): 351–360.
Pinker, S. 2002. *The Blank Slate: The Modern Denial of Human Nature*. New York: Penguin. (Dt. *Das unbeschriebene Blatt: Die moderne Leugnung der menschlichen Natur*. Berlin: Berlin-Verlag, 2003.)
Sheldon, K. M., und T. Kasser. Getting older, getting better? Personal strivings and psychological maturity across the life span. *Developmental Psychology* (2001) 4: 491–501.
Vaillant, George. 2002. *Aging Well*. New York: Little, Brown and Company.

Einfluss von Psychotherapie auf die Plastizität des Gehirns
Kandel, E. R. Biology and the future of psychoanalysis: A new intellectual framework for psychiatry revisited. *American Journal of Psychiatry* (1999) 156: 505–524.

Kapitel 3
Die zweite Lebenshälfte: Phase I und II
Eine neue Theorie der psychischen Entwicklung in der zweiten Lebenshälfte
Cohen, G. D. Human potential phases in the second half of life: Mental health theory development. *American Journal of Geriatric Psychiatry* (1999) 7(1): 1–7.
Cohen, G. D. 2000. *The Creative Age: Awakening Human Potential in the Second Half of Life*. New York: Avon.
Cohen, G. D. Creativity with aging: Four phases of potential in the second half of life. *Geriatrics* (2001) 56(4): 51–57.
Cohen, G. D. 2004. *Using the Heart and the Mind: Human Development in the Second Half of Life*. Mind Alert. San Francisco: American Society on Aging.

Dichte und Länge von Dendriten in der Befreiungs-Phase
Flood, D. G., S. J. Buell, C. H. Defiore, G. J. Horwitz und P. D. Coleman. Age related dendritic growth in dentate gyrus of human brain is followed by regression in the »oldest old.« *Brain Research* (1985) 345 (2): 366–368.
Flood, D. G., und P. D. Coleman. Hippocampal plasticity in normal aging and decreased plasticity in Alzheimer's disease. *Progress in Brain Research* (1990) 83: 435–443.

Neurogenese im alternden Hippokampus: Zusammenhänge mit neuartigen Erfahrungen
Kempermann, G. Why new neurons? Possible functions for adult hippocampal neurogenesis. *Journal of Neuroscience* (2002) 22(3): 635–638.
Kempermann, G., und L. Wiskott. 2003. What is the functional role of new neurons in the adult dentate gyrus? In *Stem Cells in the Nervous System: Function and Clinical Implications*, hg. von F. H. Gage, A. Bjorklund, A. Prochiantz und Y. Christen. Berlin: Springer, 57–65.
Ribak, C. E., M. J. Korn, Z. Shan und A. Obenaus. Dendritic growth cones and recurrent basal dendrites are typical features of newly generated dentate granule cells in the adult hippocampus. *Brain Research* (2004) 1000(1–2): 195–199.
Van Praag, H., A. F. Schinder, B. R. Christie, N. Toni, T. D. Palmer und F. H. Gage. Functional neurogenesis in the adult hippocampus. *Nature* (2002) 415(6875): 1030–1034.

Mit der Entwicklungsintelligenz zusammenhängende positive Veränderungen
Stewart, A. J., J. M. Ostrove und R. Helson. Middle aging in women: Patterns of personality change from the 30s to the 50s. *Journal of Adult Development* (2001) 8(1): 23–37.

Kapitel 4
Die zweite Lebenshälfte: Phase III und IV

Bilaterale Verarbeitung in den Hippokampi und Beschäftigung mit der eigenen Biografie im reifen Alter
Maguire, E. A., und C. D. Frith. Aging affects the engagement of the hippocampus during autobiographical memory retrieval. *Brain: A Journal of Neurology* (2003) 126(7): 1511–1523.
Ryan, L., L. Nadel, K. Keil, K. Putnam, D. Schnyer, T. Trouard und M. Moscovitch. Hippocampal complex and retrieval of recent and very remote autobiographical memories: Evidence from functional magnetic resonance imaging in neurologically intact people. *Hippocampus* (2001) 11(6): 707–714.

Gehirnvolumen im elften Lebensjahrzehnt
Mueller, E. A., M. M. Moore, D. C. Kerr, G. Sexton, R. M. Camicioli, D. B. Howieson, J. F. Quinn und J. A. Kaye. Brain volume preserved in healthy elderly through the eleventh decade. *Neurology* (1998) 51(6): 1555–1562.

Hundertjährige
Ellis, N. 2002. *If I Live to Be 100*. New York: Three Rivers.
Perls, T. T. 1999. *Living to 100: Lessons in Living to Your Maximum Potential at Any Age*. New York: Basic Books.

Lebenszufriedenheit und positive Emotionen im fortgeschrittenen Alter
Hamarat, E., D. Thompson, F. Aysan, D. Steele, K. Matheny und C. Simons. Age differences in coping resources and satisfaction with life among middle-aged, young-old, and oldest-old adults. *Journal of Genetic Psychology* (2002) 163(3): 360–367.
Isaacowitz, D. M., G. E. Vaillant und M. E. Seligman. Strengths and satisfaction across the adult lifespan. *International Journal of Aging and Human Development* (2003) 57(2): 181–201.
Leigland, L. A., L. E. Schulz und J. S. Janowsky. Age related changes in emotional memory. *Neurobiology of Aging* (2004) 25(8): 1117–1124.
Mather, M., T. Canli, T. English, S. Whitfield, P. Wais, K. Ochsner, J. D. Gabrieli und L. L. Carstensen. Amygdala responses to emotionally

valenced stimuli in older and younger adults. *Psychological Science* (2004) 15(4): 259–263.

Pasupathi, M., und L. L. Carstensen. Age and emotional experience during mutual reminiscing. *Psychology and Aging* (2003) 18(3): 430–442.

Kapitel 5
Kognition, Gedächtnis und Weisheit
Reparaturprozesse im alternden Gehirn
Brazel, C. Y., und M. S. Rao. Aging and neuronal replacement. *Ageing Research Reviews* (2000) 3(4): 465–483.

Funktionsreserven des alternden Gehirns
Cabeza, R., S. M. Daselaar, F. Dolcos, S. E. Prince, M. Budde und L. Nyberg. Task-independent and task-specific age effects on brain activity during working memory, visual attention, and episodic retrieval. *Cerebral Cortex* (2004) 14(4): 364–375.

Chapman, P. F. Cognitive aging: Recapturing the excitation of youth? *Current Biology* (2005)(15) 1: R31–R33.

Reutter-Lorenz, P. A., L. Stanczak und A. C. Miller. Neural recruitment and cognitive aging: Two hemispheres are better than one, especially as you age. *Psychological Science* (1999) 10(6): 494–500.

Trollor, J. N., und M. J. Valenzuela. Brain ageing in the new millennium. *Australian and New Zealand Journal of Psychiatry* (2001) 35(6): 788–805.

Whalley, L. J., I. J. Deary, C. L. Appleton und J. M. Starr. Cognitive reserve in the neurobiology of cognitive aging. *Ageing Research Reviews* (2004) 3 (4): 369–382.

Dendritische Dornen und Erinnerungsspeicherung
Farris, S. M., G. E. Robinson und S. E. Fahrbach. Experience- and age-related outgrowth of intrinsic neurons in the mushroom bodies of the adult worker honeybee. *Journal of Neuroscience* (2001) 21(16): 6395–6404.

Grutzendler, J., N. Kasthuri und W. B. Gan. Long-term dendritic spine stability in the adult cortex. *Nature* (2002) 420(6917): 812–816.

Halpain, S., K. Spencer und S. Graber. Dynamics and pathology of dendritic spines. *Progress in Brain Research* (2005) 147: 29–37.

Leuner, B., J. Falduto und T. J. Shors. Associative memory formation increases the observation of dendritic spines in the hippocampus. *Journal of Neuroscience* (2003) 23(2): 659–665.

Entwicklungsintelligenz
Labouvie-Vief, G., und M. Diehl. Cognitive complexity and cognitive-affective integration: Related or separate domains of adult development? *Psychology and Aging* (2000) 15(3): 490–504.

Luna, B., K. R. Thulborn, D. P. Munoz, E. P. Merriam, K. E. Garver, N. J. Minshew, M. S. Keshavan, C. R. Genovese, W. F. Eddy und J. A. Sweeney. Maturation of widely distributed brain function subserves cognitive development. *Neuroimage* (2001) 13(5): 786–793.

Moody, H. R. 2003. Conscious aging: A strategy for positive change in later life. In *Mental Wellness in Aging*, hg. von J. L. Ronch und J. A. Goldfield. Baltimore: Health Professions Press, 139–160.

Positive kognitive Effekte eines täglichen Glases Wein im reifen Alter
Stampfer, M. J., J. H. Kang, J. Chen, R. Cherry und F. Grodstein. Effects of moderate alcohol consumption on cognitive function in women. *New England Journal of Medicine* (2005) 352(3): 245–253.

Stabilität von Erinnerungen im reifen Alter
Bailey, C. H., E. R. Kandel und K. Si. The persistence of long-term memory: A molecular approach to self-sustaining changes in learning-induced synaptic growth. *Neuron* (2004) 44(1): 49–57.

Cabeza, R., J. K. Locantore und N. D. Anderson. Lateralization of prefrontal activity during episodic memory retrieval: Evidence for the production-monitoring hypothesis. *Journal of Cognitive Neuroscience* (2003) 15(2): 249–259.

Charles, S. T., M. Mather und L. L. Carstensen. Aging and emotional memory: The forgettable nature of negative images for older adults. *Journal of Experimental Psychology* (2003) 132(2): 310–324.

Denburg, N. L., T. W. Buchanan, D. Tranel und R. Adolphs. Evidence for preserved emotional memory in normal older persons. *Emotion* (2003) 3(3): 239–253.

Iaria, G., M. Petrides, A. Dagher, B. Pike und V. D. Bohbot. Cognitive strategies dependent on the hippocampus and caudate nucleus in human navigation: Variability and change with practice. *Journal of Neuroscience* (2003) 23(13): 5945–5952.

Martin, S. J., P. D. Grimwood und R. G. Morris. Synaptic plasticity and memory: An evaluation of the hypothesis. *Annual Review of Neuroscience* (2000) 23: 649–711.

Morcom, A. M., C. D. Good, R. S. Frackowiak und M. D. Rugg. Age effects on the neural correlates of successful memory encoding. *Brain: A Journal of Neurology* (2003) 126(1): 213–229.

Park, D. C., R. C. Welsh, C. Marshuetz, A. H. Gutchess, J. Mikels, T. A. Polk, D. C. Noll und S. F. Taylor. Working memory for complex scenes: Age differences in frontal and hippocampal activations. *Journal of Cognitive Neuroscience* (2003) 15(8): 1122–1134.

Positive Effekte von Meditation auf mentale Prozesse im reifen Alter
Lutz, A., L. L. Greischar, N. B. Rawlings, M. Ricard und R. J. Davidson.

Long-term meditators self-induce high-amplitude gamma synchrony during mental practice. *Proceedings of the National Academy of Sciences of the United States of America* (2004) 101(46): 16369–16373.

Myelinisierung und Alterungsprozess
Bartzokis, G., I. L. Cummings, D. Sultzer, V. W. Henderson, K. H. Nuechterlein und J. Mintz. White matter structural integrity in healthy adults and patients with Alzheimer's disease: A magnetic resonance imaging study. *Archives of Neurology* (2003) 60(3): 393–398.

Sowell, E. R., P. M. Thompson und A. W. Toga. Mapping changes in the human cortex throughout the span of life. *Neuroscientist* (2004) 10(4): 372–392.

Neurogenese und Lernen
Prickaerts, J., G. Koopmans, A. Blokland und A. Scheepens. Learning and adult neurogenesis: Survival with or without proliferation? *Neurobiology of Learning and Memory* (2004) 81(1): 1–11.

Postformales Denken und Älterwerden
Arlin, P. K. Cognitive development in adulthood: A fifth stage? *Developmental Psychology* (1975) 11: 602–606.

Marchand, H. Some reflections on postformal thought. *The Genetic Epistemologist* (2001) 29(3): 2–9.

Pliske, R. M., und S. A. Mutter. Age differences in the accuracy of confidence judgments. *Experimental Aging Research* (1996) 22(2): 199–216.

Richards, F., und M. Commons. 1990. Postformal cognitive developmental theory and research: A review of its currents status. In *Higher Stages of Human Development*, hg. von C. Alexander und E. Langer. New York: Oxford University Press, 139–161.

Sinnott, J. D. 1991. Limits to problem solving: Emotion, intention, goal, clarity, health, and other factors in postformal thought. In *Bridging Paradigms: Positive Development in Adulthood and Cognitive Aging*, hg. von J. D. Sinnott und J. C. Cavanaugh. New York: Praeger.

Sinnott, J. D. 1999. Creativity and postformal thought: Why the last stage is the creative stage. In *Creativity and Successful Aging*, hg. von C. E. Adams-Price. New York: Springer Publishing Company.

Kapitel 6
Die soziale Intelligenz entfalten und pflegen
Allgemeiner Überblick über sozialwissenschaftliche Forschung zum Älterwerden
Binstock, R. H., und L. K. George (Hg.). 2001. *Handbook of Aging and the Social Sciences*, 5. Auflage. New York: Academic Press.

Geschlechtsunterschiede und soziale Rollen im reifen Alter
Arber, S., und H. Cooper. Gender differences in health in later life: The new paradox? *Social Science and Medicine* (1999) 48(1): 61–76.
Moen, P. 2001. The gendered life course. In *Handbook of Aging and the Social Sciences*, 5. Auflage, hg. von R. H. Binstock und L. K. George. New York: Academic Press, 179–196.

Eine neue evolutionsgeschichtliche Sicht auf soziale Funktionen des Alters
Lee, R. D. Rethinking the evolutionary theory of aging: Transfers, not births, shape senescence in social species. *Proceedings of the National Academy of Sciences of the United States of America* (2003) 100(16): 9637–9642.

Einflüsse des sozialen Umfelds auf Neurogenese und Neuroplastizität im reifen Alter
Lu, L., G. Bao, H. Chen, P. Xia, X. Fan, J. Zhang, G. Pei und L. Ma. Modification of hippocampal neurogenesis and neuroplasticity by social environments. *Experimental Neurology* (2003) 183(2): 600–609.

Soziale Denkstrategien im reifen Alter
Blanchard-Fields, F. Reasoning on social dilemmas varying in emotional saliency: An adult developmental perspective. *Psychology and Aging* (1986) 1(4): 325–333.
Blanchard-Field, F., und J. C. Irion. Coping strategies from the perspective of two developmental markers: Age and social reasoning. *Journal of Genetic Psychology* (1988) 149(2): 141–151.

Kapitel 7
Die Neuerfindung des Ruhestands
Allgemeiner Überblick über das Thema Ruhestand
Cohen, G. D. Retirement: Advising older adults who are contemplating this change. *Geriatrics* (2002) 57(8): 37–38.
Henretta, J. C. 2001. Work and retirement. In *Handbook of Aging and the Social Sciences*, 5. Auflage, hg. von R. H. Binstock und L. K. George. New York: Academic Press, 255–271.
Moen, P. 2000. *The Cornell Retirement and Well-Being Study: Final Report, 2000*. Ithaca, NY. Bronfenbrenner Life Course Center, Cornell University.

Lernen im Lebenszyklus
Thornton, J. E. Life-span learning: A developmental perspective. *International Journal of Aging and Human Development* (2003) 57(1): 55–76.

Lebensstil und kognitive Funktionsreserven im reifen Alter
Fillit, H. M., R. N. Butler, A. W. O'Connell, M. S. Albert, J. E. Birren, C. W. Cotman, W. T. Greenough, P. E. Gold, A. F. Kramer, L. H. Kuller, T. T. Perls, B. G. Sahagan und T. Tully. Achieving and maintaining cognitive vitality with aging. *Mayo Clinic Proceedings* (2002) 77(7): 681–696.
Scarmeas, N., und Y. Stern. Cognitive reserve and lifestyle. *Journal of Clinical and Experimental Neuropsychology* (2003) 25(5): 625–633.

Zwischenmenschliche Beziehungen und Gesundheit im reifen Alter
Avlund, K., M. T. Damsgaard und B. E. Holstein. Social relations and mortality: An eleven year follow-up study of 70-year-old men and women in Denmark. *Social Science and Medicine* (1998) 47(5): 635–643.
Bennett, K. M. Low level social engagement as a precursor of mortality among people in later life. *Age and Ageing* (2002) 31(3): 165–168.
Glass, T. A., C. M. de Leon, R. A. Marottoli und L. F. Berkman. Population based study of social and productive activities as predictors of survival among elderly Americans. *British Medical Journal* (1999) 319: 478–483.

Das Washingtoner Bildungsprogramm »Experience Corps« als Modell der Gesundheitsförderung
Fried, L. P., M. C. Carlson, M. Friedman, K. D. Frick, T. A. Glass, J. Hill, S. McGill, G. W. Rebok, T. Seeman, J. Tielsch, B. A. Wasik und S. Zeger. A social model for health promotion for an aging population: Initial evidence on the Experience Corps model. *Journal of Urban Health: Bulletin of the New York Academy of Medicine* (2004): 81(1): 64–78.

Das soziale Portfolio
Cohen, G. D. Mental health promotion in later life: The case for the social portfolio. *American Journal of Geriatric Psychiatry* (1995) 3: 277–279.
Cohen, G. D. 2003. The social portfolio: The role of activity in mental wellness as people age. In *Mental Wellness in Aging*, hg. von J. L. Ronch und J. A. Goldfield. Baltimore: Health Professions Press, 113–122.

Kapitel 8
Kreativität und Älterwerden
Formen der Kunsttherapie für ältere Erwachsene
Cadigan, M. E., N. A. Caruso, S. M. Haldeman, M. E. McNamara, D. A. Noyes, M. A. Spadafora und D. L. Carroll. The effects of music on cardiac patients on bed rest. *Progress in Cardiovascular Nursing* (2001) 16(1): 5–13.

Studie zu Kreativität und Älterwerden
Cohen, G. D. National study documents benefits of creativity programs for older adults. *The Older Learner* (2005) 13(2): 1, 6.

Überblick zum Thema Kreativität und Älterwerden
Adams-Price, C. E. (Hg.). 1998. *Creativity and Successful Aging*. New York: Springer Publishing Company.
Cohen, G. D. Creativity and aging: Relevance to research, practice, and policy. *American Journal of Geriatric Psychiatry* (1994) 2(4): 277–281.
Cohen, G. D. Creativity with aging: Four phases of potential in the second half of life. *Geriatrics* (2001) 56(4): 51–57.

Übungseffekte auf die Plastizität des Gehirns bei Musikern
Ragert, P., A. Schmidt, E. Altenmuller und H. R. Dinse. Superior tactile performance and learning in professional pianists: Evidence for metaplasticity in musicians. *European Journal of Neuroscience* (2004) 19 (2): 473–478.
Trainor, L. J., A. Shahin und L. E. Roberts. Effects of musical training on the auditory cortex in children. *Annals of the New York Academy of Sciences* (2003) 999: 506–513.

Psychoneuroimmunologie und Gesundheit im reifen Alter
Coe, C. L., und G. R. Lubach. Critical periods of special health relevance for psychoneuroimmunology. *Brain, Behavior, and Immunity* (2003) 17 (1): 3–12.
Kiecolt-Glaser, J. K., L. McGuire, T. F. Robles und R. Glaser. Emotions, morbidity, and mortality: New perspectives from psychoneuroimmunology. *Annual Review of Psychology* (2002) 53: 83–107.
Lutgendorf, S. K., und E. S. Costanzo. Psychoneuroimmunology and health psychology: An integrative model. *Brain, Behavior, and Immunity* (2003) 17(4): 225–232.
Lutgendorf, S. K., P. P. Vitaliano, T. Tripp-Reimer, J. H. Harvey und D. M. Lubaroff. Sense of coherence moderates the relationship between life stress and natural killer cell activity in healthy older adults. *Psychology and Aging* (1999) 14(4): 552–563.

Positive gesundheitliche Effekte des Kompetenzerlebens im reifen Alter
Rodin, J. Aging and health: Effects of the sense of control. *Science* (1986) 233(4770): 1271–1276.
Rodin, J. Sense of control: Potentials for intervention. *Annals of the American Academy of Policy and Social Science* (1989) 503: 29–42.

Literatur

Allgemeine Werke zum Thema Alter
Birren, James E. (Hg.) 2001. *The Handbooks of Aging.* 3 Bände. New York: Academic Press.
- Band 1, hg. von Robert H. Binstock und Linda K. George: *Handbook of Aging and the Social Sciences*, 5. Auflage. New York: Academic Press.
- Band 2, hg. von Edward J. Masoro und Steven N. Austed: *Handbook of the Biology of Aging*, 5. Auflage. New York: Academic Press.
- Band 3, hg. von James E. Birren und K. Warner Schaie: *Handbook of the Psychology of Aging*, 5. Auflage. New York: Academic Press.

Cohen, Gene D. 2001. *The Creative Age: Awakening Human Potential in the Second Half of Life.* New York: HarperCollins Publishers.
Maddox, George (Hg.) 2001. *The Encyclopedia of Aging*, 3. Auflage. New York: Springer Publishing Company.
Ricklefs, Robert E., und Caleb E. Finch. 1995. *Aging: A Natural History.* New York: Scientific American Library.
Rowe, John W., und Robert L. Kahn. 1998. *Successful Aging.* New York: Pantheon Books.

Zum Altern von Gehirn und Geist
Cohen, Gene D. 1988. *The Brain in Human Aging.* New York: Springer Publishing Company.
Cohen, Gene D. 2001. *The Creative Age: Awakening Human Potential in the Second Half of Life.* New York: HarperCollins Publishers.
Goldberg, Elkhonon. 2005. *The Wisdom Paradox.* New York: Gotham Books.
Park, Denise, und Norbert Schwarz (Hg.) 2000. *Cognitive Aging.* Philadelphia: Psychology Press.
Restak, Richard. 2001. *The Secret Life of the Brain.* Washington, DC: Joseph Henry Press.
Schwartz, Jeffrey M., und Sharon Begley. 2002. *The Mind and the Brain.* New York: Regan Books.
Stern, Paul C., und Laura L. Carstensen (Hg.) 2000. *The Aging Mind.* Washington, DC: National Academy Press.

Zur psychischen Entwicklung im reifen Alter
Cohen, Gene D. 2001. *The Creative Age: Awakening Human Potential in the Second Half of Life.* New York: HarperCollins Publishers.
Colarusso, C. A., und Robert A. Nemiroff. 1981. *Adult Development.* New York: Plenum Press.

Erikson, Erik H. 1980. *Identity and the Life Cycle*. New York: W. W. Norton. (Dt. *Identität und Lebenszyklus. 3 Aufsätze*. Frankfurt/Main: Suhrkamp, 1981.)

Erikson, Erik H. 1997. *The Life Cycle Completed*. Erweiterte Ausgabe mit neuen Kapiteln von Joan M. Erikson zum neunten Entwicklungsstadium. New York: W. W. Norton.

Gould, Roger L. 1978. *Transformations: Growth and Change in Adult Life*. New York: Touchstone Books. (Dt. *Lebensstufen: Entwicklung und Veränderung im Erwachsenenleben*. Frankfurt/Main: Fischer, 1979.)

Lachman, Margie E. (Hg.). 2001. *Handbook of Midlife Development*. New York: John Wiley & Sons.

Levinson, Daniel J. 1978. *The Seasons of a Man's Life*. New York: Ballantine Books. (Dt. *Das Leben des Mannes: Werdenskrisen, Wendepunkte, Entwicklungschancen*. Köln: Kiepenheuer & Witsch, 1979.)

Pollock, George H., und Stanley I. Greenspan (Hg.) 1993. *The Course of Life*, Band 6, *Late Adulthood*. Madison, CT: International Universities Press.

Pollock, George H., und Stanley I. Greenspan (Hg.) 1997. *The Course of Life*, Band 7, *Completing the Journey*. Madison, CT: International Universities Press.

Sheehy, Gail. 1974. *Passages*. New York: Bantam Books. (Dt. *In der Mitte des Lebens: Die Bewältigung vorhersehbarer Krisen*. München: Kindler, 1976.)

Sheehy, Gail. 1995. *New Passages*. New York: Ballantine Books. (Dt. *Die neuen Lebensphasen: Wie man aus jedem Alter das Beste machen kann*. München: List, 1996.)

Vaillant, George. 2002. *Aging Well*. New York: Little, Brown and Company.

Zu Rentenalter und Ruhestand

Brock, Fred. 2004. *Retire on Less Than You Think: The New York Times Guide to Planning Your Financial Future*. New York: Times Books.

Cohen, Gene D. 2001. *The Creative Age: Awakening Human Potential in the Second Half of Life*. New York: HarperCollins Publishers.

Freedman, Marc. 1999. *Prime Time: How Baby Boomers Will Revolutionize Retirement and Transform America*. New York: Public Affairs.

Hinden, Stan. 2001. *How to Retire Happy: Everything You Need to Know About the Twelve Most Important Decisions You Must Make Before You Retire*. New York: McGraw-Hill.

Howells, John. 2000. *Retirement on a Shoestring*, 3. Auflage. Guilford, CT: Globe Pequot Press.

Jacobs, Ruth Harriet. 1993. *Be an Outrageous Older Woman*. Manchester, CT: KIT Publisher.

Kerschner, Helen K., und John E. Hansan (Hg.) 1996. *365 Ways ... Reti-*

rees' *Resource Guide for Productive Lifestyles*. Westport, CT: Greenwood Press.
Lindeman, Bard. 1998. *Be an Outrageous Older Man*. Manchester, CT: KIT Publisher.
Trafford, Abigail. 2004. *My Time: Making the Most of the Bonus Decades After Fifty*. New York: Basic Books.
Vandervelde, Maryanne. 2004. *Retirement for Two*. New York: Bantam Books.

Adressen

Bundesverband Gedächtnistraining e. V.
Friedensweg 3
57462 Olpe-Dahl
Tel. 0 27 61/82 65 55
www.bvgt.de

Gesellschaft für Gehirntraining e. V.
Postfach 1420
85555 Ebersberg
Tel.: 0 80 92/86 49 30
www.gfg-online.de

**Institut für Psychogerontologie der Universität Erlangen-Nürnberg
Gedächtnis-Zentrum**
Nägelsbachstr. 25
91052 Erlangen
Tel: 0 91 31/85-2 25 19
www.geronto.uni-erlangen.de/index.php?path=ged

Richtig fit ab 50. Initiative des Deutschen Sportbunds
Otto-Fleck-Schneise 12
60528 Frankfurt/M.
www.richtigfit-ab50.de

Register

AARP 91
Abkehrtheorie 130 f., 161
Acetylcholin 18
Adoleszenz 82 f., 105, 108
Aggressivität 135
Ahnenforschung 179
Akzeptanz der eigenen Person 92
Alda, Alan 182 f.
Alfond, Harold 91
Alkohol 110, 144
Älterwerden
– negative Aspekte 1 f., 16, 20, 26, 43 f., 156 f.
– positive Aspekte 1 ff., 15 f., 26 f., 36, 87, 97 f., 153, 157
– und Abkehrtheorie 130 f.
– und Geschlechterrollen 135–139
Altman, Joseph 23
Alzheimer-Krankheit 16, 38, 43, 118, 123, 125
Amygdalae 28 ff., 60, 66, 98
amyotrophische Lateralsklerose (ALS) 69, 190
Andrews, Marilyn 111 f.
Ängste 41, 54, 71, 78 f.
Arbeitsgedächtnis 120, 124
Ärger 27, 54, 60 ff., 137
Aufarbeiten von Unerledigtem 66, 92 f.
autobiografisches Schreiben und Erzählen 34 ff., 66, 92, 178 f., 188 f.; *siehe auch* Memoiren; mündlich erzählte Geschichte
Axone 114 f.

Barker, George 25 f.
Beecher, Henry Ward 88
Befreiungsphase [liberation phase] 5, 65, 80–87, 118, 151, 186 f.
– Ähnlichkeiten mit Pubertät 82 f.
– und Kreativität 188
– und postformales Denken 111 ff.

– und soziale Intelligenz 133 f.
– vorherrschende Haltung 81 f.
Bergson, Henri 197
Berkeley Institute of Personality and Social Research 77
Berufsleben 76, 112 f.; *siehe auch* Ruhestand
– Anteil von 65-Jährigen und Älteren an der Gesamtzahl der Beschäftigten 152 f.
– Teilzeitarbeit 153, 156 f., 170, 177, 179
Betriebsrenten 153
Block, Herbert 187 f.
Blutdruck 41, 195
Boorstin, Daniel J. 1
Borneo 149 f.
Boston Globe 124
Bourgin, Frank 93
Burns, George 96
Butler, Robert 92

Cabeza, Roberto 33
California, University of (Berkeley/Santa Cruz) 18, 30
Calment, Jeanne Louise 126 f.
Camus, Albert 134
Center for Elders and Youth in the Arts (San Francisco) 193
Center for Studies of the Mental Health of the Aging 10
Chapline, Jeff 193
Chicago, University of, »Abkehrtheorie« 130
Cohen, Ben 124 f.
Cohen, Lillian 101 f.
Conway, David 136 f.
Corcoran-Kunstgalerie, Washington 186
Corpus callosum 31
Creativity Discovery Corps 37
Cumming, Elaine 130

Da-capo-Phase 5, 7, 66, 95–102
– und Kreativität 188
– und postformales Denken 113 f.
– und soziale Intelligenz 133 f.
Daniels, Ellis 61 ff.
Darwin, Charles 110 f.
Delaney, Bessie und Sarah 96
DeMarco, Sally 58 ff.
Demenz 39; *siehe auch* Alzheimer-Krankheit
Dempsey, William T. J. »Bill,« 94 f.
Dendriten 83, 97, 114
Denken, *siehe auch* postformales Denken
– formales 4, 108
– Integration von Fühlen und 77, 110, 118
– verblüffende Einfälle 14
Depression 16, 24, 26, 41, 61, 71, 74, 98, 137, 139, 143, 190, 193
Diamond, Marion 18
Dickens, Charles 143
Doyle, Sir Arthur Conan 149
Driscoll, Denise 184 f.
Drucker, Peter 64
dualistisches Denken 51 f., 109
Duke University Center for Cognitive Neuroscience, Hirnforschung 33
Dunton, James 77 f., 178

ehrenamtliche Arbeit 6, 88, 90 f., 165 ff., 173, 180; *siehe auch* Ruhestand, und kommunale Angebote ehrenamtlicher Arbeit
– »der Welt etwas zurückgeben« 6, 88 f., 91, 124–167
– über das Internet suchen 176
Einsamkeit 41, 73, 173, 193
Einstein, Albert 23, 43, 57, 184 f.
Ekerdt, David J. 151
Elders Share the Arts (Brooklyn) 193
E-Mails 177; *siehe auch* Internet
Emotion(en) 16, 21, 25–31, 41, 44, 53, 70, 77 f., 96 f., 133–136
– emotionale Intelligenz 49, 61, 108
– negative 27, 30, 60, 98, 144 f.

– positive 26 f., 31, 40, 60 f., 66, 98
– Rolle bei der Entwicklungsintelligenz 60 f.
– Steuerung 24, 29 f., 60 f., 75 f.
– und Neuausrichtung in der Lebensmitte 74
– und Vernunft 110 ff.
– und Verschaltung von Kortex und limbischem System 28 f.
Endorphine 38
Entwicklungsintelligenz 7 f., 48–53, 60, 63 f., 68, 75, 77, 79, 108 ff., 136, 188, *siehe auch* psychosoziale Entwicklung
– als Grundlage der Weisheit 65, 108, 116
– Definition 48 f.
– Rolle der Emotionen 60 f.
– und hirnphysiologische Veränderungen 114
– und soziale Intelligenz 129, 133
– Zusammenspiel der Elemente der 49
Erikson, Erik 4 f., 56, 64
Erwachsenenbildung 9 f., 167 f., 175 ff.; *siehe auch* Lernen
– Alter von Collegestudenten 22 f., 47, 93
– Verantwortung der Kommunen für Förderung der 168

finanzielle Planung 157 f., 171
Forschung(sarbeiten) 2 f., 8 ff., 69, 73 f., 175 ff.
– Fördermittel für 10 f.
– und Abkehrtheorie 130 f.
– zu älteren Delphinen 129
– zu Bewältigungsressourcen und Lebenszufriedenheit 97 f.
– zu Entwicklungsphasen 55
– zu Frauen in den mittleren Jahren 77
– zu kognitiven Funktionen 115
– zu Kreativität und Gesundheit 9, 191–197
– zu lange bekannten psychischen Problempunkten 54 f.

- zu vier wesentlichen Eigenschaften des Gehirns 15 f.
- zu Wechselwirkungen zwischen Geist und Körper 40
- zum Einfluss körperlicher Aktivität auf die Gehirnfitness 38 f.
- zum Einsatz der Hippokampi bei autobiografischem Schreiben und Erzählen 35, 89 f.
- zum Gedächtnis 123 f.
- zum Gehirn von Affen 24
- zum Gehirn von Ratten 18 f., 23
- zum Kompetenzerleben 194
- zum Ruhestand 8 f., 150
- zu den Amygdalae 30 f.
- zur Konfrontation mit der eigenen Sterblichkeit 71
Forschungsinterviews 154 f., 161
Frank, Elinor 113 f.
Franklin, Anna 103 f.
Franklin, Benjamin 106, 118
Freizeitaktivitäten 39, 151
Freud, Sigmund 3 f., 56
Freundschaften 163 f., 173, 180, 197
Frith, Christopher D. 89

Gage, Fred 25
Galdikas, Biruté Mary 150
Galilei, Galileo 87
Gardner, Howard 115, 184
Gartenarbeit 184 f.
Gedächtnis/Erinnerung 20, 25, 37, 83, 115, 148, 175
- als Fundament der Weisheit 118–125
- an negative/positive Emotionen 30 f.
- Assoziationen 122 f.
- Blockierungen 49
- deklaratives 121–124
- Erinnerungsspeicherung 119 f., 122
- Gestalten von Erinnerungen 18
- prozedurales 121, 124
- und Aktivierung der Hippokampi 89 f.
- und Gehirnhälften 82 f., 36
- und körperliche Bewegung 38 f.
Gehirn 13, 65, 105
- Arbeitsteilung im 32
- Bildung neuer Gehirnzellen (Neurogenese) 3, 15 f., 23 ff., 39, 65, 83, 97, 114
- Bildung neuer Verschaltungen 6, 15, 18 f., 38 f., 41 f., 97, 114, 175
- Gehirnfitness 36–42
- Gehirnhälften 6, 15 f., 31–36, 68, 76 f., 89, 109, 114, 118
- hirnphysiologische Veränderungen und Neuausrichtung in der Lebensmitte 76 f.
- Komplexität des 17, 19, 38, 83, 119
- Nervenwachstumsfaktoren 24
- Plastizität des 18, 34, 37, 39 f.
- Umstrukturierung 15 f.; *siehe auch* Lernen als Umgestaltung des Gehirns
- und Anregung durch zwischenmenschlichen Kontakt 131
- und bessere Emotionssteuerung im reifen Alter 26 f.; *siehe auch* Emotion
- und Gedächtnis 118, 121 f.; *siehe auch* Gedächtnis
- und Geist 14 f.
gemeinnützige Aktivitäten 88 f.
Genetik 21 f.
George Washington University, Center on Aging, Health, and Humanities 68
Georgia State University 97
Gerontologie 68
Geschlechterrollen 135–139
Gesundheitszustand im reifen Alter 16, 25 f., 29, 38 f., 55, 69, 72, 113, 131, 136, 142, 181, *siehe auch* Immunsystem
- bei Hundertjährigen 98 f.
- förderlicher Einfluss von Lernvorgängen 167 f.
- und Vertrauen in die eigenen Fähigkeiten und Selbstbestimmung 173
- und Kreativität 9 f., 191–197

- und soziale Aktivitäten 41, 139, 143, 147 f.
- und Übergang in den Ruhestand 158
Glasgow, Ellen 181
Gliazellen 23
Gould, Elizabeth 24
Graham, Katharine 89
Granny-Smith-Äpfel 185
Green, Annette 83 f.
Greenquist, Jim 94
Großeltern 128 f.
Großhirnrinde 24, 28, 38
- Verschaltungen mit dem limbischen System 28 f., 89
Grushka, Esther 187

Hale, Emily 85 f.
Haley, Alex 72 f.
Hass 30
Havighurst, Robert 130 f.
Henderson, John und Nina 128 f.
Henley, William Ernest 131
Henry, William 130
»Herblock« 187 f.
Herndon, Helen 116 ff.
Herz-Kreislauf-Fitness 38
Hippokampus 19, 23 f., 28, 35, 37, 83, 89 f.
Hobbys/Basteln 176
Holmes, JunAnn 149 ff.
Hominiden 106 f.
- *Homo erectus* 106 f.
- *Homo habilis* 107
Hormone 41, 44
Horton, Mildred 99 f.
Huffington Center on Aging (Houston) 99
Human Development and Family Studies program (Pennsylvania State University) 14
Humboldt-Universität (Berlin), Abteilung für Experimentelle Neurologie 24
Hundertjährige 98 ff., 103 ff., 126 f.
Hypothalamus 28

Identitätserleben 77, 82 f., 118 f., 151
Immunsystem 41, 195
»Imperativ der Geschäftigkeit« [busy ethic] 151
Impulsivität 75, 134
Informationsverarbeitung 37, 83
innere Kraftquelle [Inner Push] 5, 45 f., 48, 54 f., 57, 60, 68, 71 f., 77, 82, 84, 88, 95, 98, 117, 138, 156, 161, 184, 189
- aus ihr entspringende Entwicklungsmotive und -impulse 46, 63
Institute for Higher Education Policy 48
Intelligenz 14 f., 108, 182, *siehe auch* Entwicklungsintelligenz; soziale Intelligenz
- fluide/kristalline 125
Internet 160, 176 f., 179
Intuition 76, 108, 111, 118
Ironside, Virginia 151 f.

Jansen, Estelle 22 f., 25 f.
Johnson, Samuel 139

Kahn, Robert 11
Kansas City Study of Adult Life 130
Kempermann, Gerd 24
Kennedy, Lorraine 20
Kernspintomografie 32 f.
»kleine Schlaganfälle« 16
kognitive Dissonanz 52
Kompetenzerleben [sense of control] 40, 194–197
Konfliktlösekompetenz 60, 92 f., 134 f.
Kopernikus, Nikolaus 87
Kramer, Kathleen 46 ff., 53 f.
Kreativität 3, 7 f., 42, 44 f., 81, 101, 105, 148, 177, 182–197
- beginnende 185 ff.
- fortdauernde oder sich wandelnde 187 ff.
- »im Kleinen« und »im Großen« 115 f., 184 f., 189

- »Kreativitätsgleichung« 184 f.
- Muster der, in der zweiten Lebenshälfte 186
- pragmatische 14
- und Gesundheit 9 f., 191–197
- und Verlusterfahrungen 190

Krisenbewältigung 55
Kulturangebote 100 f., 120 f., 189, 195 ff.
Kurzzeitgedächtnis 16, 120

Langzeitgedächtnis 120 f.
Leahy, Mary 154 f.
Lebenserfahrung 7 f., 108, 185
LeDoux, Joseph 37
Lernen 1, 3, 15, 82, 99, 119, 123
- älteres/jüngeres Gehirn 17
- lebenslanges 167 f., 176
- und Bewegung 38 f.
- und Modifikation der Gehirnstrukturen 17, 83

limbisches System 27 f.
- Nervenfasern zwischen Kortex und 28 f., 89 f.

Litchman, Rose 94
Logik 109, 118

M*A*S*H 182
MacArthur Foundation Research Network 73
Maguire, Eleanor A. 89
Malcolm X, *Die Autobiographie* 73
Malden, Massachusetts, und Lebensgeschichten 94 f.
Mamet, David 183
Manheimer, Ronald 180
Mark Twain 82
Mather, Mara 30
McLaughlin, Donal 131 ff.
Memoiren 89, 104, 113, 124, 178; *siehe auch* autobiografisches Schreiben und Erzählen
Midlife-Crisis, *siehe* Neuausrichtung in der Lebensmitte
Miller, Howard und Gisele 13 f., 25
mittlere Jahre 50, 70, 115; *siehe auch* Neuausrichtung in der Lebensmitte

Moen, Phyllis 156
mündliche überlieferte Geschichte [oral history] 89, 94 f., 104
Musik 102, 162 f.
Myelin 115

naive Kunst 186 f.
National Endowment for the Arts 191
National Institute on Aging 10
National Institutes of Health (NIH) 68
natürliche Auslese 106 f.
Neokortex 28 f.; *siehe auch* Großhirnrinde
Neuausrichtung in der Lebensmitte 5, 64 f., 70 ff., 80 ff.
- positive Aspekte 75 f.
- und Kreativität 188 f.
- und Midlife-Crisis 67 ff., 73 ff.
- und postformales Denken 111
- und soziale Intelligenz 133 f.
- und Veränderungsprozesse im Gehirn 76 ff.

Neugier 45, 48
neurale Netzwerke 120, 123
Neuronen 17 ff.; *siehe auch* Gehirn, Bildung neuer Gehirnzellen (Neurogenese)
New Yorker (Zeitschrift) 183
North Carolina Center for Creative Retirement 180

Orang-Utan-Stiftung, Internationale 149 f.

Palmer, Jeannette 80 f.
Pearse, Beatrice 100 f.
Perls, Thomas 98
Perlstein, Susan 193
Piaget, Jean 4, 56, 108
Picabia, Francis 71
Podhoretz, Norman 182
Positronenemissionstomografie 30, 32

postformales Denken 50 ff., 77, 115, 133, *siehe auch* Weisheit
– drei Formen 8, 50 ff.
– und Phasen des reifen Alters 111–114
posttraumatische Belastungsstörung 24
Princeton University, Forschung zur Neurogenese 24
Problemlösen 14, 109 f., 125, 135
– Verbindung von systematischen und intuitiven Problemlösefertigkeiten 113
Problempunkte, psychische 54
Psychoneuroimmunologie 195
psychosoziale Entwicklung 3–7, 14, 41, 82 f.
– frühe Theorien zur 57 f.; *siehe auch* Erikson, Erik
– vier Phasen der 5 ff., 63–67, 95 f., 104 f., 133 f., 188; *siehe auch* Entwicklungsintelligenz
Psychotherapie 58 f., 74, 136 ff., 143
Pugh, Charles 34 f.

Raber, Gretchen 69
Rafferty, Agnes 145–148
Raffray, André-François 127
Rahn, Arnold 144 f.
Ramirez, Fulvia 79 f.
Reisen 175 f.
relativistisches Denken 50 ff., 109
Resümee-Phase 5 ff., 65 f., 88–95, 124, 164
– und Kreativität 188
– und postformales Denken 113
– und soziale Intelligenz 133
Retirement and Well-Being (Studie der Cornell University) 156 ff.
Reynolds, Art 189
Risikobereitschaft 81, 112, 194
Rowe, John 11
Rowling, J. K. 134
Ruhestand 9, 34 f., 41, 65, 79 f., 82–86, 136–148
– Alter beim Übergang in den 152 f.
– Entwicklung neuer Interessen 173
– Planung 157 ff., 165 f., 170 ff., 179 ff.
– Quotient der Ruhestandsbereitschaft 169–174
– »Ruhestand im 21. Jahrhundert« (Studie des Autors) 150, 153–157, 169–174
– stufenweiser Übergang in den 153, 173, 180 f.
– teilweises Ausscheiden aus dem Berufsleben 156 f., 170
– und kommunale Angebote ehrenamtlicher Arbeit 159 ff., 164 f., 168
– und langfristige und regelmäßige Aktivitäten 162 f., 180
– und Offenheit für Entdeckungen 158 f.
– und Vertrauensbeziehungen 163
– Zufriedenheit/Unzufriedenheit mit 165 f.
Russell, Bertrand 188 f.
russische Kultur 166 f.

Salk Institute, Laboratory of Genetics 25
Sammelalben 124 f.
Schaie, K. Warner 115
Schlaganfall 16, 38, 41, 102, 146, 190
Schlesinger, Arthur, Jr. 93
Scott, Willard 99
Seattle-Längsschnittstudie 115
Selbstachtung 14, 54, 77, 116 ff., 136, 144, 194
Selbstbestimmtheit, Erleben der 151, 157, 173, 194
Selbstwahrnehmung/Selbstvertrauen 60, 77, 92, 114
Senior Leadership Montgomery (Maryland) 166
Sheldon, Sam 112 f.
Sinn und Ziel im eigenen Leben 88, 164, 171
Smith, Maria Ana 185
Smith, Phil 85
Society of the Porcupine 132
Sokrates 87

Sophokles, *König Ödipus* 4
soziale Fertigkeiten 7, 107, 145; *siehe auch* soziale Intelligenz
soziale Intelligenz 128–148
– intensiver Kontakt zwischen den Generationen 128 f.
soziales Portfolio, *siehe* zwischenmenschliche Beziehungen
Sozialversicherungssystem 153
Spencer, Margaret 196 f.
Spiritualität 45
Sprache 107, 114, 156
Sterblichkeit, Konfrontation mit der eigenen 65 f., 68 ff., 85, 89, 165
Stern, Abby 135
Stress 20 f., 24, 157, 195
Stresshormone 41
Struik, Dirk 99
Successful Midlife Development (Studie des MacArthur Foundation Research Network) 73 f.
Synapsen 18 f., 97, 114, 175; *siehe auch* Gehirn, Bildung neuer Verschaltungen
systematisches Denken 51 f., 109

Terrorangriffe des 11. September 2001 132 f.
Thomas, Dylan 96
Tod 71 f.; *siehe auch* Sterblichkeit, Konfrontation mit der eigenen
Today Show 99
Töpfern 100 f.
Toynbee, Arnold 125
Training 17
– geistiges 36 f., 39 f., 123 f., 175
– körperliches 24, 37 ff., 164
Träume 78, 143, 177 f., 185
Traumtagebuch 177 f.
Trefil, James 13

Umbruchphasen 69, *siehe auch* psychische Entwicklung im reifen Alter, vier Phasen der

Ungewissheit 79
University College (London), Institute of Neurology 89 f.
Urteilsvermögen 7 f., 50, 108, 133

Verdi, Giuseppe 93 f.
Verlusterfahrungen 131, 190
Vernunft 50, 108, 110, 115
Vertrauen 56
Vetter, Charles 166
Victor Invictus Society 131

Washington Post 89, 131, 188
Watergate-Affäre 188
Weisheit 1, 8, 49 f., 52, 65 f., 89, 106, 115, 118, 126, 133, 148, 183
– Gedächtnis als Fundament der 118–125
– »im Kleinen« und »im Großen« 115 f.
– und postformales Denken 106–111, 113
Wikipedia-Online-Enzyklopädie 176 f.
Wilder, Laura Ingalls 87
Williams, William Carlos 190
Willis, Sherry 14, 115
Wohltätigkeit 6, 88–91
World Trade Center, Wettbewerb für Mahnmal 132 f.
Wortschatz 49, 175

Zen-Buddhismus 71 f.
zwischenmenschliche Beziehungen 41 f., 53, 77, 97, 128 f., 133 ff., 161, *siehe auch* soziale Intelligenz
– enge Freundschaften 163 f.
– Kulturangebote und soziales Engagement 195 f.
– Liebesbeziehungen 158 f.
– neue Kontakte knüpfen 142, 147 f., 162 f., 173, 180, 196 f.
– soziales Portfolio 139 ff., 158, 160, 162 ff., 180